《专科护士临床工作手册》丛书

康复护士
临床工作手册

主 审 李乐之

主 编 何桂香

副主编 谭晓菊 熊雪红

编 者 （以姓氏笔画为序）

王卫星 王文丽 刘雪群 李免花 杨思思 何 慧

何桂香 张 燕 张妙媛 范 勇 赵兴娥 彭 露

焦莉莉 谭晓菊 熊雪红 戴 宇

人民卫生出版社

图书在版编目（CIP）数据

康复护士临床工作手册 / 何桂香主编 . —北京：人民卫生出版社，2018

ISBN 978-7-117-27112-7

Ⅰ.①康… Ⅱ.①何… Ⅲ.①康复医学 - 护理学 - 手册 Ⅳ.①R47-62

中国版本图书馆 CIP 数据核字（2018）第 162826 号

| 人卫智网 | www.ipmph.com | 医学教育、学术、考试、健康，购书智慧智能综合服务平台 |
| 人卫官网 | www.pmph.com | 人卫官方资讯发布平台 |

康复护士临床工作手册

主　　编：何桂香
出版发行：人民卫生出版社（中继线 010-59780011）
地　　址：北京市朝阳区潘家园南里 19 号
邮　　编：100021
E - mail：pmph @ pmph.com
购书热线：010-59787592　010-59787584　010-65264830
印　　刷：三河市博文印刷有限公司
经　　销：新华书店
开　　本：710×1000　1/16　印张：18　插页：1
字　　数：333 千字
版　　次：2018 年 9 月第 1 版　2018 年 9 月第 1 版第 1 次印刷
标准书号：ISBN 978-7-117-27112-7
定　　价：52.00 元

打击盗版举报电话：**010-59787491　E-mail：WQ @ pmph.com**
（凡属印装质量问题请与本社市场营销中心联系退换）

《专科护士临床工作手册》丛书
编 写 说 明

　　根据《中国护理事业发展规划（2016—2020 年）》要求，为大力发展专科护理，提高临床护士的专业能力，提升护理服务的专业化程度，帮助护士更好地进行职业规划，中南大学湘雅二医院根据 2007 年 5 月卫生部颁布的《专业护理领域护士培训大纲》的内容和要求，充分发挥医院作为湖南省专科护理质量控制中心的优势，结合医院护理专业小组的宝贵工作经验，组织编写了这套《专科护士临床工作手册》。

　　本丛书由医院护理部正副主任、科护士长担任主编，主编同时也是各护理专业组的牵头人，各专业组组长、副组长担任副主编。丛书包括 12 本，其中《静脉治疗护士临床工作手册》由李乐之教授主编，《急危救治护士临床工作手册》由李亚敏教授主编，《糖尿病联络护士临床工作手册》《营养管理护士临床工作手册》由黄金教授主编，《围手术期管理护士临床工作手册》《教学护士临床工作手册》由赵丽萍教授主编，《造口伤口护士临床工作手册》由曾立云主编，《疼痛管理护士临床工作手册》由姜志连主编，《药疗咨询护士临床工作手册》由欧尽南主编、《康复护士临床工作手册》由何桂香主编、《心理联络护士临床工作手册》由陈琼妮主编，《礼仪促进护士临床工作手册》由周昔红主编。

　　在编写过程中，始终强调理论与实践相结合，将临床实践经验归纳总结并提升到理论高度，对临床实践有较强的现实指导意义。同时，注重篇幅适宜、内容精练、便于记忆、实用性强，旨在为医院从临床专业护士的遴选、培训、晋级管理等方面提供参考建议；也可为临床专科护士提供理论、实践指导。

中南大学湘雅二医院

2017 年 6 月

中南大学湘雅二医院始建于1958年，是国家教育部重点高校——中南大学附属的大型综合性三级甲等医院，是国内学科最齐全、技术力量最雄厚的医院之一。医院脱胎于1906年美国雅礼协会在中国创办最早的西医院之一——雅礼医院，素有"南湘雅"之美誉。经过几代人六十年的努力，湘雅二医院不断发展壮大，医疗护理、医学教育及科学研究均居于全国前列水平。医院拥有两个国家临床医学研究中心、6个国家重点学科以及包括临床护理在内的23个国家临床重点建设专科。作为湖南省专科护理质量控制中心挂靠单位，牵头指导全省15个专科领域专科护士的培养与认证工作。

为响应国家医改目标导向，深入开展优质护理服务示范工程，建设一流临床护理重点专科，进一步提高护士专业素养和综合素质，医院积极探索适应新形势、满足护理新需求的专科护士培养途径。近十年来，依托医院优势学科，借助开展湖南省专科护士培训工作的经验，结合医院护理学科发展实际，构建了多部门多学科联动的专科护士培养体系，整合了院内12个护理专业小组，从培训、考核、研究、质控以及专科护士层级培养与使用等方面开展了大量卓有成效的工作。

为继承湘雅优良传统，弘扬医院文化理念，展示我院建院六十年来在护理学科建设尤其是护理人才培养方面的经验与做法，护理部组织12个护理专业小组编写了这套《专科护士临床工作手册》丛书，从每个领域专科护理发展的历史沿革、组织与管理、质量控制等方面介绍了医院对专科护士的培养与使用策略；每本书还重点介绍了各领域专科护士必备的知识和基本技能，为专科护士打好理论和实践基础提供支持与借鉴。丛书的出版，将为广大读者带来新的视角、新的理念和新的方法，为护理学生和临床护士规划职业生涯和提高专业素养提供新的参考，为护理管理者谋划学科发展提供新的思路。

我院将在习近平新时代中国特色社会主义思想指引下，始终秉承"公勇勤慎、诚爱谦廉、求真求确、必邃必专"的湘雅校训和"团结、严谨、求实、创新"的院训，践行"技术硬如钢，服务柔似水"的二院文化理念，不断完善专科护士的培养模式,与全国护理工作者一道,共同提高专科护理水平,造福更多病人,为健康中国建设作出新的更大的贡献。

中南大学湘雅二医院党委书记
周智广
2018 年 4 月于长沙

序 二

2011年3月8日，国务院学位办颁布了新的学科目录设置，其中护理学从临床医学二级学科中分化出来，成为了一级学科，这给护理学科发展提供了广阔的空间，也给护理工作者提出了如何定位护理学科以及如何加强学科建设、提升护理学科内涵与质量的问题。广大护理工作者围绕培养护理人才、夯实护理基础、提升护理专科化水平、加强科学管理和创新护理手段等方面开展了大量卓有成效的工作，促进护理学科迅速发展，使其逐渐成为既与临床医学有交叉又有自身特色的独立学科体系。

临床护士专业化，是临床护士在专业上发展的新领域，是护理学科建设的重要元素，是适应社会进步和诊疗技术不断发展的重要手段，是保证护理工作质量、合理使用护理人力资源、构建护理人才梯队以及体现护士专业价值的重要举措。提升临床护士的专业化水平，需要在建立护士专科培训和管理使用机制的基础上，加强专业知识和专业技能培训，增加护士工作责任感、成就感，进而提高他们在不同专科领域的能力。

中南大学湘雅二医院系国家卫计委临床护理重点专科建设项目单位，湖南省专科护理质量控制中心挂靠单位。医院以建设国家临床护理重点专科为契机，借鉴培养、认证、考核湖南省专科护士方面的经验，构建学科联动专科护士培养体系，联合医务部、教务部、药学部及营养科等部门及各临床专科，成立12个护理专业小组，从培训、考核、研究及质控以及专科护士层级培养与使用等方面开展了大量工作，取得有目共睹的成效，并在湖南省专科护士能力提升大赛中斩获冠军。

为分享在专科护士培养与使用方面的经验，中南大学湘雅二医院组织各专业组长及专科护士编写了这套《专科护士临床工作手册》丛书，共12本，由医院护理部正副主任、科护士长担任主编，各专业组组长、副组长担任副主编。丛书共12本，涵盖了静脉治疗、围手术期管理、急危救治、糖尿病联络、康复护理、造口伤口护理、营养管理与支持、疼痛管理、心理联络以及药疗咨询等病人需求大、专业化要求高的领域，也包括了临床教学、护理礼仪促进等提升护理管理水平的领域。丛书既介绍了专业组构建与管理相关的信息，也介绍了各领域专科护士必备的专业知识与专业技能，对规范专科护士培养以及拓宽专科护士专业视野、提升专业能力有良好的借鉴作用。

探索科学、有效的专科护士培养与使用策略，不断提升临床护士专业化水

7

平,促进临床护士适应社会的进步、医学专业的发展和人民群众对美好生活的期盼,是广大护理管理者和护理教育者恒久关注的话题,也是广大临床护士努力的方向。期待丛书的出版,能为护理工作者提供一些新的思路,也为护理学科发展注入新的生机和活力。

中南大学湘雅护理学院院长

唐四元

2018 年 3 月

  康复护理学是康复医学不可分割的重要组成部分,为了适应康复医学蓬勃发展的需要,须大力发展康复护理学。因此,如何发展康复护理学,满足人民群众对康复护理服务的需求,促进康复医学全面发展,成为康复护理专业人士关注和研究的重要课题。

  康复护理专业知识和技能的掌握对于提高整体康复护理水平和护理质量具有十分重要的意义。根据我国康复护士在骨科、神经科、老年病科、重症医学科等临床专科的康复护理实践工作中对相关康复知识和技能的需要,我们参考并翻阅了近几年康复护理方面的相关资料、文献和书籍,编写了这本《康复护士临床工作手册》。

  本书共分两篇,包含 10 章内容。第一篇包含第 1~3 章,介绍康复护士的历史沿革、康复护士的组织与管理、康复护理质量管理;第二篇包含第 4~10 章,介绍康复护士必备知识和技能,包括康复护理评估、康复护士必备基本知识、康复护士必备基本技能、常见神经疾病病人康复护理、常见肌肉骨骼疾病/手术方式病人康复护理、常见心肺疾病病人康复护理和其他疾病病人康复护理等。

  本书内容丰富,临床实用性和可操作性强,对康复护理专业学生和临床康复护士专业理论知识和技能有很好的指导作用,可供高职、继续教育学生及临床护士参考使用。由于编者水平有限,书中不足之处在所难免,恳请康复专业人士予以批评指正,以便改进。

何桂香

2018 年 4 月

目　录

第一篇　概　述

第二篇　康复护士必备知识和技能

第一篇
概　　述

第一章　康复护士的历史沿革

第一节　康复护士的产生

康复护理(rehabilitation nursing)是护理学和康复医学结合所产生的一门专科护理,在康复计划的实施过程中,由护士配合康复医师和治疗师等康复专业人员,对康复护理对象进行基础护理和实施各种康复护理专业技术,以预防继发性残疾,减轻残疾的影响,达到最大限度地功能改善和重返社会。因护理对象、护理目的不同,康复护理与临床护理在护理方法和护理内容上也有所不同。

康复护理对象主要是指残疾、某种功能障碍、慢性病和老年病等无法正常生活、学习和工作的人。近年来,急性期的伤、病者及手术后病人也列入康复对象范畴,并强调康复护理的早期介入和全程介入。

康复护士(rehabilitation nurse)是指在医院康复病区、社区康复中心或康复机构等运用临床护理基础知识和康复护理专业技术,为病人进行日常生活活动能力的护理与训练,执行康复医疗计划,制订康复护理计划,落实康复护理措施的专科护士。康复护士除具有临床护士应掌握的基本理论和技术外,还需要了解康复医学专科知识,熟练掌握康复护士的专业技术。

康复护理目的是减轻康复病人功能障碍的程度,尽可能促进或改善各方面的功能,预防或改善继发性的功能障碍,最大限度地提高或恢复生活自理能力,早日回归家庭和社会,最终提高生活质量。

第二节　康复护士的发展

20世纪80年代,我国引进现代康复医学理论和方法,并使之和我国传统康复医学结合,让康复医学事业有了蓬勃发展。20世纪90年代,全国各地相继建立康复中心、康复医院、康复医学门诊等康复场所,向康复对象提供康复医疗服务,促进了康复医学健康有序的发展。康复护理与康复医学的发展密不可分,康复护理和康复护士在康复医学专业组中的作用不断得到凸显和重视。1997 年,中国康复护理学会的成立标志着我国对康复护理事业的重视。随着中国康复医学会及各省康复护理专业委员会的成立,在学会的积极努力下,在康复医学界领导、专家对康复护理专业的重视、关怀和支持下,康复护士在康复护理研究、康复护理理念、康复护理技术等方面取得了不断的进步和发展。

随着我国康复护士在骨科、神经科、心脏外科、老年病科等临床专科康复实践中临床经验的不断积累,康复护理质量不断得到提高,康复护理临床研究逐渐得以开展,这有效促进了我国康复护理研究和康复护理教育的发展。20 世纪 90 年代以后,《中华护理杂志》和《实用护理杂志》等有关康复护理的临床报道逐渐增多。《中国康复医学杂志》设立了康复护理专栏,在《中华护理全书》中有康复护理的章节。

随着生物 – 心理 – 社会医学模式的转变,康复护理的理念也随之变化。"预防为主、身心并重"的整体康复理念逐渐被康复护士接受和使用,并贯穿于临床康复护理工作的始终,这使康复护士的工作范围和工作自主性得以不断扩大。随着科学技术的不断发展,越来越多价格低廉、操作简便、无创伤、无痛苦的康复设备逐渐投入临床康复护理,使病人回归社会的康复目标日益成为可能,使康复护理后期效应成为现实,使康复护士在康复技术方面得到了不断地发展和提高。

第三节　康复护士现状

随着预防 – 医疗 – 康复"三位一体"大卫生观的实施,康复医学得到迅速发展,而康复护理发展相对迟缓,康复医学与康复护理发展不协调的矛盾逐渐突出。目前,我国康复护士发展主要存在以下几个方面问题:

1. 缺乏系统专业的康复护理知识及技能　康复护士在康复护理工作中不仅要观察病人病情和残疾变化,辅助其功能恢复,指导其进行自我护理,同时还需给予必要的心理护理,增强其自信心,以便于康复目标的实现。但是,目前我国护理教育以培养通科护理人才为主,缺乏系统的康复护理教育,一般护理院校毕业的护士在临床康复护理工作中难以满足帮助病人实现心理、生理、社会全面康复目标的需要。

2. 社区康复护士发展无法满足社区需要　社区护士在基层工作,没有高精尖的设备,疑难杂症病人较少,但也需要利用有限的条件,独立为病人服务。

因此,他们必须具备全面的康复护理理论知识和技术、现代的康复理念和思想、良好的人际沟通能力、较强的敬业精神。这就迫切需要有正规、完整的康复教育,以尽快培养一支热爱专业、素质优良、技术精湛的社区康复护士队伍。

第四节　康复护士前景

康复护理学是一门新兴学科,随着人口老龄化进程的不断推进、慢性病病人不断增多,以及医学技术的不断发展,人们对康复护理需求越来越迫切,对康复护士要求越来越高,为康复护士带来挑战的同时,也提供了更广阔的发展空间。具体体现在以下几个方面:

1. 工作领域不断增加　21 世纪,康复医学界已经开始意识到康复医学必须在病人回归社会的基础上,扩大康复需求范围,未来康复医疗服务范围应当扩大到包括精神卫生、心理咨询等方面。艾滋病病人的康复、器官移植病人的康复、职业性康复医学、儿科康复、癌症康复等都将是 21 世纪康复医学与护理的新领域。这就要求康复护士在临床工作中始终贯彻康复护理理念,遵循整体护理观念,提高自身相关医疗护理服务水平,促进病人早日康复。

2. 工作场所不断扩大　随着医学模式的改变,康复护理工作也将步入一个新的发展阶段。在"人人享有卫生保健"总目标下,康复护理工作不仅在医院、康复中心、康复机构进行,还在养老院、疗养院、基层单位、家庭、社区广泛开展,而且社区是实施康复的重要场所之一,也是康复护士工作的重要场所之一。

3. 工作内容和范畴不断扩大　随着康复护理的不断发展,将中国传统康复护理同现代康复护理相结合,创建具有我国特色的康复护理,是促进我国康复护理事业发展的重要措施。我国传统的中医康复治疗技术,如针灸、推拿、气功、中药等与现代康复治疗技术相结合,疗效更突出,扩大了我国康复护士的工作内容和范畴。

（何桂香　范　勇）

第二章　康复护士的组织与管理

第一节　康复护理专业组的构建

一、指导思想

康复护理是一门旨在研究伤病与伤残者身体、心理及社会康复的理论知识和技能的科学。为了对每一位病人进行全面康复并避免重复劳作，康复护理专业组实施康复护理时，应遵循以下4点重要思想：①自我护理和协同护理相结合；②坚持不懈、持之以恒地对病人进行全面持续康复功能训练，从而促进病人早日恢复；③重视心理护理；④专业组成员协作是取得良好效果的关键。按照以人为本、整体护理和全面康复的原则，通过康复护理工作将病人功能锻炼贯穿于康复治疗始末，从心理上和生理上为病人创造有利于康复的条件，提供有利于康复的环境。

二、组织管理架构

康复护理专业组包括康复专业组组长和副组长，并在需要康复护理服务的各病区，如肿瘤科、脊柱外科、骨科、神经外科、神经内科、儿科等有康复护士成员2名，通过培训有针对性地加强各病区康复护士康复护理理论知识和技能，提高康复护理专业组护士的综合素质，并通过这些康复护士将早期康复和全程康复护理理念向全院推广。

三、专业组工作职责

康复护士的角色赋予了她们在康复护理工作中维持生命、保障健康、促进和提高康复对象独立生活能力的职责。康复护理专业组工作职责主要有以下几个方面：

1. 提供病人舒适的康复环境　康复环境可分为设施环境、心理环境和社会环境，其中前两项与康复护理工作关系密切。提供病人无障碍设施、防护设施，控制光线、温度和色彩等，营造安全、清洁、舒适的生活环境，保证病人适当的休息和睡眠等，协助病人在发生变故的生活中做适当的身心调整，创造良好心理环境。

2. 预防并发症及二次残疾 康复护理对象因为机体功能障碍或机体抵抗力下降,很容易发生并发症,还可能由于护理不当或在康复训练中发生跌倒、坠床等意外,从而造成脑震荡、骨折等二次损伤,甚至二次残疾。这些不仅给病人造成再次痛苦,还会严重影响康复进程和效果。因此,康复护士有责任根据康复的护理对象,找出不安全因素和护理问题,预防并发症及二次残疾的发生。

3. 鼓励病人接受现实 意外伤害、工伤事故等突发事件所造成的伤、残急性期病人,大多数心理上一时不能接受现实,其心理活动一般经过 5 个期:①休克期;②认知期;③防卫退缩期或否认期;④承受期;⑤适应期。护士应密切关注病人的心理变化,以真诚关心的态度面对病人,以同情心倾听、以温柔语言鼓励病人,帮助其安全度过各个阶段的心理反应期,使其接受身体残障的事实,并积极进入到康复训练中。

4. 维持各方面人员间良好关系 康复计划的制订实施中,康复护士具有"以病人为中心"反映病人问题和需要的职责。因此,必须注重与康复医师、康复治疗师、病人单位及家属等联络、沟通、协调,与各方面人员维持良好关系。

5. 保证康复治疗的连续性 病人的功能障碍往往是多样的,常常需要各方面专业康复人员,如物理治疗师、言语治疗师、职业治疗师等从不同专业角度进行专业治疗和处理,但这些康复治疗皆有时间限制。因此,需要护士持续指导督促,并创造条件将功能训练内容和日常生活相结合,以保证康复治疗的连续性。

6. 协助病人重返家庭和社会 病人通过全面的康复治疗和护理后,伤残、病情得到控制,经过各方面专业人员评定后可返回家庭和社区。对此,护士应积极鼓励病人,回答病人和家属的各种咨询问题,并做出关于返回家庭和社区的康复宣教方案,尤其要向康复护理对象进行系统的生活指导,提高病人自护能力,使他们真正成为家庭、职业单位或社区的一员。

四、专业组成员资格认定

1. 资格认定流程 康复护理专业组成员资格认定流程为申请→审核→培训→考核→合格后颁发资格证书→注册。

2. 资格认定条件 ①具有护士执业资格证书;②具有大专及以上学历;③具有一定英语水平;④从事康复相关护理工作 5 年以上;⑤经过 3~6 个月康复护理理论知识和操作技能培训,且理论、操作考核成绩合格。认证须每 5 年更新,定期进行培训,更新知识。

第二节 康复护士培训

近年来人们对健康的需求不断增加,对康复服务也有了一定认识,康复护理渐渐走进人们的生活。康复护理是康复医学中一个重要的环节,康复护士必须在一般临床护士基础上通过专业培训才能胜任本职工作。

一、培训的内容

培训合格的康复护士应从以下 3 方面入手。

1. 加强康复专业知识和技能培训 康复护理是一门新的护理专业,康复护理来源于一般护理,但又区别于一般护理,两者在护理对象、目的、内容、方式等方面都不同。由于目前国内高校暂时没有常规开设专门的康复护理专业护士培训,因此医院新进康复科护士对康复护理认识不深,存在着康复护理知识少、技能缺乏等问题,完全胜任和承担康复护理工作十分困难。因而加强新进康复护士康复专业理论知识和操作技能的培训,使之尽快适应康复护理工作不容忽视。

2. 加强心理疏导技能培训 心理康复是整体康复的先导,不少伤残病者因伤残缺陷而悲观失望,产生轻生念头,这些不良情绪直接影响康复效果。康复护士在工作中应及时给予相应的心理支持,进行心理疏导。大量心理疏导工作是靠护士的语言、态度和行为来完成的。因此,必须加强康复护士心理疏导技能的培训,康复护士才能具有帮助病人克服身体障碍、减少精神压抑和社会压力的能力,使病人克服重重心理障碍,树立战胜疾病的信心。

3. 加强健康教育方式和技能培训 康复护士有责任对病人进行卫生宣教和健康指导,是为了让病人了解并执行为其设计的康复计划。康复护士应具有一定的口头表达能力和组织宣教能力,有较丰富的康复护理知识及娴熟的康复专业技术。这些是我们在选拔和培训康复护士时必须考虑的条件。要培训康复护士与病人进行交流的技巧,要通过交流让病人信任护士,有话与护士讲,使护士较准确地掌握病人心理状态,了解病人对康复训练的感受。要定期组织宣教讲座,教会病人和家属必要的康复知识和一定的康复技术,尤其要教会其自护知识和技术,使病人出院后能继续进行功能锻炼,促进机体功能恢复,从而逐渐适应社会生活的需要,提高生活质量。因此,加强康复护士健康宣教方式和技能的培训也是必不可少的培训内容。

二、理论培训原则与要求

理论培训是康复护士在康复专业组工作成员中承担康复护理工作的理论

基础,理论培训时应按照内容全面性、学科结构合理性的原则,并达到以下几点要求:

1. 理论培训内容　包括康复护理基本理论、康复功能评估、康复护理技术、临床常见疾病的康复护理。人是生物、心理、社会多因素构成的开放性的有机整体,培训内容还须包含心理护理理论知识的培训。除此之外,康复护理理念、岗位职责、康复专业素质也是理论培训的重点。

2. 分层培训理论　培训人员必须针对不同年资、不同学历的护士进行分层次培训。继续教育内容的安排应遵循成人教育"补需"之宗旨,有针对性地依据各层护士实际需求及兴趣进行安排。重点培训从事护理工作 5 年以下的年轻护士,同时不放松对高年资护士的继续教育。

3. 理论培训方式　宜采用多种方式相结合的方法。康复护理的教学必须由单纯的理论授课、示教、医院见习转化为小组讨论、演习等方式,以促进理论培训的效果。

三、实践培训原则与要求

康复护士实践培训是其执行康复护理技术、帮助康复护理对象恢复机体功能的重要保障。因此,实践培训必须遵循理论与实践相结合、学以致用的原则,并达到以下几点要求:

1. 实践培训　内容包括心理康复护理、压疮护理、体位及其转换、膀胱护理、肠道护理、日常生活活动能力训练、辅助器具的使用指导、功能训练指导等。

2. 分层培训　和理论培训一样,实践培训人员必须针对不同年资、不同学历护士进行分层次培训。继续教育内容的安排应遵循成人教育"补需"之宗旨,有针对性地依据各层护士实际需求及兴趣进行安排。重点培训从事护理工作 5 年以下的年轻护士,同时不放松对高年资护士的继续教育。

3. 操作示范与临床实践相结合　实践培训必须采用操作示范与临床实践相结合的培训方式。操作技能先培训骨干护士,然后在临床工作中指导本科室其他护士学习,既保证护理人力资源,使日常护理工作顺利开展,又促进康复护理人才梯队逐步形成。

第三节　康复护士工作定位

一、康复护士遴选条件

一个合格的康复护士应全面熟练掌握康复护理理论知识和操作技能,掌握内、外、妇、儿专业护理知识和技能，具备较强的社会、人文、医学、心理知识，能与病人及其家庭成员有较好的沟通，具有较强的敬业精神。所以在遴选康复护士时，必须严格按照以下条件进行：

1. 具有护士执业资格证书。

2. 具有大专或以上学历，且具备一定英语水平，以便能更好地完成康复护理工作和了解国内外最新康复护理知识。

3. 有学习康复护理的高度热情，有较宽广的知识面和较强的学习能力，才能适应康复医学科学技术的高速发展。

4. 有较强的教学、组织和管理能力，能很好地推动本科室常见疾病康复护理的开展。

5. 有奉献精神，乐于到社区及其他福利院等地方进行志愿者活动。

6. 具备一定的文字水平和科研能力，医疗文书书写符合规范，能很好地推动本科室的护理科研发展。

7. 有较深广的医学护理知识　康复护理涉及预防、医疗、保健等专业，基本理论除包括康复、医学、护理学之外，还涵盖了基础医学、预防医学、运动医学、医学气象、中医学、营养学、环境卫生学等医学分支学科及社会学、心理学、伦理学、语言学、教育学、管理学等人文科学知识。所以一名合格的康复护士必须学习掌握上述各种知识。

二、康复护士角色定位

随着康复医学的兴起和发展，康复护士在康复工作中承担的角色越来越重要。由于康复护理服务的对象、目的、内容和方法不同于基础护理，所以康复护士的角色功能也得到了一定扩展。因此，纵观康复护士在康复专业治疗组中的角色作用，可以概括为以下 6 个方面：

1. 照顾者（care giver）　病人常因伤残原因，无法满足自我护理需求，需要康复护士提供所需要的部分或全部日常生活活动照顾，执行各项医疗护理措施，并制定、落实护理计划，预防并发症发生。

2. 督促者（urger）　在康复治疗中病人要进行物理、作业及言语矫治等项目训练，训练后需要回病房继续练习。为了达到康复效果，对病人练习中出现的困难，康复护士要给予协助，对病人回病房后的练习予以督促。

3. 协调者（coordinator）　在病人整个康复治疗护理过程中，是由康复专业治疗小组协同完成。如康复护士观察发现病人存在生理和心理问题，应及时协调康复专业治疗小组人员共同制订康复计划，并根据康复计划安排医疗、护理、物理、作业及言语矫治、心理治疗的时间和顺序，使整个康复过程顺利进行。

4. 教育者（educator） 病人无论是哪种功能障碍，都将不同程度地影响生活自理，甚至影响终生的生活自理能力。因此，通过健康教育教会病人实现如何"自我护理"对于病人早日康复、回归社会具有重要作用。康复护理健康教育是指对康复护理对象在疾病康复阶段进行的康复医学、康复护理知识、康复护理技能等方面做的健康教育。康复护理健康教育是康复护理实践的主要方面，贯穿于康复护理始终。因此康复护士也是病人康复知识的教育者，使病人不仅了解康复理论知识，还了解相关康复技能，树立战胜疾病的信心，最大限度地恢复病人身心社会功能，早日回归家庭及社会。

5. 代言人（spokesperson） 康复护士对病人提供身心整体护理，是与病人接触较多的医护人员之一，其对病人的了解及服务有时超过家属；在某些情况下，护士为维护病人的利益和合法权益做出的努力超过家属。

6. 研究者（researcher） 康复护士积极参与到康复对象及其家属康复护理的研究中，并将研究结果应用于康复者，实施循证医学及护理，不断改进康复理念及技术，促进康复对象早日康复。

三、康复护士岗位职责

1. 执行基础护理任务。

2. 执行康复护理任务 包括：①体位护理并协助病人做体位转移；②膀胱护理；③肠道护理（控制排便训练等）；④压疮护理；⑤心理康复护理；⑥配合康复治疗，为病人进行床上或床边基本的理疗、体疗、作业疗法（尤其是日常生活活动能力训练）、语言治疗、中医疗法等；⑦指导病人使用轮椅、假肢、矫形器、自助器具等进行训练。

3. 对病人及其家属进行康复知识的宣教和康复技术的指导。

4. 进行医学社会工作，成为病人与家属、病人与其工作单位、病人与其社区之间的桥梁，反映病人情绪状况、困难和要求。

5. 协调康复专业治疗小组中各项治疗工作。

6. 保持病区整齐、清洁、安静、有序，保证病人有良好生理、心理康复环境。残疾者或病人经康复机构治疗出院回家后，康复护理工作并未结束，社区康复护理应随之开始，要帮助他们真正成为家庭、工作单位或社区的一员，可采用家访的形式，帮助其适应环境，进一步提高和巩固日常生活活动能力，进行必要的生活基础护理和护理咨询等。

第四节 康复专科护士素质要求

素质是指人在正常生理、心理基础上经过教育学习、实践锻炼、环境塑造而形成的道德、情操、学识才干、思维方式等方面的基本特征和内在修养。

康复护理专业是科学性、技术性、社会性、服务性很强的一门专业。康复护士面对的都是功能障碍者,他们无论在生理上还是心理上都较为脆弱。因此,作为一名合格的康复专科护士,不仅要有扎实而广博的护理知识、精湛的护理技术,还必须具有崇高的理想、高尚的道德品质和为康复护理事业而献身的精神,也就是必须具有一定的政治素质、业务素质、道德素质。

一、康复护士政治素质

1. 热爱祖国和人民。
2. 热爱康复护理事业,救死扶伤,以追求人类健康幸福为己任,全心全意为人民健康服务。
3. 在职业劳动中努力提高自身素质,为促进科技进步、推动生产力发展作贡献。
4. 发扬无私奉献精神,忠于职守。
5. 树立正确的人生观、价值观。

二、康复护士业务素质

1. 具备扎实的基础护理理论知识和操作技能 掌握基础护理的理论知识和操作技能,为康复专科护理的学习打下良好基础。
2. 具备扎实的康复护理理论知识和专业技术 熟练掌握康复医学基础知识、康复护理理论、康复护理评定和康复护理专业技术,促进病人早日康复、早日回归家庭和社会。
3. 具备丰富的人文科学知识 为病伤残者功能恢复和再建进行全方位训练指导时,不仅要提供医疗护理、生活护理,还要为病伤残者提供自我护理、心理护理等援助指导,为其回归社会创造条件。

三、康复护士道德素质

1. 具有良好心理品质 以饱满的情绪、健康的心理、坚定的信念做好护理工作。
2. 尊重病人 尊重病人人格,对不同社会地位和经济状况的病人一视同仁。

3. 具有高度的责任心 制订康复护理计划,并取得病人的认同,然后认真负责地执行,定期评价康复效果。

4. 理解病人 对病人情绪变化和残疾情况予以理解,对病人尚不能完成的动作予以精心指导和耐心帮助。

5. 具有"慎独"精神 不做违反道德和良心的事情,禁止向病人及其家属索要财物。

6. 善于团结协作 与康复医师及其他康复专业治疗小组人员密切配合,协调安排好各种康复治疗的时间、顺序与内容,使康复训练得以顺利进行。

（张妙媛 彭 露）

第三章 康复护理质量管理

第一节 康复护理质量管理标准与考核办法

1. 康复护理质量管理标准与考核办法（表3-1）

表3-1 康复护理质量管理标准与考核办法

标准要求	分值	考核办法	扣分
（1）各级康复护士岗位职责及各自工作职责明确,康复病房床位与护士比至少达到1∶0.3	10	考核1名护士及责任人,1处不合要求扣0.5~1分	
（2）康复护士认真履行护士职业道德和行为守则,熟悉岗位职责、工作职责及基本制度。掌握康复专科疾病护理常规,熟练掌握康复护理操作技能	10	走访5名病人,1人反映不良扣0.5分;考核1项职责,不合要求酌情扣0.5~2分	
（3）无障碍病房,实施"五常法"管理。病区走廊、卫生间有安全扶手、马桶,且通道无障碍;地面干燥、无污迹;病床、卫生间有呼叫器;污物及时处理	5	查看现场,1处不合要求扣0.5分	
（4）环境安静,做到"四轻",即走路轻、说话轻、开关门窗轻及操作轻。值班时间无聊天、会客。陪护管理有序,无陪护坐床、睡床、玩牌、喧哗等现象	5	查看现场,1项不合要求扣0.5分	
（5）责任护士宣教到位,抗痉挛体位的摆放、关节活动度训练等相关知识及时宣教,指导并教会病人进行康复训练	5	走访5名病人,1人反映不良扣0.5分	
（6）协助病人翻身及有效咳嗽。体位正确、手法正确、排痰有效、沟通有效、宣教到位	5	抽查1名护士,1项不合要求扣0.5分	
（7）神经源性膀胱病人根据神经源性膀胱一般处理流程规范管理,评估饮水计划、排尿日记,给出正确的护理措施	10	走访2名病人并查看护理记录,1项不合要求扣0.5分	

标准要求	分值	考核办法	扣分
（8）间歇性导尿规范。保护病人隐私,病人及家属无菌观念强、操作规范	5	走访 2 名病人并查看护理记录,1 项不合要求扣 0.5 分	
（9）二便失禁处理。保护病人隐私,保持皮肤清洁干燥、增加病人舒适度,保持床单位清洁整齐	5	查看现场,1 项不合要求扣 0.5 分	
（10）病人抗痉挛体位摆放正确规范,康复护士宣教到位	5	走访病人,1 项不合要求扣 0.5 分	
（11）落实病历管理制度。无非本院专业人员查看病历及病历丢失现象。康复专科疾病护理记录规范	10	查看 5 份病历,发现 1 项不合要求扣 0.5 分	
（12）并发症预防。对存在的危险因素采取相应的预防措施。病人住院期间无因护理不当造成的不良事件发生,如压力性损伤、感染、烫伤、冻伤、坠床、足下垂、窒息等。防止各种脱管意外,如气管切开、气管插管、导尿管、胃管、引流管等	10	查看现场和资料,1 项不合要求扣 0.5 分	
（13）安全防护。运动功能障碍、躁动病人予以床上防护栏保护。躁动者必要时予以约束带约束。标识及宣教到位:管道标识,防压疮、防坠床/跌倒、防管道脱落等标识	5	查看资料,1 项不合要求扣 0.5 分	
（14）有年计划、月安排及周重点,半年有小结,年终有总结。康复护理专科培训有计划,至少 1 次/月,落实好,有资料可查	5	查看资料,1 项不合要求扣 0.5 分	
（15）应急预案。康复护士熟悉并掌握康复护理工作中常用的应急预案及处理流程	5	抽查 1 名护士,1 项不合要求扣 0.5 分	

2. 康复护理质量管理标准与考核办法的评分细则　满分 100 分,护理工作未按标准进行使病人对服务不满意或护理质量未达到要求,以该评分标准中对应分值每次每项扣分值的 1/10,每月最多扣完该项分值。如护理

工作未按标准进行导致不同程度的护理缺陷,及时上报护理部按规定予以相应处罚。并以此为标准,每月进行绩效考核,分值的高低与奖金系数密切相关。

第二节　康复护理会诊

随着医学的发展,护理学科逐步专科化。随着整体护理模式的推广,护理内涵发生了巨大变化。目前综合性医院大多分科较细,病人危重程度增加,合并症增多,护理难度逐渐提高,面对复杂的护理工作,对于某一专科的护士难以对病人出现的非本专科护理问题提供最新、最有效的护理措施,帮助病人减轻痛苦,促进康复。因此,遵循"以病人为中心,以质量为核心"的准则,应推行护理专家会诊制度,从而适应护理学科发展需要。

一、护理会诊概念

护理会诊是由两个以上不同专科有一定资历的护士共同进行护理问题分析,提出解决疑难护理方案,并协助开展、指导。会诊应 24 小时内完成。护理会诊主要具备两点:一是有两个专科,即申请科室和被邀科室;二是要求有一定资质的护士进行护理分析,提出解决疑难护理方案,并协助开展和指导,这是护理会诊的目的,也是护理会诊最基本的要求。

二、护理会诊制度

1. 凡属复杂、疑难或跨专业、跨科室的康复护理问题和康复护理操作技术,需专业护士协助诊断与处理者,均可申请护理会诊。

2. 科间会诊,由请求会诊科室的责任护士提出,护士长同意后填写会诊申请单。被邀请科室接到通知后 24 小时内必须完成会诊(急会诊者须在 1 小时内完成),并书写会诊记录。

3. 科内会诊,由责任护士提出,护士长或带教老师主持,召集有关人员参加,责任护士负责汇总会诊意见。

4. 参加会诊人员,原则上应由副主任护师以上人员,或由被邀请科室护士长指派具备专业知识技能并有 10 年以上临床护理经验的高年资护士承担。

5. 集体会诊,由护理部组织,申请科室主管护师负责介绍病人。

三、护理会诊内容及会诊人员组成

1. 护理会诊内容　包括:①疑难、危重、复杂、罕见病例,本专科不能解决或不能独立解决的病人健康问题(包括现存的、潜在的、合作性问题)。②专科护理技术操作,新型仪器的应用,如简易膀胱容量压力测定、间歇导尿术、间歇鼻饲等。③各种康复专科护理,如体位摆放、肠道康复护理、膀胱管理等。④医院新技术、新项目的开展。⑤各种并发症的护理。

2. 会诊人员组成 副主任护师以上人员、专科护士长及专科护士。

四、护理会诊流程

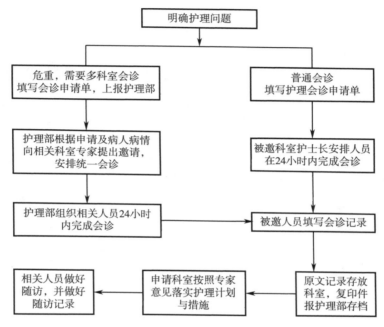

（何桂香 范 勇）

第二篇
康复护士必备知识和技能

第四章 康复护理评估

第一节 概　　述

康复护理评估又叫康复护理评定,是指收集病人的病史、心理状况等相关资料,运用客观、量化的方法准确、有效地评估病人功能障碍的种类、性质、部位、严重程度,并制订合理的康复护理方案,评估康复护理效果和预测预后。

一、康复护理评估作用

1. 明确病人功能障碍　对病人身体功能及残存能力进行量化分析,确定器官、组织和全身的功能状态。

2. 明确康复护理措施次序　根据功能障碍的主次,对病人生活自理能力影响最大、使病人感到最痛苦和最迫切希望解决的问题应予以优先考虑。

3. 评价康复护理效果　评价病人康复护理结果并前后比较,检验康复护理效果。

4. 评估预后　评估病人功能障碍及功能恢复程度,使病人及家属了解其最终功能及残疾状况,对生活、工作作出合理的判断,让其更好地适应生活、重返社会。

5. 确定康复护理服务形式　康复服务形式包括医院、康复机构、上门服务或社区康复。根据康复护理评估结果确定康复服务形式,如认知障碍病人可建议到有条件的综合医院康复科训练,充分发挥地区和家庭的作用,分工协作,共同完成恢复病人功能的任务。

6. 开展护理科研。

二、康复护理评估内容、方法

康复护理评估是制订康复护理计划过程中最基础部分,它的评估包括躯体功能、心理功能、社会功能 3 方面,以下是康复护理评估相关内容。

1. 躯体、肢体功能评估　含肌力、关节活动度、步态分析、感觉、协调与平衡等功能评估。

2. 精神(心理)功能评估　一般包括情绪、残疾后心理状态、疼痛、失用症和失认症、痴呆、非痴呆性认知障碍(注意力、记忆、思维)、智力、性格等评估。

3. 言语功能评估　一般包括失语症、构音障碍、言语失用、言语错乱、痴呆性言语、言语发育迟缓、听力测定和发音功能等评估。

4. 认知功能评估　痴呆筛查、记忆功能测验、注意力检测等。

5. 日常生活活动能力评估。

6. 皮肤黏膜评估。

7. 营养状况评估。

8. 大小便排泄状况评估　主要针对大小便功能。

9. 社区环境评估。

三、康复护理评估基本过程

1. 一般评估　采用交谈的方式,收集病人主诉、现病史和既往史等资料,了解其康复目标和期望、生活方式、职业和家庭状况等信息。

2. 直接观察　在实际生活环境和人为的场所中进行全面观察。

(1)全身观察:从静态或动态观察其功能状况,如肢体摆放位置、行走步态等。

(2)局部观察:以障碍部位为中心观察功能情况,如手的捏握能力下降是否与骨关节畸形有关。

3. 检查和测定　量化评估病人的身体状况与功能障碍程度。

(1)检查:①徒手检查:如肌力、关节活动度等检查。其优点是经济适用、简便易行,不受场地限制,但易受人为因素影响,结果没有仪器精确;②仪器检查:如肌电图、步态分析仪等。其优点是结果客观精确,但需要专门的场地,价格昂贵,检查费用较高。

(2)测定:①等级评估量表:针对问题采用经过标准化设计、具有统一内容及评价标准的检查评估表,是目前临床与科研中观察疗效、研究新方法的常用手段。如 Barthel 指数、Katz 指数评估。②问卷与调查表:针对问题事先设计成的表格,通过提问或填写的方式获得资料。

4. 记录与分析　将检查测量结果完整翔实记录,并分析问题所在,作出合理的康复护理评估。

四、康复护理评估注意事项

1. 熟悉康复护理评估技术　熟悉神经科、骨科等康复基础知识,在了解病人基本情况后,快速确定进一步要检查的内容,针对相应的功能障碍进行评估。

2. 正确选择评估方法 采用国际通用的、标准的评价量表和技术进行定量和定性评估。

3. 发挥病人主观能动性 评估前向病人说明评估的目的和方法,以消除不安,减少对评估的不利影响。

4. 尽量缩短评估时间 熟练掌握评估方法,动作准确,以免引起病人疲劳,如果出现疲劳立即休息或改日再进行。

5. 避免操作中的误差 环境、时间、地点、方法、测量者及所用测量工具应保持一致,尽可能由一人从始至终地进行,并注意健侧与患侧对照,避免出现误差。

第二节 运动功能评估

一、肌力评估

1. 定义 肌力评估是测定受试者在主动运动时肌肉或肌群产生的最大收缩力量。

2. 分类 肌力评估是评估神经、肌肉功能状态的一种检查方法,也是评估神经、肌肉损害程度和范围的一种重要手段。肌力评估分为徒手肌力评估和器械肌力评估两类。

3. 评估方法

(1)徒手肌力评估(manual muscle testing,MMT):根据受检肌肉或肌群的功能,让受试者处于不同的检查体位,然后嘱其分别在去除重力、抗重力和抗阻力的条件下做一定的动作,按照动作的活动范围及抗重力或抗阻力的情况将肌力进行分级。

1)徒手肌力评估分级判断依据:①阻力因素:外加阻力的大小,即人为地对收缩肌肉或肌群所能施加抵抗力的大小(5级或4级)。②重力因素:重力作用下,肌肉或肌群能对抗重力进行全范围运动(垂直运动)即定为3级。在去除重力情况下(水平运动)能做全范围运动,即定为2级。③视触觉感知:有无肌肉或肌群收缩的迹象(有轻微收缩但无关节活动为1级,无收缩者为0级)。

2)徒手肌力评估分级标准:主要有MMT分级标准(表4-1)和MRC(medical research council,MRC)肌力分级法(表4-2)。MMT分级法的定量分级标准较粗略,并带有一定的主观性。1983年,美国医学研究委员会在此分级基础上进一步细分,即MRC肌力分级法。

表 4-1　MMT 分级标准（Lovett 肌力分级）

分级	名称	评级标准	相当于正常肌力 %
0	零（zero，0）	未触及肌肉收缩	0
1	微弱（trace，T）	可触及肌肉收缩,但不能引起关节活动	10
2	差（poor，P）	解除重力的影响,能完成全关节活动范围的运动	25
3	可（fair，F）	能抗重力完成全关节活动范围的运动,但不能抗阻力	50
4	良好（good，G）	能抗重力及轻度阻力,完成全关节活动范围的运动	75
5	正常（normal，N）	能抗重力及最大阻力,完成全关节活动范围的运动	100

表 4-2　MRC 肌力分级标准

分级	评级标准
0	无可测知的肌肉收缩
1	可触及或可观察到肌肉有收缩,但无关节运动
1⁺	可触及或可观察到肌肉有强力收缩,或去除肢体重力的影响,关节能活动到最大活动范围的 50% 以下
2⁻	去除肢体重力的影响,关节能活动到最大活动范围的 50% 以上,但不能达到最大活动范围
2	去除肢体重力的影响,关节能活动到最大活动范围
2⁺	抗肢体本身重力,关节能活动到最大活动范围的 50% 以下
3⁻	抗肢体本身重力,关节能活动到最大活动范围的 50% 以上,但不能达到最大活动范围
3	抗肢体本身重力,关节能活动到最大活动范围,但不能抗任何阻力
3⁺	可抗轻度阻力,关节能活动到最大活动范围的 50% 以下
4⁻	能抗中等阻力,关节能活动到最大活动范围的 50% 以上,但不能达最大活动范围
4	能抗中等阻力,关节能活动到最大活动范围
4⁺	能抗充分阻力,关节能活动到最大活动范围的 50% 以下
5⁻	能抗充分阻力,关节能活动到最大活动范围的 50% 以上,但不能达最大活动范围
5	能抗充分阻力,关节能活动到最大活动范围

3）检查注意事项：①检查前向病人做好解释工作，以取得病人合作，必要时给予示范。②采取正确的测试姿势评估，以提高结果的可比性。③检查时先健侧、后患侧，先抗重力、后抗阻力，两侧对比。④抗阻力必须使用同一强度，阻力应加在被测关节的远端。⑤疲劳时、运动后或饱餐后不宜进行评估。⑥中枢神经系统损伤所致痉挛性瘫痪者不宜做此检查，否则结果不准确。⑦肌力测试时的用力（如等长收缩及闭气）会引起心血管系统的特异性反应，老年人及有心血管系统疾病的病人应慎用。

（2）器械肌力评估：当肌力能抗阻运动时，可采用器械进行肌力评估。常用的检查方法有握力测试、捏力测试、背肌力测试、四肢肌群肌力测试和等速肌力测试。

1）握力测试：用握力计测定，用握力指数评估。测试者取坐位，上臂置于体侧，屈肘90°，前臂和腕部取中立位，手握住握力计的手柄，用最大力握3次，取握力最大值。握力指数＝握力（kg）/体重（kg）×100，握力指数>50为正常。握力主要反映手内肌和屈指肌群的肌力。

2）捏力测试：用捏力计测定。测试者用拇指分别与其他手指相对，用最大力捏压捏力计3次，取捏力最大值。捏力主要反映拇对掌肌和其他四指屈肌的肌力，正常值约为握力的30%左右。

3）背肌力测试：用拉力计测定，用拉力指数评估。测试者双脚站在拉力计上，手柄高度平膝，双膝伸直，双手握住手柄两端，然后伸腰用力向上拉手柄。拉力指数＝拉力（kg）/体重（kg）×100，拉力指数正常值男性为150~300，女性为100~150。不适合用于有腰部病变的病人和老年人。

4）四肢肌群肌力测试：借助牵引绳和滑轮装置，通过与肌力方向相反的重量来评估肌力。

5）等速肌力测试：是目前肌肉功能评估和肌肉力学特性研究的最佳方法。器械肌力评估可获得精确数据，但测定肌力时要注意安全，特别是等速肌力测试，旋转角度预先设定，运动以恒速进行，故对关节活动范围受限、严重的关节积液、骨关节急性扭伤等病人禁止应用，对于疼痛、慢性软组织损伤、骨质疏松、骨折术后的病人应慎重使用。

二、肌张力评估

1. 定义

（1）肌张力：是指肌肉组织在静息状态下的一种不随意的、持续的、微小的收缩，即在做被动运动时所显示的肌肉紧张度。正常的肌张力能够维持主动肌和拮抗肌的平衡运动，使关节有序固定，肢体保持一定的姿势，有利于肢体协调运动。

（2）肌张力评估：主要是手法检查，首先观察并触摸受检肌肉在放松、静止状况下的紧张度，然后通过被动运动判断。

2. 分类

（1）正常肌张力：被动活动肢体时，没有阻力突然增高或降低的感觉。

（2）肌张力增高：肌腹紧张度增高。病人在肢体放松状态下，检查者以不同的速度对病人的关节做被动运动时，感觉有明显阻力，甚至很难进行被动运动。

（3）肌张力降低：检查者被动活动病人关节时，几乎感觉不到阻力；病人自己不能抬起肢体，检查者松手时，肢体即向重力方向下落；肌张力显著降低时，肌肉不能保持正常的外形和弹性，表现为松弛无力。

（4）肌张力障碍：肌肉张力紊乱，或高或低，无规律地交替出现。

3. 肌张力分级　肌张力临床分级是一种定量评估方法，检查者根据被动活动肢体时所感觉到的肢体反应或阻力将其分为0~4级（表4-3）。

表4-3　肌张力临床分级

分级	肌张力	评级标准
0	软瘫	被动活动肢体无反应
1	低张力	被动活动肢体反应减弱
2	正常	被动活动肢体反应正常
3	轻、中度增高	被动活动肢体有阻力反应
4	重度增高	被动活动肢体有持续性阻力反应

4. 肌痉挛分级　目前多采用改良Ashworth痉挛量表进行评估。评估时，病人宜采用仰卧位，检查者分别对其上、下肢关节被动运动，按所感受的阻力来分组评估（表4-4）。

表4-4　改良Ashworth痉挛量表

分级	评级标准
0	肌张力不增加，被动活动时患侧肢体在整个ROM内均无阻力
1	肌张力稍微增加，被动活动时患侧肢体到ROM之末出现轻微阻力
1+	肌张力轻度增加，被动活动时患侧肢体在ROM后50%范围内突然出现卡住，并在此后的被动活动中均有较小的阻力
2	肌张力较明显增加，被动活动时患侧肢体在通过ROM的大部分时，阻力均明显增加，但受累部分仍能较容易地活动
3	肌张力严重增加，被动活动时患侧肢体在整个ROM内均有阻力，活动比较困难
4	僵直，患侧肢体僵硬，被动活动十分困难

注：ROM（range of motion, ROM）指关节活动范围

三、关节活动范围测量

1. 定义

（1）关节活动范围（range of motion, ROM）：是指关节的运动弧或关节的远端向近端运动，远端骨所达到的最终位置与开始位置之间的夹角，即远端骨所移动的度数。

（2）关节活动范围测量：就是测量远端骨所移动的度数。

2. 测量方法

（1）测量工具：关节活动范围的测量工具有很多种，常用的包括量角器、电子角度计、皮尺等，必要时也可用 X 线片、摄像机等设备辅助测量。皮尺多用于脊柱、手指活动度的测量，临床上测量关节活动范围最常用的工具是量角器。

1）通用量角器：量角器由两臂构成，其中移动臂标有指针，固定臂带有圆形或半圆形刻度盘。两臂的交点为轴心。

2）量角器的选择：大关节如肩关节、髋关节的测量应选择长臂的量角器，小关节如指间关节、足趾关节的测量应选择短臂的量角器。

3）量角器的摆放：测量时，量角器的轴心应对准关节的运动轴中心，固定臂应与构成关节的近端骨的长轴平行，移动臂与构成关节的远端骨的长轴平行，并随着关节肢体远端而移动，关节的角度在固定臂的刻度上可读出。

（2）测量体位的选择：确定关节活动范围的方法采用中立位法。即将解剖学立位时的肢位定位"零"起始点，对于大多数运动来说解剖学立位就是起始位。测量旋转度时则选正常旋转范围的中点作为"零"起始点。

（3）固定：测量过程中，在构成关节的远端骨运动时应充分固定近端骨，以避免邻近关节的干预。固定的方法可以借助于被测者的体重、体位以及测量者所施加的外力。

（4）测量步骤：关节活动范围的具体测量步骤：①病人处于舒适的位置，并使病人了解测量过程及原因，以取得病人配合。②充分暴露将要测量的关节，确定测量关节的骨性标志。③稳定测量关节的近侧端。④被动活动该关节以了解可能的活动范围和有无抵触感。⑤使关节处于起始位。⑥量角器的轴心对准关节轴，固定臂与构成关节的近端骨轴线平行，移动臂与构成关节的远端骨轴线平行，避免采用使角度针偏离角度计的运动方向。⑦记录关节起始位置的角度后，移走量角器，不要尝试在关节运动过程中固定量角器。⑧可能的 ROM 范围之内，康复护士应小心、轻柔地移动关节，以确定完全的被动 ROM，测量时千万不可用暴力，并注意观察病人有无疼痛或不适感。⑨重新摆放量角器并记录终末位的角度，移走量角器让病人肢体处于休息位。

（5）测量方法：主要关节 ROM 测量方法（表4-5）。

表 4-5　主要关节 ROM 测量方法

关节	运动	体位	量角器放置方法			正常参考值
			轴心	固定臂	移动臂	
肩关节	屈、伸	坐或站位,臂置于体侧,肘伸直	肩峰	与腋中线平行	与肱骨纵轴平行	屈 0°~180° 伸 0°~50°
	外展	坐或站位,臂置于体侧,肘伸直	肩峰	与身体中线平行	同上	0°~180°
	内收	坐或站位,臂置于体侧,肘伸直	盂肱关节的前方或后方	通过肩峰与地面垂直的线(前方或后方)	同上	0°~45°
	内、外旋	仰卧,肩外展90°,肘屈90°	鹰嘴	与腋中线平行	与前臂纵轴平行	0°~90°
肘关节	屈、伸	仰卧或坐或站位,臂取解剖位	肱骨外上髁	与肱骨纵轴平行	与桡骨纵轴平行	0°~150°
腕关节	屈、伸	坐或站位,前臂完全旋前	尺骨茎突	与前臂纵轴平行	与第二掌骨纵轴平行	屈 0°~90° 伸 0°~70°
	尺、桡侧偏移或外展	坐位,屈肘,前臂旋前,腕中立位	腕背侧中点	前臂背侧中线	第三掌骨纵轴	桡偏 0°~25° 尺偏 0°~55°
髋关节	屈	仰卧或侧卧,对侧下肢伸直	股骨大转子	与身体纵轴平行	与股骨纵轴平行	0°~125°
	伸	侧卧,被测下肢在上	同上	同上	同上	0°~15°
	内收、外展	仰卧	髂前上棘	左右髂前上棘连线的垂直线	髂前上棘至髌骨中心的连线	0°~45°
	内旋、外旋	仰卧,两小腿于床缘外下垂	髌骨下端	与地面垂直	与胫骨纵轴平行	0°~45°
膝关节	屈、伸	俯卧、侧卧或坐在椅子边缘	股骨外髁	与股骨纵轴平行	与胫骨纵轴平行	屈 0°~150° 伸 0°
踝关节	背屈、跖屈	仰卧,踝处于中立位	腓骨纵轴线与足外缘交叉处	与腓骨纵轴平行	与第五跖骨纵轴平行	背屈 0°~20° 跖屈 0°~45°
	内翻、外翻	俯卧,足位于床缘外	踝后方两踝中点	小腿后纵轴	轴心与足跟中点连线	内翻 0°~35° 外翻 0°~25°

3. 注意事项

（1）应掌握正常人 ROM 的平均值、关节的运动方向以及测量时肢体的摆放位置。如果测量的关节所需肌肉的肌力达到 3 级或以上，在测量之前应首先了解病人主动运动所能达到的最大角度。测量时应注意观察关节是如何运动的。

（2）同一病人应由专人测量，每次测量应取相同位置，两侧对比。

（3）关节的主动 ROM 与被动 ROM 不一致时，提示有关节外的肌肉瘫痪、肌腱挛缩或粘连等问题存在，应以关节被动活动的范围为准，或同时记录主动及被动时的 ROM。

（4）关节的主动 ROM 与被动 ROM 进行比较，则两者的起始部位、量角器的类型、量角器的摆放位置及方法等均应相同。

（5）关节测量后，应对数据进行分析。确定引起 ROM 受限可能的原因，根据 ROM 受限的程度、病因和预后，制订 ROM 受限的治疗方法以及寻找 ROM 丧失的代偿方法。

（6）注意排除相邻关节的互相影响或互相补偿。如髋关节运动受限时，可由腰部各关节补偿；膝关节屈曲痉挛时，可继发髋关节的屈曲挛缩。此外，也应注意排除疼痛、瘢痕、衣服过紧等其他因素影响。

（7）应注意检查和回顾病人的既往史，确定病人是否有其他引起关节受限的疾病。在测量时，如病人出现关节抵抗，切忌用暴力。

四、平衡与协调能力评估

1. 平衡

（1）定义：平衡是指身体所处的一种姿势状态，或是指在运动或受到外力作用时自动调整并维持姿势稳定的一种能力。人体平衡的维持取决于以下 3 个方面：①适当的感觉输入：包括视觉、本体感觉及前庭感觉。②中枢整合作用：对所接收的信息进行加工，并形成运动方案；在交互神经支配或抑制的作用下，使人体能够保持身体某些部位的稳定，同时有选择的活动身体的其他部位。③适当的运动输出：能产生适宜的运动，完成大脑所制订的运动方案。上述综合作用使身体的重心落在支撑面内，人体就保持平衡，否则，人体就失去平衡，产生平衡功能障碍。

（2）分类：人体平衡可以分为静态平衡和动态平衡两大类。

1）静态平衡：是指人体或人体某一部位在无外力作用下处于某种特定的姿势。

2）动态平衡：包括两个方面：①自动态平衡：指的是人体在进行各种自主运动或各种姿势转换的过程中，能重新获得稳定状态的能力。②他动态平衡：指的是人体在外力作用下恢复稳定状态的能力。

（3）评估方法：主要分为观察法、功能性评估及平衡测试仪评估 3 类。

1）观察法：临床上普遍使用的观察法主要是 Romberg 检查法和强化 Romberg 检查法。此外，还可以评估在活动状态下能否保持平衡，如站立时移动身体、在不同条件下行走，包括脚跟碰脚趾行走、足尖行走、侧方走、走圆圈及绕过障碍物行走等方法。

2）功能性评估：即量表评估法。量表评估法属于主观评估，不需要专门的设备，应用方便且可以进行定量的评分，因而临床应用日益普遍。目前临床上常用的平衡量表主要有 Berg 平衡量表（Berg Balance Scale，BBS）、Tinetti 量表、"站起－走"计时测试等，这 3 个量表评估平衡功能具有较高的信度和较好的效度。此外，Fugl-Meyer 量表和 Lindmare 运动功能评估表中也有评估平衡功能的部分，在临床上也有一定的作用。

3）平衡测试仪评估：包括静态平衡测试和动态平衡测试。整个系统由受力平台即压力传感器、显示器、电子计算机及专用软件构成。受力平台记录到身体的摇摆情况并将记录到的信号转化成数据输入计算机，计算机对接收到的数据进行分析，实时描记压力中心在平板上的投影与时间的关系曲线，其结果以数据及图的形式显示，故也称为定量姿势图。

2. 协调能力

（1）定义：协调是指人体产生平滑的、准确的、有控制的运动的能力，应包括按照一定方向和节奏、采用适当的力量和速度、达到准确的目标等。协调功能障碍又称为共济失调。协调与平衡密切相关，保持人体协调也需要 3 个环节的参与：①感觉输入：主要包括视觉和本体感觉，而前庭觉所起的作用不大；②中枢整合：依靠大脑反射调节和小脑共济协调系统，其中小脑的协调系统起了更为重要的作用，小脑的损伤除了出现平衡功能障碍外，还可出现共济失调；③运动控制：主要依靠肌群的力量。

（2）分类：中枢神经系统中参与协调控制的部位主要有小脑、基底节、脊髓后索，因此根据中枢神经系统的病变部位不同可将共济失调分为以下 3 种类型：小脑性共济失调、大脑性共济失调和感觉性共济失调。

1）小脑性共济失调：小脑是重要的运动调节中枢，其主要功能是维持身体的平衡、调节肌张力和随意运动，因此小脑的损伤除了出现平衡功能障碍外，还可出现共济失调。共济失调是小脑病变的主要症状，小脑半球损害导致同侧肢体的共济失调。病人由于对运动的速度、力量和距离的控制障碍而产生辨距不良和意向性震颤，上肢较重，动作愈接近目标震颤愈明显，并有快速及轮替运动异常，在下肢则表现为行走时的酩酊步态。

2）大脑性共济失调：额桥束和颞枕桥束是大脑额、颞、枕叶与小脑半球的联系纤维,其病变可引起共济失调,但较小脑病变的症状轻。

3）感觉性共济失调：脊髓后索的病变会造成深感觉障碍,从而引起感觉性共济失调,主要表现为：站立不稳,行走时迈步不知远近,落脚不知深浅,踩棉花感,并需要视觉补偿,常目视地面行走,在黑暗处则难以行走。检查时会发现振动觉、关节位置觉缺失,闭目难立（Romberg）征阳性。

（3）评估方法：主要是观察受试者在完成指定的动作中是否直接、精确,时间是否正常,在动作的完成过程中有无辨距不良、震颤或僵硬,增加速度或闭眼时有无异常。评估时还需要注意共济失调是一侧性或双侧性,什么部位最明显,睁眼、闭眼有无差别。

1）上肢协调功能评估：常用以下3种方法：①指鼻试验：受试者用自己的示指,先接触自己的鼻尖,再去接触检查者的示指。检查者通过改变自己示指的位置,来评估受试者在不同平面内完成该试验的能力；②指对指试验：检查者与受试者相对而坐,将示指放在受试者面前,让其用示指去接触检查者的示指。检查者通过改变示指的位置,来评估受试者对方向、距离改变的应变能力；③轮替试验：受试者双手张开,一手向上,一手向下,交替转动,也可以一侧手在对侧手背上交替转动。

2）下肢协调功能评估：常用的是跟 – 膝 – 胫试验,受试者仰卧,抬起一侧下肢,先将足跟放在对侧下肢的膝盖上,再沿着胫骨前缘向下推移。

五、步态分析

1. 定义

（1）步态：是指行走时人体的姿态,它是人体结构与功能、运动调节系统、行为及心理活动在行走时的外在表现,是诸多独立性功能的基本要素之一。

（2）步态周期：是指从一侧足跟触地到同侧足跟再次触地所经历的时间,分为站立相（支撑相）和摆动相。站立相是指同侧足跟着地到足尖离地,即足与支撑面接触的时间,包括了足跟着地、足放平、支撑中期、足跟离地、足趾离地5个阶段,约占步态周期的60%。摆动相是指从足尖离地到足跟着地,即足离开支撑面的时间,包括了加速期、摆动中期、减速期3个阶段,约占步态周期的40%。

（3）步态分析：是利用力学原理和已掌握的人体解剖、生理学知识对人体行走功能状态进行对比分析的一种生物力学研究方法。

2. 步态分析常用参数

（1）步宽：两侧足中线之间的距离,又称支撑基础,正常值为（8±3.5）cm。

（2）步长：行走时一侧脚跟着地到紧接着的对侧脚跟着地的平均距离。正常人平地行走时,一般步长约为50~90cm。

（3）跨步长：行走时，由一侧脚跟着地到该侧脚跟再次着地的距离。通常为单步长的 2 倍。正常值男性为（160±5）cm；女性为（130±5）cm。

（4）足偏角：足的长轴和纵线形成的夹角，正常值约为 6.75°。

（5）步频：单位时间内行走的步数，步频＝步数÷60（步／分），正常人为 95~125 步／分。

（6）步速：即步行的速度，是指单位时间内行走的距离，正常人大约为 65~100m/min。在临床上，一般是让测试对象以平常的速度步行 10m 的距离，测量所需的时间，按照公式（步速＝距离／所需时间）计算出步行速度。

3. 步态分析方法　分为临床分析和实验室分析两个方面。临床分析多用观察法和测量法，实验室分析需要借助于步态分析仪。

（1）观察法：是一种定性分析的方法。让病人按习惯的方式来回行走，观察者从不同方向（正、背、侧面）观察，注意全身姿势和下肢各关节的活动，通过检查表或简要描述的方式记录步态周期中存在的问题。此外，还可以让病人作变速行走、慢速、快速、随意放松步行，分别观察有无异常。步行中，可以让病人停下，转身行走、上下楼梯或斜坡、绕过障碍物，坐下和站起，原地踏步或原地站立，闭眼站立等，用助行器行走的病人只要有可能，分别使用或不使用助行器行走。

（2）测量法：是一种简便定量的方法。可以测定时间参数，即让病人在规定距离的道路上行走，用秒表计时，实测行走距离不少于 10m，两端应至少再加 2~3m 以便受试者起步加速和减速停下。也可以测定距离参数，常用足印法，即用滑石粉或墨水使病人行走时能在规定走道上或地面铺的白纸上留下足印，测试距离至少 6m，每侧足不少于 3 个连续足印，以便分析左右两侧各步态参数。

（3）步行能力评估：是一种相对精细的半定量评估，常用 Hoffer 步行能力分级（表 4-6）、Holden 步行功能分类（表 4-7）。

表 4-6　Hoffer 步行能力分级

分级	步行能力	评级标准
I	不能步行	完全不能步行
II	非功能性步行	借助于膝－踝－足矫形器（knee ankle foot orthosis，KAFO）、杖等能在室内行走，又称治疗性步行
III	家庭性步行	借助于踝－足矫形器（Ankle Foot Orthosis，AFO）、手杖等可在室内行走自如，但在室外不能长时间行走
IV	社区性步行	借助于 AFO、手杖或能够独立在室外和社区内行走、散步、去公园、去诊所、购物等活动，但时间不能持久，如需要离开社区长时间步行时仍需坐轮椅

表 4-7　Holden 步行功能分类

分级	步行功能	评级标准
0	无功能	病人不能走,需要轮椅或 2 人协助才能走
I	需大量持续性的帮助	需使用双拐或需要 1 个人连续不断地搀扶才能行走及保持平衡
II	需少量帮助	能行走但平衡不佳,不安全,需 1 人在旁给予持续或间断的接触身体的帮助或需使用膝 – 踝 – 足矫形器(KAFO)、踝 – 足矫形器(AFO)、单拐、手杖等以保持平衡和保证安全
III	需监护或言语指导	能行走,但不正常或不够安全,需 1 人监护或用言语指导,但不接触身体
IV	平地上独立	在平地上能独立行走,但在上下斜坡、在不平的地面上行走或上下楼梯时仍有困难,需他人帮助或监护
V	完全独立	在任何地方都能独立行走

（4）实验室步态分析:包括运动学分析和动力学分析。①运动学分析:主要观察步态的距离和时间参数特征,如步长、跨步长、步频、站立相和摆动相在步行周期中分别所占时间及其比例以及步行速度等。②动力学分析:主要观察某种步态特征进行成因学分析,如人体的重力、地面反应力、关节力矩、肌肉的拉力等力的分析及人体代谢性能量与机械能转换与守恒等的分析,多用于步态的研究工作。

4. 常见异常步态及其原因

（1）中枢神经损伤引起的异常步态:临床上最常见,包括以下 5 种。

1）偏瘫步态:多见于各种原因所致的脑损伤。由于下肢伸肌紧张导致步态周期中髋、膝关节痉挛,膝不能屈曲,髋内旋,足内翻下垂。行走时患腿在摆动相向前迈步时下肢由外侧回旋向前,故又称回旋步或画圈步,上肢常出现屈曲内收,停止摆动。

2）截瘫步态:多见于脊髓损伤。T_{10} 以下截瘫病人,通过训练,借助手杖、支具等可达到功能性步行,但截瘫较重病人,双下肢可因肌张力高而始终保持伸直,行走时可出现剪刀步,甚至于足着地时伴有踝阵挛,而使行走更感困难。又称交叉步或剪刀步。

3）脑瘫步态:见于脑性瘫痪。由于髋内收肌痉挛,导致行走中两膝常互相摩擦,步态不稳,呈剪刀步或交叉步。

4）蹒跚步态:见于小脑损伤导致的共济失调,行走时摇晃不稳,不能走直线,状如醉汉,又称酩酊步态。

5）慌张步态：见于帕金森病或基底节病变，行走时上肢缺乏摆动动作，步幅短小，并出现阵发性加速，不能随意停止或转向，称慌张步态或前冲步态。

（2）周围神经损伤引起的异常步态：多为肌肉无力所引起。

1）臀大肌无力：由于伸髋肌群无力，行走时躯干用力后仰，重力线通过髋关节后方以维持被动伸髋，并控制躯干的惯性向前，形成仰胸凸肚的姿态。

2）臀中肌无力：由于髋外展肌群无力，不能维持髋的侧向稳定，行走时上身向患侧弯曲，重力线通过髋关节的外侧，依靠内收肌来保持侧方稳定，并防止对侧髋下沉，带动对侧下肢运动，如果双侧臀中肌均无力，步行时上身左右摇摆，形如鸭子走步，又称鸭步。

3）股四头肌无力：由于伸膝肌无力，行走时患腿在站立相不能保持伸膝稳定，上身前倾，重力线通过膝关节的前方，使膝被动伸直。有时病人通过稍屈髋来加强臀肌及股后肌群的张力，使股骨下端后摆，帮助被动伸膝。如果同时合并伸髋肌无力，病人则需要俯身向前，用手按压大腿使膝伸直。

4）胫前肌无力：由于踝背伸肌无力，患侧下肢在摆动相呈现足下垂，病人通过增加屈髋和屈膝来防止足尖拖地，又称跨门槛步或跨栏步。

（3）其他原因引起的异常步态：①短腿步态：如一侧下肢缩短超过3cm时，患腿站立相可见同侧骨盆及肩下沉，摆动相则有患足下垂。②疼痛步态：当各种原因引起患腿负重时疼痛，病人尽量缩短患腿的站立相，使对侧下肢跳跃式摆动前进，步长缩短，又称短促步。

第三节　感知和认知功能评估

一、感知功能评估

感知功能包括感觉功能（sensation）、知觉功能（perception）两个方面。感觉系统提供来自身体内部及外界环境的信息，通过感知传给神经系统；运动系统则运用感觉系统传来的信息进行计划、组织及执行下一步行动的指令。感知与运动系统在神经中是紧密相连，常合称为感知运动系统。因此，评估感知功能从感觉功能和知觉功能两方面进行评估。

（一）感觉功能评估

1. 定义　感觉是人脑对直接作用于感觉器官的事物的个别属性的反映。

2. 分类　通常将感觉分为一般感觉和特殊感觉。

（1）一般感觉：包括浅感觉、深感觉和复合感觉（皮质感觉）。①浅感觉：包括痛觉、温度觉和触压觉，是皮肤和黏膜的感觉。②深感觉：包括运动觉、位置觉、振动觉，是肌腱、肌肉、骨膜和关节的感觉。③复合感觉：包括形体觉、两点辨别觉、定位觉、图形觉、重量觉等,是皮质感觉,是大脑顶叶皮质对各种感觉进行分析比较和综合而形成的。

（2）特殊感觉:包括视、听、嗅、味等。

（二）知觉功能评估

1. 定义 知觉是人脑对直接作用于感觉器官的客观事物的整体属性的综合反映,包括对各种感觉刺激的分析及对不同刺激的辨别能力。知觉障碍是指在感觉输入系统完整情况下,大脑对感觉刺激的认识和鉴别障碍。

2. 分类 知觉障碍常见表现为失认症和失用症。

（1）失认症:是指因脑损伤致病人在没有感觉功能障碍、智力衰退、意识不清、注意力不集中的情况下,不能通过感觉辨认身体部位和熟悉物体的临床症状。包括躯体失认、单侧空间失认、左右失认、视觉失认、触觉失认、疾病失认等。

（2）失用症:又称运用障碍,是由于脑损伤致病人在无智能障碍、理解困难、感觉障碍、运动障碍、肌强直及共济失调的情况下,不能准确执行有目的的动作。

3. 评估方法

（1）单侧空间失认:又叫单侧忽略,病人不能整合和利用来自身体或环境一侧的知觉,多见右脑损伤后左侧忽略。常用的评估方法包括:①删除试验:纸上印几行数字或字母,让病人删去某个特定数字或字母,一侧明显有遗漏为阳性。②绘图试验:可让病人模仿画人、房子、花或钟面,如绘画缺少一半或明显偏歪、扭曲等为阳性。③二等分试验:20cm 长的直线进行二等分,中点向右偏 1cm 以上考虑阳性。④拼板试验:让病人拼人形拼板,如一侧遗漏为阳性。⑤阅读试验:让病人读一段落文字,如遗漏一侧字为阳性。

（2）失用症:①意念运动性失用:病人不能执行有目的的动作。评估:口头指定病人示范划火柴;给出实物是否能完成。②意念性失用:病人不能做复杂的连续性动作。评估:把牙膏、牙刷、口杯给病人,让病人去刷牙,观察顺序。③运动性失用:评估上肢和口颜面失用,分别观察上肢和口腔器官活动。④穿衣失用:观察病人自己或给娃娃穿衣服。⑤结构性失用:评估内容包括搭积木、火柴棍的摆放、几何图形的抄写。⑥步行失用:观察病人能否步行、跨门槛和上下楼梯。

二、认知功能评估

1. 定义 认知是认识和知晓事物过程的总称,包括感知、识别、记忆、概念形成、思维、推理及表象过程。实际上认知是大脑为解决问题而摄取、储存、重整和处理信息的基本功能。

2. 认知障碍分类

（1）注意力障碍：当进行一项工作时,不能持续注意,常是脑损伤的后遗症。比较基本的问题是不能充分地注意,但对简单刺激有反应。比较严重的注意问题包括不能把注意力从一件事上转到另一件事上,或分别注意同时发生的两件事情上。注意力代表了基本的思维水平,这个过程的破坏对其他认知领域有负面影响。

（2）记忆力障碍：这是脑损伤后最常见的主诉。表现为不能回忆或记住受伤后所发生的事件,但对久远的事情回忆影响不大。虽然记忆力随时间推移可逐步改善,但大多数人仍有严重问题。

（3）推理/判断问题障碍：大面积脑损伤后,将出现高水平的思维障碍。表现为分析和综合信息困难,抽象推理能力降低,判断能力差,解决问题能力差。

（4）执行功能障碍：许多脑损伤病人难以选择并执行与活动有关的目标,不能组织解决问题的办法。

（5）其他：包括精神活动过程整体降低。与脑损伤前相比,病人要花较长时间思考才能反应；情感淡漠,不与他人交往；视觉处理障碍；洞察力、手眼协调、空间与距离判断有困难。

3. 评估方法

（1）意识障碍评估：格拉斯哥昏迷量表（Glasgow coma scale,GCS）是脑外伤最常用的一个国际性评估量表,该表内容简单,评分标准具体,是反映急性期病人损伤严重程度的一个可靠指标（表4-8）。

表4-8 格拉斯哥昏迷量表

内容	标准	评分
睁眼反应	自动睁眼	4
	听到言语、命令时睁眼	3
	刺痛时睁眼	2
	对任何刺激无睁眼	1
言语反应	回答正确	5
	回答错误	4
	用词不适当但尚能理解含义	3
	言语难以理解	2
	无任何言语反应	1
运动反应	能执行简单命令	6
	刺痛时能指出部位	5

内容	标准	评分
运动反应	刺痛时肢体能正常回缩	4
	刺痛时躯体出现异常屈曲（去皮质状态）	3
	刺痛时躯体异常伸展（去大脑强直）	2
	对刺痛无任何运动反应	1

最高计分 15 分为正常；最低计分 3 分；≤8 分属昏迷；≥9 分不属昏迷

（2）认知功能筛查量表：简易精神状态量表（mini mental state examination, MMSE）作为认知障碍的筛查量表，应用范围广，还可以用于社区人群中痴呆的筛选。

（3）认知功能评估量表：神经行为认知状态测试（the neurobehavioral cognitive status examination, NCSE）是一个全面的标准认知评估量表。评估内容包括意识能力、定向能力、专注能力、语言能力（含理解、复述、命名，但阅读及写作能力不测试）、结构组织能力、记忆能力、计算能力、推理能力等 8 个方面。

（4）注意力评估：常用的注意力评估包括数字顺背和倒背、Stroop 字色干扰任务测验及日常注意力测验（test of everyday attention, TEA）。

1）数字顺背及倒背测验是一个非常简单的测试方法，内容分为顺背和逆背。评估者按评估表中的数字，每 1 秒读 1 个数字的速度读，然后让病人重复说出来。一般成年人能够顺背 6~8 位，倒背 4~5 位为正常。

2）Stroop 字色干扰任务测验常用于评估选择性注意。分为 3 个部分，第 1 部分是单纯颜色字的阅读，第 2 部分是对颜色命名，第 3 部分是字与颜色的干扰测试，Stroop 效应就明显地出现在第 3 部分。

3）日常注意力测验是唯一有正常参考值的注意力测验，可以评估受试者 4 种不同类型注意力，即选择注意、持续注意、分别注意、转移注意。该测试将日常活动作为测验项目。

（5）记忆力评估：记忆的过程主要由编码、储存、提取 3 个部分组成。根据提取内容的时间长短，分为瞬时记忆、短期记忆、近期记忆和长期记忆。记忆力的评估主要是应用各种记忆量表，从言语记忆和视觉记忆方面进行评估。Rivermead 行为记忆能力测验是一个日常记忆能力的测验，有儿童、成年等共 4 个版本。主要检测病人对具体行为的记忆能力，如回忆人名、识别 10 幅刚看过的图片、即时和延迟忆述 1 个故事、识别 5 张不熟悉面貌照片等。完成整个测试需时约 25 分钟。病人在此项行为记忆能力测验中的表现，可帮助康复护士了解病人在日常生活中因记忆力受损所带来的影响。

（6）执行功能评估：执行功能是人类推理、解决和处理问题的能力，是人类智力功能的最高水平。常用的评估方法包括画钟测验和蒙特利尔认知评估量表（the Montreal cognitive assessment，MOCA）。方法：①画钟测验是一个简单的测试方法，能够初步反映受试者的执行功能和视觉结构能力。要求受试者在白纸上画出一个钟表的表盘，把数字放在正确位置，并用表针标出 8：20 的位置。常用 4 分法评估：画出闭锁的圆得 1 分，将数字安放在正确位置得 1 分，表盘上标出全部 12 个正确数字得 1 分，将指针安放在正确位置得 1 分。该测试方法能够快速筛查轻度认知功能障碍病人的执行功能。②MOCA 是高效快速筛查老年轻度认知损害的工具。老年轻度认知损害病人最早出现的症状常常是执行功能障碍，该量表对执行障碍的评测比较敏感。量表包括视空间执行能力、命名、记忆、注意、语言流畅、抽象思维、延迟记忆、定向力等 8 方面的评估，共计 30 分；26 分或以上为正常，如果受试者受教育年限 <12 年，在测试结果上加 1 分，校正受教育程度的偏倚；测试时间约 10 分钟，得分越高认知功能越好。

第四节　心肺功能评估

一、心功能评估

（一）代谢当量

1. 定义　代谢当量（metabolic equivalent，MET）是一个表示相对能量代谢水平和运动情况的概念。健康成年人坐位安静状态下耗氧量为 3.5ml/（kg·min），即为 1MET。

2. 作用　不同个体在从事相同活动时其实际耗氧量可能不同，但不同的人在从事相同的活动时其 METs 值基本相等。故 METs 值可用于表示运动强度、制订个体化运动处方、指导日常生活和职业活动、判定最大运动能力和心功能水平等。可参考表 4-9 中各种体力活动的 METs 值指导病人的活动和康复训练。

（1）判断体力活动能力和预后：一般将运动试验所能达到的最大摄氧量折算为代谢当量，或采用间接判断的方式确定代谢当量，用以判断体力活动水平和预后，以及是否手术治疗的选择参考。关键的最高代谢当量值为：①<5METs，提示 65 岁以下的病人预后不良；②5METs，提示日常生活受限，相当于急性心肌梗死恢复期的功能储备；③10METs，提示正常健康水平，药物治疗预后与其他手术或介入治疗效果相当；④13METs，提示即使运动试验异常，预后仍然良好；⑤18METs，提示有氧运动员水平；⑥22METs，提示高水平运动员。

表 4-9　主要日常生活、职业及娱乐活动的代谢当量

项目	活动	METs	项目	活动	METs
生活项目	修面、站立	1.0	生活项目	步行 1.6km/h	1.5~2.0
	坐椅、坐床	1.2		步行 2.4km/h	2.0~2.5
	坐位自己进食	1.4~1.5		散步 4.0km/h	3.0
	上下床	1.65		步行 5.0km/h	3.4
	洗手、穿衣、坐床边	2.0		步行 6.5km/h	5.6
	挂衣	2.4		步行 8.0km/h	6.7
	穿脱衣	2.5~3.5		下楼	5.2
	备饭	3.0		上楼	9.0
	擦窗	3.4		骑车（慢速）	3.5
	站立热水沐浴	3.5		骑车（中速）	5.7
	坐厕	3.6		慢跑 9.7km/h	10.2
	铺床	3.9		园艺工作	5.6
	床上用便盆	4.0		劈木	6.7
	扫地	4.5		拖地	7.7
	擦地（跪姿）	5.3			
职业	秘书、缝纫（坐）	1.6	职业活动	机器组装、砖瓦工、焊接工	3.4
	织毛线	1.5~2.0		油漆、轻木工活	4.5
	写作（坐）	2.0		挖坑	7.8
	开车	2.8			
娱乐活动	打牌	1.5~2.0	娱乐活动	长笛	2.0
	桌球、手风琴	2.3		弹钢琴	2.5
	小提琴	2.6		交谊舞（慢）、排球	2.9
	击鼓	3.8		游泳（慢）、乒乓球	4.5
	羽毛球、交谊舞（快）	5.5		网球、有氧舞蹈	6.0
	游泳（快）	7.0		跳绳	12.0

（2）用以判断心功能及相应的活动水平：由于心功能与运动能力密切相关，因而最高代谢当量的水平与心功能直接相关（表 4-10）。

表 4-10 各种心功能状态时的代谢当量及可以进行的活动

心功能	METs	可能进行的活动
Ⅰ级	≥7	携带 10.90kg 重物连续上 8 级台阶
		携带 36.32kg 重物进行铲雪、滑雪、打篮球、回力球、手球或踢足球
		慢跑或走（速度为 8.045km/h）
Ⅱ级	≥5, <7	携带 10.90kg 以下的重物上 8 级台阶
		性生活
		养花种草类型的工作
		步行（速度为 6.436km/h）
Ⅲ级	≥2, <5	徒手走下 8 级台阶
		可以自己沐浴、换床单、拖地、擦窗
		步行（速度为 4.023km/h）
		打保龄球、连续穿衣
Ⅳ级	<2	不能进行上述活动

（3）制订运动处方：采用代谢当量表示运动强度得到广泛认可。代谢当量与能量消耗直接相关，所以在需要控制能量摄取与消耗比例的情况下（如糖尿病和肥胖病人的康复），采用代谢当量是最佳选择。在计算上可以先确定每周的能耗总量（运动总量）及运动训练次数或日数，将每周总量分解为每日总量，然后确定运动强度，查表选择适当的活动方式，并将全日总的代谢当量分解到各项活动中去，组成运动处方。

（4）区分残疾程度：将最大代谢当量 <5 作为残疾标准。

（5）指导日常生活活动与职业活动：职业活动（每日 8 小时）的平均能量消耗水平不应超过病人代谢当量峰值的 40%，峰值强度不可超过代谢当量峰值的 70%~80%。美国的标准如下：①最高运动能力 ≥7METs 者，可参加重体力劳动，平均 METs 为 2.8~3.2，峰值 METs 为 5.6~6.4；②最高运动能力 ≥5METs，可参加中度体力劳动，平均 METs<2.0，峰值 METs<4.0；③最高运动能力 3~4METs 者，可参加轻体力劳动，平均 METs 为 1.2~1.6，峰值 METs 为 2.4~3.2；④最高运动能力 2~3METs 者，休息时无不适，可参加坐位工作，不能跑、跪、爬，站立或走动时间不能超过工作时间的 10%。

（二）纽约心脏病学会心功能的分级

对心脏功能进行初步评估时，常应用纽约心脏病学会心功能分级方法（表 4-11）。该法由病人根据自身感受到的心悸、呼吸困难、乏力等主观症状的轻重进行评估分级，虽然评估结果有时存在一定差异，但简便易行，因此被广泛接受。

表 4-11 纽约心脏病学会心功能分级方法

分级	评级标准	METs
Ⅰ	体力活动不受限,一般的体力活动不引起过度的乏力、心悸、气促和心绞痛	≥7
Ⅱ	体力轻度活动受限,一般的体力活动可引起心悸、气促等症状	5~7
Ⅲ	体力活动明显受限,休息时间正常,低于日常活动量即可引起心悸、气促	2~5
Ⅳ	体力活动完全丧失,休息时仍有心悸、气促	<2

（三）心功能评估方法

心功能评估可以借助于各种各样的可靠性和重复性好的技术来协助完成。除了胸片、心电图、超声心动图、心导管插入术和磁共振成像等,康复科常用的心功能评估方法还包括对体力活动的主观感觉分级（如心脏功能分级、自觉用力程度分级）和心脏负荷试验。心脏负荷试验中最常用的是心电运动试验（ECG exercise testing）。

1. 定义 通过观察受试者运动时的呼吸、血压、心率、心电图、气体代谢、临床症状与体征等反应来判断其心、肺、骨骼肌等的储备功能（实际负荷能力）和机体对运动的实际耐受能力。

2. 目的

（1）为制订运动处方提供依据:通过了解受试者可耐受的运动负荷判断其心功能,指导日常生活活动工作强度,并制订运动处方以确保康复训练的有效性和安全性。

（2）有助于冠心病的早期诊断:运动试验曾是冠心病早期诊断最有效和最常用的方法,有较高的灵敏性和特异性。

（3）判定冠状动脉病变的严重程度及预后:运动中发生心肌缺血的运动负荷越低、心肌耗氧水平越低（即心率、血压越低）,ST 段下移程度越大,则说明冠状动脉病变越严重,预后越差。运动试验阳性无症状的病人发生冠心病的危险性增大。

（4）发现潜在的心律失常和鉴别良性及器质性心律失常:如运动诱发或加剧的心律失常则提示为器质性心脏病,应该避免运动或调整运动量;如运动使心律失常减轻,甚至消失,多提示为良性心律失常,日常生活活动和运动不必限制。

（5）确定病人进行运动的危险性:低水平运动试验中诱发心肌缺血、心绞痛、严重心律失常、心力衰竭症状等,均提示病人进行运动的危险性大。

（6）评估运动锻炼和康复治疗效果:重复进行运动试验,可根据其对运动耐受程度的变化,评估运动锻炼和康复治疗的效果。

（7）其他:根据运动试验结果,选择手术适应证、判断窦房结功能等。

3. 适应证和禁忌证

（1）适应证：病情稳定；无明显步态和骨关节异常；无感染及活动性疾病；精神正常及主观上愿意接受并能主动配合检查的病人。

（2）禁忌证：包括绝对禁忌证和相对禁忌证。

1）绝对禁忌证：未控制的心力衰竭或急性心衰；血流动力学不稳定的严重心律失常；稳定型心绞痛、增剧型心绞痛、近期心肌梗死后非稳定期；急性心包炎、心肌炎和心内膜炎；严重主动脉瓣狭窄；急性肺动脉栓塞或肺梗死或肺水肿；血栓性脉管炎或心脏血栓；精神疾病发作期或严重神经症。

2）相对禁忌证：严重高血压（高于 200/120mmHg）和肺动脉高压、重度主动脉瓣狭窄或严重阻塞型心肌病、重度房室传导阻滞及重度窦房传导阻滞、严重左右冠状动脉主干狭窄或类似病变、明显的心动过速或过缓、电解质平衡紊乱、慢性感染性疾病、晚期妊娠或妊娠有并发症者；运动可能会导致神经肌肉、骨骼肌或风湿性等疾病病情恶化者；精神障碍不能配合进行运动者。

4. 分类

（1）按所用设备分类：活动平板试验、踏车运动试验、手摇车运动试验和台阶试验。

1）活动平板试验（treadmill）：又称跑台试验，是指装有电动传送带的运动装置。检查方法：病人按预先设计的运动方案，在能自动调节坡度和速度（运动强度）的活动平板上进行走－跑运动，逐渐增加心率和心脏负荷，最终达到预期的运动目标。优点是接近日常活动生理状态，可以逐步增加负荷量，诊断的敏感性和特异性较高，在运动中可以连续监测心电变化，安全性好。

2）踏车运动试验（bicycle ergometer）：是指坐位或卧位下，在固定的功率车上进行运动，可增加踏车阻力，调整运动负荷。优点是运动中心电图记录较好，血压测量较容易，受试者心理负担较轻。缺点是对于体力较好的运动员往往达不到最大心脏负荷，不会骑车者也难以完成运动。

3）手摇车运动试验：原理与踏车运动相似，只是将下肢踏车改为上肢摇车。适用于下肢功能障碍者。

4）台阶试验：是一种简便易行的评估心功能的方法。试验中的运动负荷是由台阶高度、运动节律、运动时间组成，按年龄、性别、体重和肺活量不同，评价指标不同。台阶试验指数值越大，心血管系统的功能水平越高，反之亦然。严重心血管疾病病人禁忌。

（2）按终止试验的运动强度分类：极量运动试验、亚（次）极量运动试验、症状限制性运动试验和低水平运动试验。

1）极量运动试验（maximal exercise testing）：是指运动强度到达极致或主观最大运动强度的试验。可按病人的性别和年龄推算出预计最大心率（220-

年龄）作为终止试验的标准。适用于健康的青年人和运动员，以测定个体最大运动能力、最大心率和最大摄氧量。

2）亚（次）极量运动试验（sub maximal exercise testing）：是指运动至心率达到亚极量心率，即按年龄预计最大心率（220- 年龄）的 85%~90%，或达到参照值（195- 年龄）时结束试验。适用于测定非心脏病病人的心功能和体力活动能力。服用某些药物如 β 肾上腺素能受体阻断药以及抗高血压药物的病人，由于这些药物会影响安静心率和运动心率，因此不宜采用预计的亚极量心率作为终止试验的标准。

3）症状限制性运动试验（symptom limited exercise testing）：是指运动进行至出现必须停止运动的指征为止，是临床上最常用的作为运动终点的试验方法。用于诊断冠心病、评估心功能和体力活动能力，为制订运动处方提供依据。症状限制性运动试验终止的指征：①出现呼吸急促或困难、胸闷、胸痛、心绞痛、极度疲劳、下肢痉挛、严重跛行、身体摇晃、步态不稳、头晕、耳鸣、恶心、意识不清、面部有痛苦表情、面色苍白、发绀、出冷汗等症状和体征；②运动负荷增加时收缩压不升高反而下降，低于安静时收缩压 10mmHg 以上；运动负荷增加时收缩压上升，超过 220~250mmHg；运动负荷增加时舒张压上升，超过 110~120mmHg 以上；或舒张压上升，超过安静时 15~20mmHg；③运动负荷不变或增加时，心率不增加，甚至下降超过 10 次 / 分；④心电图显示 ST 段下降或上升超过或等于 1mm；出现严重心律失常，如异位心动过速、频发、多源或成对出现的期前收缩、R-ON-T、房颤、房扑、室扑、室颤、Ⅱ度以上房室传导阻滞或窦房阻滞、完全性束支传导阻滞等；⑤病人要求停止运动；⑥仪器故障。试验室内应备有急救药品和设备，并对出现的严重并发症及时处理。

4）低水平运动试验（low level exercise testing）：是指运动至特定的、低水平的靶心率、血压和运动强度为止。即运动中最高心率达到 130~140 次 / 分，或与安静时比增加了 20 次 / 分；最高收缩压达 160mmHg，或与安静时比增加了 20~40mmHg；运动强度达 3~4METs 作为终止试验的标准。此法目的在于检测从事轻度活动及日常生活活动的耐受能力，用于诊断冠心病、评估心功能和体力活动能力，作为住院评价、制订运动处方等依据。

（3）按试验方案分类：单级运动试验和多级运动试验。

1）单级运动试验：是指运动试验过程中运动强度始终保持不变的运动试验，如台阶试验。

2）多级运动试验：是指运动试验过程中运动强度逐渐增加的运动试验，如活动平板试验、踏车试验，又称为分级运动试验、递增负荷运动试验。

5. 运动试验方案

（1）活动平板试验：运动强度以 METs 值表示，METs 值的大小取决于活动平板运动速度和坡度的组合。Bruce 方案为应用最早、最广泛的运动方案。主要通过增加速度和坡度来增加运动强度和负荷（表 4-12）。

表 4-12 活动平板改良 Bruce 方案

分级	速度（km/h）	坡度（%）	时间（分钟）	代谢当量（METs）
0	2.7	0	3	1.7
1/2	2.7	5	3	2.9
1	2.7	10	3	4.7
2	4.0	12	3	7.1
3	5.5	14	3	10.2
4	6.8	16	3	13.5
5	8.0	18	3	17.3
6	8.9	20	3	20.4
7	9.7	22	3	23.8

注：坡度 1° =1.75%。

（2）踏车运动试验：运动强度以功率表示，单位为瓦特（W）或（千克·米）/ 分[（kg·m）/min]，其中 kg 为运动阻力单位、m/min 表示每分钟功率自行车转动距离。1W=6.12（kg·m）/min。

运动负荷，男性：300（kg·m）/min 起始，每 3 分钟增加 300（kg·m）/min；女性：200（kg·m）/min 起始，每 3 分钟增加 200（kg·m）/min。最常用的是WHO 推荐的方案（表 4-13）。

表 4-13 WHO 推荐方案

分级	运动负荷[（kg·m）/min]		运动时间（分钟）
	男	女	
1	300	200	3
2	600	400	3
3	900	600	3
4	1200	800	3
5	1500	1000	3
6	1800	1200	3
7	2100	1400	3

（3）手摇车试验：运动起始负荷为 150~200（kg·m）/min，每级负荷增量 100~150（kg·m）/min，持续时间 3~6 分钟。

（4）等长收缩试验：常用最大收缩力的 30%~50% 作为运动强度，持续收缩 2~3 分钟。一般采用握力试验，还可采用定滑车重量法，即通过一个滑轮将重力引向受试者的手或腿，受试者进行抗阻屈肘或伸膝，并始终保持关节活动度不变。受试的重力可以从 2.5kg 开始，每级持续 2~3 分钟，负荷增加 2.5kg，直至受试者不能继续保持关节活动范围为止。

6. 运动试验结果及意义

（1）心率：正常人运动负荷每增加 1MET，心率增加 8~12 次 / 分。运动中反应性心率过慢见于窦房结功能减退、严重左心室功能不全和严重多支血管病变的冠心病病人。心率过快分为窦性心动过速和异位心动过速，如运动中窦性心率增加过快，提示体力活动能力较差；异位心动过速主要是室上性或房性心动过速，少数是室性心动过速，提示应限制病人的体力活动。

（2）血压：运动负荷每增加 1MET，收缩压相应增高 5~12mmHg，舒张压改变相对较小，250/120mmHg 为上限。运动中收缩压越高，心源性猝死的概率越低。运动中舒张压升高，超过安静水平时的 15mmHg 以上，甚至超过 120mmHg，常见于严重冠心病。运动中收缩压不升高或升高不超过 130mmHg，或血压下降，甚至低于安静水平时，提示冠状动脉多支病变；如果这些情况与 ST 段等其他指标同时出现，则提示严重心肌缺血引起左室功能障碍及心脏收缩储备能力差。诱发血压下降的其他疾病，包括心肌病、心律失常、血管反应、左心流出道阻塞、抗高血压药物应用、贫血、长时间剧烈运动等。出现异常低血压反应的工作负荷量越低，则说明病情越重。

（3）每搏输出量和心排出量：运动时每搏输出量逐步增加，心排出量也逐渐增大，最高可达安静时的两倍左右。但达到 40%~50% 最大吸氧量时，每搏输出量不再增加，此后心排出量增加主要依靠心率加快，心排出量最大值可达安静时的 4~5 倍。但是运动肌的血流需求量高于心排出量的增加，因此需要进行血流再分配，以确保运动组织和重要脏器的血液供应。

（4）心率 - 收缩压乘积：是反映心肌耗氧量和运动强度的重要指标，其数值一般用 10^{-2} 表达。运动中心率 - 收缩压乘积越高，冠状血管储备越好；心率 - 收缩压乘积越低，提示病情严重。康复训练后，心率 - 收缩压乘积在额定的条件下运动时间或强度增高，说明心血管及运动系统效率提高，相对减轻心血管负担，因此病人可以耐受更大的运动负荷。

（5）心电图 ST 段改变：正常 ST 段应该始终保持在基线。运动中 ST 段出现偏移为异常反应，包括 ST 段上抬和下移。ST 段上抬：有 Q 波的 ST 上抬提示室壁瘤或室壁运动障碍，见于 50% 的前壁心肌梗死和 15% 的下壁心肌梗死病人；无 Q 波的 ST 上抬提示严重近段冠状动脉的病变或痉挛和严重的穿壁性心肌缺血。ST 段正常化是指安静时有 ST 段下移，在运动中下移程度反而减轻，甚至消失，这种情况见于严重冠心病或正常人。引起 ST 段改变的其他心脏情况还有：心肌病、左心肥厚、二尖瓣脱垂、洋地黄作用、室内传导阻滞、预激综合征、室上性心动过速；非心脏情况包括：严重主动脉狭窄、严重高血压、贫血、低血压、过度通气、严重容量负荷过重等。

（6）心脏传导障碍：窦性停搏，如见于运动后即刻，多为严重缺血性心脏病病人；预激综合征，如在运动中消失的预激综合征预后较好（约占 50%）；束支传导阻滞，运动可诱发频率依赖性左、右束支传导阻滞及双束支传导阻滞。如在心率 <125 次 / 分时发生可能与冠心病有关；心率 >125 次 / 分时发生的病理意义不大。心室内传导阻滞可见于运动前，运动中可加重甚至消失。

（7）运动性心律失常：运动性心律失常的原因与交感神经兴奋性增高和心肌耗氧量增加有关。利尿剂和洋地黄制剂可使运动中发生心律失常；冠心病病人心肌缺血也可诱发心律失常。室性期前收缩是运动中最常见的心律失常，其次是室上性心律失常和并行心律。运动中和运动后一过性窦性心律失常和良性游走心律也较常见。运动诱发短阵房颤和房扑低于 1%，可见于健康人或风湿性心脏病、甲亢、预激综合征、心肌病病人。单独出现的运动诱发性室上性心律失常与冠心病无关，而与肺部疾患、近期饮酒或咖啡有关。窦性停搏，偶见于运动后即刻，多为严重缺血性心脏病病人。

（8）症状：正常人在亚极量运动试验中应无症状。极量运动试验时可有疲劳、下肢无力、气急并伴有轻度眩晕、恶心和皮肤湿冷，这些症状如发生在亚极量运动时则视为异常。胸痛、发绀、极度呼吸困难发生在任何时期均属异常。在发生心绞痛的同时不一定有 ST 段的下移。ST 段的改变可以在心绞痛前、后或同时发生。对于运动诱发不典型心绞痛的病人，可以选择另一种方案重复运动试验，观察病人是否在同等心率 – 收缩压乘积的情况下诱发症状。由于冠心病病人的心肌缺血阈值比较恒定，所以如果症状确实是心肌缺血所致，就应该在同等心率 – 收缩压乘积的情况下出现症状。

（9）药物对试验结果的影响：许多药物对心电运动试验的结果有影响，解释结果时应充分考虑。

（10）主观劳累程度分级：主观劳累程度分级（rating of perceived exertion，RPE）是由 Borg 提出，故又称为 Borg 量表（表 4–14），是根据运动过程中自我感觉劳累程度来衡量相对运动水平的半定量指标，在康复界广泛应用，确定合理运动强度的最好办法是 RPE 和靶心率两种方法结合。评估的基本原则：将最轻微用力定义为 6 分，将最大或衰竭性运动定义为 20 分。分值的设计与正常心率反应相关，将分值乘以 10 即为运动时的正常心率反应。

表 4-14　主观劳累程度分级（Borg 量表）

RPE	主观运动感觉特征	相应心率（次/分）
6	（安静）	60
7	非常轻松	70
8		80
9	很轻松	90
10		100
11	轻松	110
12		120
13	稍费力（稍累）	130
14		140
15	费力（累）	150
16		160
17	很费力（很累）	170
18		180
19	非常费力（非常累）	190
20		200

（11）6 分钟步行试验判断心衰程度：要求病人在 6 分钟时间里尽可能行走，测定其步行的距离。测试前先让病人熟悉测试方法，然后在安静的长约 20~30m 的走廊上用尽可能快的速度来回行走，必要时可自行调整步速，最后测量 6 分钟行走的距离，一般需重复进行多次。试验中若出现头晕、心绞痛、气短等不适时应立即终止试验。病人行走的距离越长，其体力活动能力越好。6 分钟步行试验主要用于体能无法进行活动平板或踏车试验的病人。

由于日常体力活动的强度小于最大运动量，通过 6 分钟步行试验测定亚极量的运动能力，可为评估病人心脏储备功能、评价药物治疗和康复治疗的疗效提供有用的信息，是一种简便、易行、安全有效的方法。6 分钟步行试验的结果可以独立预测心衰致残率和病死率（表 4-15）。

表 4-15　6 分钟步行试验判断心衰程度

6 分钟内步行距离	心衰程度
<150m	严重心衰
150~425m	中度心衰
426~550m	轻度心衰

二、呼吸功能评估

1. 定义

（1）外呼吸：肺循环和肺泡之间的气体交换，包括肺与外环境之间进行气体交换的通气功能和肺泡内的气体与肺毛细血管之间进行气体交换的换气功能。

（2）内呼吸：体循环和组织细胞之间的气体交换。

2. 呼吸困难分级　伯格测量表改良版（Borg 评分）是通过 1~10 分渐进描述呼吸困难强度的量表。要求受试者对呼吸不适的总体感觉分级，0 分代表完全没有感觉，而 10 分代表想象的到的最严重感觉（表 4-16）。

表 4-16　气短指数（伯格测量表改良版）

指数	表现
0	完全没有气短
0.5	非常、非常轻微（刚发觉）
1	非常轻微
2	轻微
3	中度
4	有点严重
5	严重
6	严重
7	非常严重
8	非常严重
9	非常非常严重（几乎最大极限）
10	最大极限

注：这是一个询问气短程度的测量表。0 分代表呼吸时完全没有气短（呼吸困难）的感觉。随着分数增加，气短（呼吸困难）程度上升。10 分代表呼吸时气短程度达至最大极限。

3. 评定方法　呼吸功能检查一般包括通气功能检查、呼吸力学检查和小气道功能检查等。它目前不仅用于康复治疗中，也用职业评估中。

（1）肺容积：肺容积是指安静状态下，测定一次呼吸所出现的容积变化，其组成包括 8 项，其中潮气量、补吸气量、补呼气量和残气量称为基础肺容积；深吸气量、功能残气量、肺活量和肺总量称为基础肺活量。除残气量和肺总量需先测定功能残气量后求得以外，其余指标均可用肺量计直接测定。

1）潮气量：为一次平静呼吸，进出肺内的气量。正常成人约 500ml。

2）深吸气量：为平静呼气末尽力吸气所吸入的最大气量，即潮气量加补吸气量。正常男性约 2600ml，女性约 1900ml。

3）补呼气量：为平静呼气末再用力呼气所呼出的气量。正常男性约 910ml，女性约 560ml。

4）肺活量：肺活量为潮气量、补吸气量和补呼气量之和。有 2 种测定方法：①一期肺活量：为深吸气末尽力呼出的全部气量。正常男性约 3470ml，女性约 2440ml。②分期肺活量：在慢性阻塞性肺疾病病人中，做一期肺活量测定时，常由于胸膜腔内压增高使小气道陷闭，致肺泡呼气不尽而使补呼气量减少，故若要准确测定，应测分期肺活量，即将相隔若干次平静呼吸所分别测得的深吸气量加补呼气量即是。

5）功能残气量及残气量测定：功能残气量及残气量分别是平静呼气后和最大深呼气后残留于肺内的气量。正常功能残气量在男性约（2270±809）ml，女性约（1858±552）ml；残气量在男性约（1380±631）ml，女性约（1301±486）ml。增加见于肺气肿，减少见于弥漫性肺间质纤维化等病。

（2）通气量：是指在单位时间内随呼吸运动进出肺的气量和流速，又称动态肺容积。凡能影响呼吸频率和呼吸幅度的生理、病理因素，均可影响通气量。

1）每分钟通气量：是指每分钟出入肺的气量，每分钟通气量 = 潮气量 × 呼吸频率。正常男性每分钟静息通气量约（6663±200）ml，女性约（4217±160）ml。

2）最大通气量：是以最快呼吸频率和最大呼吸幅度呼吸 1 分钟的通气量。实际测定时，测定时间一般取 15 秒，将测得通气量乘 4 即为最大通气量。正常男性约（104±2.71）L，女性约（82.5±2.17）L，实测值占预计值的百分比 <70% 为异常。其实临床上常用的通气功能障碍判定指标，受呼吸肌肌力和体力强弱，以及胸廓、气道及肺组织的病变的影响。判定通气功能储备能力多以通气储量百分比表示，正常值应 >95%，低于 86% 提示通气功储备不佳。其可用于胸部手术前肺功能评价及职业病劳动能力鉴定等。

3）用力肺活量：又称时间肺活量，是指最大深吸气后用力做最快速度呼气，在一定时间内所能呼出的气量。正常人用力肺活量约等于肺活量，有通气阻塞时用力肺活量大于肺活量。根据用力呼气肺活量描记曲线可计算出第 1、2、3 秒所呼出的气量及其各占用力肺活量的百分率。正常值分别为 83%、96%、99%，正常人在 3 秒内可将肺活量几乎全部呼出。在阻塞性通气障碍者，其每秒呼出气量及其占用力肺活量百分率减少；在限制性通气障碍者，其百分率增加。临床也常采用 1 秒率（即 $FEV_1\%$），是指第 1 秒末所呼出的气体量占用力肺活量的百分比作为判定指标,其正常值应 >80%。

4)肺泡通气量:是指单位时间每分钟进入呼吸性细支气管及肺泡的气量,只有这部分气量才能参与气体交换。正常人潮气量为 500ml,其中在呼吸性细支气管以上气道中的气量不参与气体交换,称解剖无效腔即死腔气,约 150ml。进入肺泡中的气体,若无相应肺泡毛细血管血液与其进行气体交换,也会产生死腔效应,称为肺泡死腔,其与解剖死腔合称生理无效腔。呼吸越浅,无效腔占潮气量的比率越大,故浅快呼吸的通气效率较深慢呼吸差。临床上主要根据肺活量或最大通气量实测值占预计值的百分比和 $FEV_1\%$ 判断肺功能情况和通气功能障碍类型(表 4-17 和表 4-18)。

表 4-17　肺功能不全分级

分级	肺活量或最大通气量实测值 / 预计值(%)	$FEV_1\%$
基本正常	>80	>70
轻度减退	80~71	70~61
显著减退	70~51	60~41
严重减退	50~21	≤40
呼吸衰竭	≤20	

表 4-18　肺通气功能障碍分级

项目		阻塞性	限制性	混合性
肺容量	肺活量	正常或减少	明显减少	减少
	功能残气量	明显增加	明显减少	不一定
	肺总量	正常或增加	明显减少	不一定
	残气量 / 肺总量	增加	不一定	不一定
肺通气量	用力肺活量	正常或减少	明显减少	明显减少
	第一秒用力呼气量	明显减少	减少	明显减少
	第一秒用力呼气量 / 用力肺活量	明显减少	正常或增加	正常或减少
	最大通气量	明显减少	减少	明显减少
	最大呼气中期流速	明显减少	减少	明显减少
	气短指数	<1	>1	不一定

(3)运动气体代谢测定:是通过呼吸气分析,推算体内气代谢情况的一种检测方法,因为无创、可反复、动态观察,在康复医学功能评估中应用价值

较大。

1）摄氧量（oxygen uptake，VO_2）：摄氧量又称耗氧量、吸氧量，是指机体所摄取或消耗的氧量，是反映机体能量消耗和运动强度的指标，也反映机体摄取、利用氧的能力。摄氧量为 20~30ml/（kg·min）者可从事体力劳动，15ml/（kg·min）者可从事中等体力劳动，而 5~7ml/（kg·min）者仅能从事轻体力劳动。

2）最大摄氧量（maximal oxygen uptake，VO_{2max}）：最大摄氧量又称最大耗氧量、最大吸氧量或最大有氧能力，是指运动强度达到最大时机体所摄取并供组织细胞消耗的最大氧量，是综合反映心肺功能状态和最大体力活动能力的最好生理指标。其数值大小主要取决于心排出量和动静脉氧分压差 [VO_{2max} = 心排出量 ×（动脉氧分压 – 静脉氧分压）]，受心肺功能、血管功能、血液携氧能力和肌肉细胞有氧代谢能力的影响，如果氧的摄入、弥散、运输和利用能力下降，则最大摄氧量降低，反之则提高。运动训练（尤其是耐力训练）可通过中心效应（心肺功能改善）和外周效应（骨骼肌代谢能力改善）提高最大摄氧量。按每千克体重计算的最大摄氧量（相对最大摄氧量）有明显的性别和年龄差异，女性约为男性的 70%~80%，男性在 13~16 岁最高，女性在 12 岁左右最高。

最大摄氧量可通过极量运动试验（以平板运动试验最为准确）直接测定，运动达到极量时呼吸气分析仪所测定的摄氧量即为最大摄氧量。判定达到最大摄氧量的标准为：①分级运动中两级负荷的摄氧量差值 <5% 或 <2ml/（kg·min）；②呼吸商 >1.1（成人）或 1.0（儿童）；③继续运动时摄氧量开始降低；④受试者精疲力竭或出现其他停止运动试验的指征。

经常有锻炼习惯的正常人的最大摄氧量的参考值见表 4-19。最大摄氧量可作为确定运动强度的参考指标，与运动强度的对应关系如表 4-20。也可根据运动时的心率推测该运动强度相当的最大摄氧量的百分比，即 VO_{2max}% =（实测心率 – 安静心率）/（最大心率 – 安静心率）× 100%。

表 4-19　正常人的最大摄氧量

年龄（岁）	最大摄氧量	
	L/min（男性 / 女性）	ml/（kg·min）（男性 / 女性）
20~29	3.10~3.69/2.00~2.49	44~51/35~43
30~49	2.80~3.39/1.90~2.39	40~47/34~41
40~49	2.50~3.09/1.80~2.29	36~43/32~40
50~59	2.20~2.79/1.60~2.09	32~39/29~36

表 4-20 不同运动强度指标的对应关系

VO_{2max}%	最大心率（%）	RPE	强度分类
<20%	<35%	<10	很轻松
20%~39%	35%~54%	10~11	轻松
40%~59%	55%~69%	12~13	稍费力
60%~84%	70%~89%	14~16	费力
>85%	>90%	17~18	很费力
100%	100%	19~20	最费力

3）无氧阈（anaerobic threshold，AT）：无氧阈是指人体在逐级递增负荷运动中，有氧代谢已不能满足运动肌肉的能量需求，开始大量动用无氧代谢供能的临界点。无氧阈是测定有氧代谢能力的重要指标，无氧阈值越高，机体的有氧供能能力越强。无氧阈相当于一般人心率在 140~150 次/分或最大摄氧量的 50%~60% 时的运动强度。如主要训练有氧耐力，则运动强度应在 AT 以下，此时内环境稳定，循环系统负荷较轻，对中老年人及心血管疾病病人较安全；如主要训练机体的无氧耐力，则运动强度应在无氧阈以上。无氧阈测定通常采用有创的乳酸无氧阈（乳酸阈）和无创的通气无氧阈（通气阈）测定法。

4）氧脉搏（O_2 pulse）：氧摄取量和心率之比值，其代表体内氧运输效率，即每次心搏所能输送的氧量，在一定意义上反映了每搏心排出量的大小，氧脉搏减小表明心脏储备功能下降，心排出量的增加主要靠心率代偿。

5）氧通气当量：氧通气当量又称氧通气等量，是指消耗 1L 摄氧量所需要的通气量，是确定无氧阈的敏感指标。

6）呼吸储备：为最大通气量与最大运动通气量差的绝对值或以最大运动通气量占最大通气量的百分比表示。正常呼吸储备功能值 >15L/min。阻塞性肺疾病病人的呼吸储备减小。

7）呼吸商（respiratory quotient，RQ）：为每分钟二氧化碳排出量（VCO_2）与每分钟耗氧量（VO_2）之比，其反映体内能量产生的来源（有氧供能或无氧供能）和酸碱平衡状况，有氧供能为主转为无氧供能为主时及代谢性酸中毒时 RQ 明显增高。

（4）动脉血气分析：基本方法是抽取动脉血，测定血液中的气体分压及其含量，并以此推算全身的气体代谢和酸碱平衡状况。但只能反映采血瞬间的情况、不能做运动试验及长时间观察。动脉血气分析常用指标及其临床意义见表 4-21。

表 4-21　动脉血气分析常用指标及其临床意义

指标	含义	正常参考值	临床意义
pH	体液内氢离子浓度的负对数	7.35~7.45	反映体液总酸碱度,受呼吸和代谢双重因素影响
$PaCO_2$	血浆中物理溶解的 CO_2 分子所产生的压力	35~45mmHg	基本上反映肺泡内 CO_2 情况,是酸碱平衡呼吸因素的唯一指标,反映呼吸性酸碱平衡的重要指标;增多表示通气不足,为呼吸性酸中毒;降低表示过度换气,为呼吸性碱中毒
PaO_2	血浆中物理溶解的 O_2 分子所产生的压力	80~100mmHg	正常值随着年龄增加而下降
SaO_2	单位血红蛋白的含氧百分数	97% 以上	当 $PaO_2<60mmHg$,血红蛋白氧解离曲线处于陡直段时,SaO_2 才反映出缺氧状态
HCO_3^-	即实际碳酸氢盐（AB）,是指隔绝空气的血液标本在实际条件下所测得的血浆 HCO_3^- 值	22~27mmol/L,平均值24mmol/L	反映酸碱平衡代谢因素的指标。在代偿性呼吸性酸中毒时,HCO_3^- 继发性升高
碱剩余	表示血浆碱储量增加或减少的量	± 3mmol/L	反映酸碱平衡代谢性因素的指标。正值时表示缓冲碱增加;负值时表示缓冲碱减少或缺失

（5）呼吸气分析:通过测定通气量及呼出气体中氧气和二氧化碳的含量,并据此推算吸氧量、二氧化碳排出量等各项气体代谢的参数。较之动脉血气分析而言,有较大优势:呼吸气分析无创、无痛、可多次重复及长时间观察;可以进行运动试验和动态观察;可用于测定基础代谢率、运动能力等,故在康复功能评估中具有较大的实用价值。呼吸气分析的方法一般分为化学法和物理法两种。

通过呼吸气分析仪可直接测得以下参数:①每分钟通气量;②氧吸收率（呼气与吸气氧含量的差值,或呼气与空气中氧含量的差值）;③二氧化碳排出率（呼气与吸气二氧化碳含量的差值,或呼出气中二氧化碳含量与空气中二氧化碳含量的差值）。根据公式可进一步推算出吸氧量、二氧化碳排出量等相关推算参数,具体推算方法及参数意义见表 4-22。

表 4-22　呼吸气分析推算参数

参数	含义	计算公式	临床意义
吸氧量	人体吸收或消耗氧的数量。一般表达为每分钟容量,也可进行体重校正,采用 ml/(kg·min)作为单位	吸氧量 = 每分通气量 × 氧吸收率	反映人体能量消耗的情况,也可反映人体摄取、利用氧的能力
二氧化碳排出量	通过肺排出的代谢产物 - 二氧化碳的数量	二氧化碳排出量 = 每分通气量 × 二氧化碳排出率	绝对数值代表人体能量代谢的强度,与有氧代谢状态有关
氧当量	代表通气与换气效率的代偿关系	氧当量 = 每分通气量 ÷ 氧吸收率	数值越大,说明气体交换的效率越低
二氧化碳当量	代表通气与换气效率的代偿关系	二氧化碳当量 = 每分通气量 ÷ 二氧化碳排出率	数值变化反映的是无氧代谢所占的比重与通气反应关系
氧脉搏	每次心搏所能携带的氧,代表体内氧运输效率	氧脉搏 = 吸氧量 ÷ 心率	数值降低说明心血管功能不良,心率代偿性增加太明显
呼吸商	二氧化碳排出量与摄氧量之比。标志体内能量产生的来源和体内酸碱平衡状况	呼吸商 = 二氧化碳排出率 / 氧吸收率 = 二氧化碳排出量 / 吸氧量	代谢性酸中毒时,或体内代谢的主要方式由有氧代谢转化为无氧代谢时,呼吸商可明显升高
恢复商	运动中吸氧量增值和运动后氧债的商	恢复商 =(运动中吸氧量 - 安静吸氧量)÷(运动后吸氧量 - 安静吸氧量)	作为体力评估的重要指标,恢复商升高说明运动后氧债增大,可能为氧运动系统功能不良或细胞内呼吸功能障碍

（6）注意事项:在进行上述检查中必须考虑 2 个重要影响因素。①精神因素:呼吸功能检查需要病人高度配合,往往合作程度的好坏明显影响检测结果。因此,必须重复多次进行,取其比较恒定的值,并且一般均以 ±20% 为其正常范围。②呼吸系统状态:在不同的呼吸系统状态,呼吸功能改变也较明显,例如 1 次是在呼吸道炎症情况下,1 次是在消除呼吸道炎症后的情况下进行,则 2 次结果往往有较大差别。此时不能认为是呼吸功能的改善,这仅仅是炎症对呼吸功能影响的消除结果,必须注意前后动态检查中基本条件的一致性。

第五节　言语－语言评估

一、概述

1. 定义

（1）言语（speech）：是有声语言（口语）形成的机械过程，即人类说话的能力。言语障碍（speech disorder）：当与言语的产生相关的神经和（或）肌肉发生病变时，就会产生言语障碍，表现为说话费力或发音不清。

（2）语言（language）：是人们进行沟通交流约定俗成的符号系统。语言能力包括对符号的理解（接受）和表达（运用）能力。形成语言能力的关键是大脑的语言中枢。

（3）言语－语言障碍（speech and language disorder）：是指言语－语言处理过程的各阶段（听、说、读、写）单独受损或两个以上阶段共同受损。言语和语言都是人类进行交流的工具，两者既有关联又有不同。对于言语－语言功能评估来说，必须将两者区分。

2. 分类

（1）言语障碍主要包括构音障碍（dysarthria）、口吃（stutter）等。

（2）语言障碍（language disorder）主要包括失语症（aphasia）和语言发育迟缓（delayed language development）等。

二、失语症评估

1. 症状

（1）听觉理解障碍：是失语症病人常见的症状，表现为病人对口语的理解能力降低或丧失。包括：①语义理解障碍：病人能正确辨认语音，但不明词义。②语音辨识障碍：病人能像常人一样听到声音，但听对方讲话时，对所听到的声音不能辨认，给人一种似乎听不见的感觉，病人可能会说听不懂对方的话或不断地让对方重复或反问，典型的情况称为纯词聋。③听觉记忆跨度和句法障碍。

（2）口语表达障碍：①发音障碍：失语症的发音障碍与言语产生有关的周围神经肌肉结构受损所致的构音障碍不同，发音错误往往多变，这种错误大多由于言语失用所致。②说话费力：一般常与发音障碍有关，表现为说话时言语不流畅，病人常伴有叹气、面部表情和身体姿势费力的表现。③错语：常见有语音错语、词义错语和新语。④杂乱语：在表达时，大量错语混有新词，缺乏实质词，以致说出的话使对方难以理解。⑤找词困难和命名障碍：指病人在谈话过程中，欲说出恰当词时有困难或不能，多见于名词、动词和形容词。⑥刻板语言：多见于重症病人，可以是刻板单音，也可以是单词。⑦言语持续现象：在表达中持续重复同样的词或短语，特别是在找不到恰当的表达方式时出现。⑧语法障碍。⑨复述障碍。⑩口语流畅性障碍。

（3）阅读障碍：因大脑病变导致阅读能力受损，称失读症。阅读包括朗读和文字的理解，这两种可以出现分离现象。

（4）书写障碍：书写不仅涉及语言本身，而且还有视觉、听觉、运动觉、视空间功能和运动参与其中，所以在分析书写障碍时，要判断书写障碍是否是失语性质，检查项目包括自发性书写、分类书写、看图书写、写句子、描述书写、听写和抄写。

2. 分类及临床特征　我国学者以 Benson 失语症分类为基础，根据失语症临床特点和病灶部位，结合我国具体情况，制定了汉语的失语症分类方法如下：

（1）外侧裂周围失语综合征：病灶位于外侧裂周围，都有复述困难，这是所有失语症中研究最多，并且得到广泛承认的一大类失语。包括①Broca 失语（又称表达性失语或运动性失语）：病灶位于优势半球额下回后部（Broca 区）。语言症状以口语表达障碍最突出，典型非流利型口语，电报式语言，说话费力，尤其开始说时表现为说话延迟、慢、中间停顿长；命名有困难，但可以接受语音提示，错语常见，语量少，常为实质词，明显缺乏语法词，但仍可表达基本意思。口语理解相对较好，简单的句子可以理解，复杂的言语或命令的理解较为困难。Broca 失语常常伴有口颜面失用。预后视病灶大小不同，一般预后较好。②Wernicke 失语：病变部位在优势半球颞上回后部（Wernicke 区）。口语为典型的流利型，语量正常或过多。主要问题是说出的话中缺少实质词或有意义的词，大量错词，以词义错语和新语为主，以致说出的话很难被理解，严重的口语理解障碍为此类型失语的另一突出特点，其严重程度可因病人个体而有所不同。预后一般较差，恢复到有效的口语交流较困难，可通过手势、表情和交流板进行日常生活交流。③传导性失语：病灶位于优势半球缘上回或者深部白质内的弓状纤维。自发谈话流利，听理解障碍不严重；复述不成比例的受损是最有鉴别诊断意义的特点，即复述与理解障碍不成比例，理解障碍比复述障碍明显轻些。

（2）分水岭区失语综合征：病灶位于分水岭区。共同特点是复述功能相对较好。包括：①经皮质运动性失语：口语表达为非流利型，说话费劲，常以手势帮助说话；突出特点为自发性扩展言语发生明显障碍，可以简单地叙事，但不能详细叙事，即不能扩展。口语理解较好，一般能理解日常谈话内容，复述好为本类型失语特点，与 Broca 失语的区别在于可复述较长的句子。②经皮质感觉性失语：以自发语言流畅，错语较多，听理解严重障碍，命名障碍和复述相对好为特征；与 Wernicke 失语的区别在于复述保留。③经皮质混合性失语。

（3）完全性失语：临床表现为所有语言功能均严重障碍。口语理解严重障碍，但可学会非言语交流，对姿势、语调和表情敏感且能部分理解。复述、命名、阅读和书写完全不能。这类病人预后差，需要交流板进行日常生活的非言语交流。

（4）命名性失语：在口语表达中主要表现为找词困难、缺乏实质性词，空话连篇以致不能表达信息，常以描述物品性质和用途代替名称；口语理解正常；复述好，阅读和书写可正常或有轻度障碍。预后大多数较好。

（5）皮质下失语综合征：随着神经影像技术的发展，人们发现优势半球皮质下结构（如丘脑和基底节）受损也能引起失语。包括：①丘脑性失语：音量较小、语调低，可有语音性错语，找词困难，言语扩展能力差，呼名有障碍，复述保留相对较好。②基底节性失语：多表现为非流利型，语音障碍，呼名轻度障碍，复述相对保留。

（6）纯词聋：病人听力正常，口语理解严重障碍，症状持久，简单的测试也会错误。病人虽然对词的辨认不能完成，但是可能在犹豫后完成简单的指令，这是此症的典型表现；口语表达正常或仅有轻度障碍；复述严重障碍。

（7）纯词哑：发病急，早期常表现为哑，或者仅有少量构音不清和低语调的口语，恢复后说话慢、费力、声调较低；说话时语句的文法结构仍然完整，用词正确，听理解正常。纯词哑是单纯的发音障碍。中央前回下部或其下的传出纤维受损被认为可产生纯词哑。

（8）失读症：是指没有视觉障碍或智能障碍的病人，由于大脑病变导致对语言文字的阅读能力丧失或减退。

（9）失写症：指脑损害所引起原有的书写功能受损或丧失。不同部位脑损害可导致不同形式的失写症。

3. 适应证和禁忌证

（1）适应证：凡是脑组织损伤引起的已获得的语言功能的丧失或受损的言语－语言障碍综合征以及与言语功能有关的高级神经功能的障碍，如中、轻度痴呆，失算症，失认症等认知功能障碍均是评估的适应证。

（2）禁忌证：病情尚不稳定，仍处在疾病进展期的病人；有意识障碍者；重度智能低下者；拒绝评估或不配合者。

4. 国内常用的失语症评估方法

（1）汉语失语症成套测验：汉语失语症成套测验（aphasia battery of Chinese，ABC）是由北京大学医学部神经心理研究室参考西方失语症成套测验结合我国国情编制而成。ABC 由会话、理解、复述、命名、阅读、书写、结构与视空间、运用和计算、失语症总结 10 大项目组成。此检查法按规范化要求制定统一指导语、统一评分标准、统一图片、文字卡片和失语症分类标准。

（2）汉语标准失语症检查：是中国康复研究中心听力语言科以日本的标准失语症检查为基础，同时借鉴国外有影响的失语评价量表的优点，按照汉语的语言特点和中国人的文化习惯所编制，亦称中国康复研究中心失语症检查法（CRRCAE）。适用于我国不同地区使用汉语的成人失语症病人。在大多数项目中采用了6级评分标准，对病人的反应时间和提示方法都有比较严格的要求，除此之外，还设定了终止标准。

5. 失语症严重程度的评估　目前，国际上多采用波士顿诊断性失语检查法（Boston diagnostic aphasia examination，BDAE）中的失语症严重程度分级（表 4-23）。

表 4-23　失语症严重程度分级

分级	评级标准
0	无有意义的言语或听理解能力
1	言语交流中有不连续的言语表达，但大部分需要听者去推测、询问和猜测；可交流的信息范围有限，听者在言语交流中感到困难
2	在听者的帮助下，可进行熟悉话题的交谈；但对陌生话题常常不能表达出自己的思想，使病人与检查者都感到进行言语交流有困难
3	在仅需少量帮助下或无帮助下，病人可以讨论几乎所有的日常问题，但由于言语和（或）理解能力的减弱，使某些谈话出现困难或不大可能
4	言语流利，但可观察到有理解障碍，但思想和言语表达尚无明显限制
5	有极少的可分辨得出的言语 – 语言障碍，病人主观上可能感到有点困难，但听者不一定能明显觉察到

注：0~1 级属于重度，2~3 级属于中度，4~5 级属于轻度

三、构音障碍评估

1. 定义　构音障碍是指由于发音器官神经肌肉的病变而引起发音器官的肌肉无力、肌张力异常以及运动不协调等，产生发声、发音、共鸣、韵律等言语运动控制障碍。病人通常听理解力正常并能正确地选择词汇以及按语法排列词句，但不能很好地控制重音、音量和音调。

2. 分类

（1）运动性构音障碍：由于参与构音的肺、声带、软腭、舌、下颌、口唇等肌肉系统及神经系统损害引起的言语障碍，如：言语肌麻痹、肌无力和运动不协调。

（2）器质性构音障碍：由于构音器官的形态异常导致功能异常而引起的构音障碍。如：先天性唇腭裂、巨舌症、外伤性构音器官损伤、先天性腭咽闭合不全等。

（3）功能性构音障碍：病人错误构音呈固定化，但构音器官运动功能、形态无异常，听力在正常水平，语言发育已达 4 岁以上水平。原因尚不十分清楚，大多通过构音训练可以治愈。

3. 评估内容及方法

（1）评估内容：包括评估病人的反射、呼吸、唇的运动、颌的位置、软腭、喉、舌的运动、言语状况等。

（2）评估方法：包括构音器官功能检查和物理检查。

1）构音器官功能障碍：最常用、方便的构音器官功能性检查之一。例如国外有英国布里斯托尔市弗朗蔡医院的 Pamela 博士编写的评估方法；国内有河北省人民医院改良的 Frenchay 构音障碍评估方法。

2）物理检查：包括肌电图检查、光纤腭咽喉内镜检查、电视荧光放射照相术、气体动力学检查等评估技术。

第六节　吞咽障碍评估

一、概述

1. 定义　吞咽障碍（dysphagia）是指由于下颌、双唇、舌、软腭、咽喉、食管括约肌或食管功能受损，不能安全有效地把食物由口送到胃内取得足够营养和水分的进食困难。

2. 目的　①明确吞咽障碍的存在；②找出引起吞咽障碍的原因；③确定吞咽障碍发生的阶段和程度；④确定病人的进食方式和进食内容；⑤提出合适的康复护理方案并制订护理目标。

二、评估方法

1. 病史采集　是吞咽障碍评估的重要组成部分，包括现病史、既往史、个人史、家庭史的采集等。采集现病史时应注意：①询问吞咽困难发生的部位和时间。口腔期的吞咽障碍一般表现为咀嚼、食团聚集、吞咽启动等方面有困难；咽期的吞咽障碍多表现为吞咽时或吞咽完成后呛咳；食管期的吞咽障碍一般表现为咽下困难、胸骨后疼痛等。②询问起病的频率和进程。某些吞咽障碍是与某种突然发生的事件有关的，例如脑血管意外；某些吞咽障碍是逐渐加重的，例如帕金森病。③询问促发因素和代偿机制。食物硬度、温度等会影响吞咽的进程，例如，某些脑卒中致吞咽障碍病人对水的控制较差；某些代偿性的吞咽动作会有助于防止误吸，如空吞咽、转动头颈等。④询问有无合并症状，如吞咽后声音改变，进食后出现呕吐、咽喉部饱满感等。⑤询问有无肺炎、营养不良等并发症的表现,如发热、咳嗽、痰量增多、气促、体重减轻、疲劳等。采集病史时,还应询问病人有无脑卒中、脑外伤、癫痫、重症肌无力等神经系统疾病病史,有无精神病病史和精神病用药史,有无呼吸系统和消化系统疾病病史等。同时,应了解病人的生活环境、文化程度、职业、生活习惯、婚姻、精神应激因素(离婚、失业等),以及病人家庭中有无重症肌无力、痴呆等遗传疾病病史。

2. 临床检查　包括一般情况、相关脑神经的评估、反复唾液吞咽测试、饮水试验等。

(1)一般情况:主要包括精神状况、认知功能检查、进食体位、呼吸功能检查、营养状况和感觉检查。①精神状况和认知功能检查:意识是否清晰,检查是否配合,是否存在人格障碍,记忆力、注意力、执行命令的能力等是否存在障碍等。②进食体位:进食的最佳体位是端坐位,躯干处于正中位,髋、膝关节屈曲呈90°,双足平放于支撑面上。如果病人出现进食体位的改变,应详细记录。并且检查病人是否存在骨骼畸形、姿势异常,以及关节活动范围、肌力、肌张力、颈及肢体协调性的变化。③呼吸功能检查:应对病人的呼吸模式、节律、频率、深度和耗氧量进行评估。咳嗽、呼吸暂停、间歇性喘息、心动过缓均提示有误吸的可能。吸痰、气管造口术、人工呼吸机均可影响吞咽功能。④营养状况:病人全身的营养情况,主要检查是否有明显的肌肉萎缩。⑤感觉检查:嗅觉、味觉、触觉是吞咽前评估的重要组成部分。应对病人的嗅觉、味觉和口腔内外皮肤黏膜的痛觉、温度觉、触觉进行检查。

(2)控制吞咽的脑神经评估:包括第Ⅴ、Ⅶ、Ⅸ、Ⅹ、Ⅻ对脑神经。

1)三叉神经(Ⅴ):①感觉功能:检查病人面部有无感觉过敏、减退或消失,并确定感觉障碍的分布区域;②运动功能:先观察两颞肌和咬肌有无萎缩,然后以双手同时触摸颞肌或咬肌,嘱病人做咀嚼动作,评估者体会颞肌和咬肌的收缩力量的强弱,并左右对比。再嘱病人张口,以上、下门齿的中缝线作参照,观察下颌有无偏斜。

2)面神经(Ⅶ):①运动功能:观察病人两侧额纹、睑裂和鼻唇沟是否对称,有无一侧口角下垂或歪斜。嘱病人进行睁眼、闭眼、皱眉、龇牙、鼓腮等动作,观察能否完成动作及面部表情肌是否对称;②味觉评估:准备糖、盐、醋酸和奎宁溶液,再将甜、咸、酸、苦四个字写在纸上。辨味时嘱病人伸舌,检查者用棉签分别蘸取上述溶液涂抹在病人舌前部的一侧,为了防止舌部动作时溶液流到舌的对侧或后部,事先嘱病人辨味时不许说话,舌也不能动。让病人指出纸上的甜、咸、酸、苦四个字进行回答。每测试一种溶液后要用清水漱口、舌两侧分别做比较。面神经损害时舌前部 2/3 味觉丧失。

3)舌咽神经(Ⅸ)、迷走神经(Ⅹ):①运动功能:询问病人有无吞咽困难和饮水呛咳,注意病人说话时有无嘶哑或鼻音。观察病人双侧软腭位置是否对称,悬雍垂是否居中。嘱病人张口发"啊",观察软腭上抬是否充分;②感觉功能:用棉签或者压舌板轻触两侧软腭和咽后壁黏膜检查一般感觉;③咽反射评估:嘱病人张口发"啊",用棉签或者压舌板轻触两侧咽后壁黏膜引起作呕及软腭上抬动作,并比较两侧的咽反射。

4)舌下神经(Ⅻ):①中枢性舌下神经麻痹:伸舌偏向瘫痪侧,这是因为正常时两侧颏舌肌运动将舌推向前方,若一侧颏舌肌肌力减弱,则健侧肌运动将舌推向瘫痪侧,但无舌肌萎缩和肌束颤动;②舌下神经核及核以下病变:舌肌瘫痪同时伴有舌肌萎缩;一侧舌下神经病变时,表现为患侧舌肌瘫痪,伸舌时舌尖偏向患侧;双侧舌下神经病变时,舌肌完全瘫痪而不能伸舌。核性病变时常伴有肌束颤动。

(3)使用 EAT-10 吞咽筛查量表问卷筛查(表 4-24)。

表 4-24　EAT-10 吞咽筛查量表

科室:		床号:		姓名:		性别:		年龄:		住院号:	
文化程度:			诊断:				损伤部位:				
发病时间:	_ 年 _ 月 _ 日		入院时间:	_ 年 _ 月 _ 日			记录日期:	_ 年 _ 月 _ 日			

A 说明:将每一题目的数字选项写在下面的方框,回答您所经历的下列问题处于哪个程度

问题	得分				
	0 没有	1 轻度	2 中度	3 重度	4 严重
1. 我的吞咽问题已经使我体重减轻					
2. 我的吞咽问题影响到我在外就餐					
3. 吞咽液体费力					
4. 吞咽固体食物费力					
5. 吞咽药片(丸)费力					
6. 吞咽时有疼痛					
7. 我的吞咽问题影响我享用食物时的快感					
8. 我吞咽时有食物卡在喉咙里的感觉					
9. 我吃东西时会咳嗽					
10. 我吞咽时感到紧张					

B 得分:_____

填表人:_____;(病人 / 家属 / 陪护)

检查者:_____;(医生 / 护士 / 言语治疗师)

C 结果与建议:

如果 EAT-10 的每项评分≥3 分,您可能在吞咽的效率和安全方面存在问题。建议您带着 EAT-10 的评分结果就诊,作进一步的检查和 / 或治疗。

（4）反复吞咽唾液测试（repetitive saliva swallowing test，RSST）：吞咽功能的要素包括吞咽反射的引发和吞咽运动的协调，其中吞咽反射的引发可根据喉部上抬来推断。RSST 由日本学者才藤荣一在 1996 年提出，是一种评估吞咽反射诱发功能的方法。

1）方法：病人取坐位或半坐卧位，检查者将自己的示指放在病人下颌骨前，中指放在舌骨前，无名指放在甲状软骨（喉结处），小指放在环状软骨前，嘱病人尽量快速反复吞咽，喉结和舌骨随着吞咽运动，越过手指，向前上方移动然后再复位，通过手指确认这种上下运动，下降时即为吞咽的完成（图 4-1）。

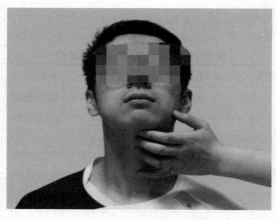

图 4-1　检查吞咽幅度正确指法

2）结果：观察 30 秒内病人吞咽的次数和喉上抬的幅度，高龄病人 30 秒内完成 3 次即可，口干病人可以舌面沾少量水后让其吞咽，如果甲状软骨（喉结）上下移动 <2cm，则可视为异常。对于病人因意识障碍或认知障碍不能听从指令，反复吞咽唾液试验执行起来有一定的困难，这时可用蘸上冰水的棉签在口腔和咽部做冷按摩，观察吞咽的情况和吞咽启动所需要的时间。

（5）饮水试验：本评估方法由日本人洼田俊夫在 1982 年设计后提出，主要通过饮水来筛查病人有无吞咽障碍及其程度。

1）方法：病人在坐位状态下，先单次喝下 2~3 茶匙水，如无问题，再让病人像平常一样喝下 30ml 常温水，观察并记录全部饮水的时间、有无呛咳、饮水状况等。饮水状况的观察包括啜饮、含饮、水从嘴唇流出、边饮边呛、小心翼翼地喝等表现，以及饮后声音变化、病人反应、听诊情况等，并进行评价（表 4-25）。

表 4-25 洼田饮水试验

简况	表现
Ⅰa	1 次饮完（5 秒内），无呛咳、停顿
Ⅰb	1 次饮完（超过 5 秒），无呛咳、停顿
Ⅱ	分 2 次饮完，无呛咳、停顿
Ⅲ	能 1 次饮完，有呛咳
Ⅳ	分 2 次以上饮完，有呛咳
Ⅴ	呛咳多次发生，全部饮完有困难

2）判断标准：Ⅰa 为正常；Ⅰb、Ⅱ 为可疑；Ⅲ、Ⅳ、Ⅴ 为异常饮水试验不但可以观察到病人饮水的情况，而且可以作为能否进行吞咽造影检查的筛选标准。

（6）染料测定（dye test）：对于气管切开病人，可以利用蓝色染料（是一种无毒的蓝色食物色素）测试，是筛检有无误吸的一种方法。

1）方法：给病人进食一定量的蓝色染料，吞咽后，观察或用吸痰器在气管套中抽吸，确认是否有蓝色染料食物。

2）结果：若有咳出蓝色染料食物或从气管套中吸出蓝色染料食物，说明有误吸的可能。如果稍后才从气管套中吸出蓝色分泌物，就不一定是误吸所致。因为正常的分泌物也会流经口腔和咽，蓝色染料混合分泌物流经上述器官并覆盖于气管壁，吸出蓝色分泌物并非异常，应视为假阳性结果。这一测试最好让病人尝试各种质地的食物，筛选出有误吸的质地的食物进行测试，以免假阳性结果。

3. 辅助检查　吞咽障碍评估应参考实验室、视频荧光造影、超声检查、内镜检查等辅助方法。

（1）实验室检查：如血常规、血生化等，观察有无贫血、水电解质平衡紊乱、感染等并发症。

（2）视频荧光造影（video fluoroscopic swallowing study, VFSS）：是目前最可信的吞咽功能评价方法。调制不同黏度的造影剂，让病人不同体位下吞服，在荧光屏幕下摄录整个吞咽过程，然后进行反复的观察，分析舌、咽、软腭、喉等部位的活动情况，评价吞咽障碍的发生阶段、吞咽反射有无减弱、喉是否关闭不全、环咽肌的扩张情况、有无食物残留、有无误吸等。

（3）超声检查：通过放置在颏下的超声波探头来观察和分析口腔期、咽期吞咽时口咽软组织的结构和动力，舌的运动功能及舌骨与喉的提升，食团的转运情况及咽腔的食物残留情况。超声检查是一种无须接受射线的无创性检查,操作简单,仪器易于携带,能在床边完成检查,并能为病人提供生物反馈治疗。与其他检查比较,超声检查对发现舌的异常运动有明显的优越性,尤其在儿童病人中。同样,超声检查也有自身的局限性,它一般只能观察到吞咽过程的某一阶段,而且由于咽喉中气体的影响不能得到上食管括约肌清晰的影像。

(4)内镜检查:使用喉镜、食管镜经鼻腔或口腔直接观察咽部和喉部情况。

(5)肌电图检查:吞咽的同时进行相关肌肉的肌电图检查。因检查难度大而且不能直接反映误吸情况,目前应用较少。

4. 康复护士临床吞咽障碍筛查流程图 根据临床实践制作流程图可供参考,如图 4-2。

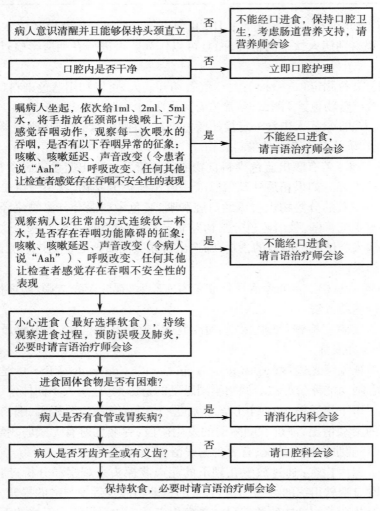

图 4-2 吞咽障碍筛查流程图

第七节　日常生活活动能力和生活质量评估

一、日常生活活动能力评估

1. 定义　日常生活活动(activities of daily living, ADL)是指人们为了维持生存以及适应生存环境而每日必须反复进行的、最基本的、最具有共同性的活动。

2. 分类　ADL分为躯体的或基本的ADL(physical or basic ADL, PADL or BADL)和工具性的ADL(instrumental ADL, IADL)。

(1)躯体的或基本的ADL:是指病人在家中或医院里每日所需的基本运动和自理活动。包括生活活动,如床上活动、转移、行走、上下楼梯等;自我照顾,如穿衣、吃饭、上厕所、修饰、洗澡等。另外,性生活也是日常生活活动及生活质量的一个重要方面。BADL的恢复以发育顺序排列,即进食首先恢复,而上厕所则是最后恢复的项目。其评估结果反映了个体较粗大的运动功能,常在医疗机构中应用。

(2)工具性的ADL:是指人们在社区中独立生活所需的高级技能,常需使用各种工具,故称之为工具性ADL。包括家务(如做饭、洗衣、打扫卫生等)、社会生活技巧(如购物、使用公共交通工具等)、个人健康保健(如就医、服药等)、安全意识(如对环境中危险因素的意识、打报警电话等)、环境设施及工具的使用(如冰箱、微波炉、煤气灶等)以及社会的交往沟通和休闲活动能力。其评估结果反映了较精细的运动功能,适用于较轻的残疾,且在发现残疾方面较BADL敏感,故常用于调查,多在社区老年人和残疾人中应用。

3. 评估方法

(1)PADL标准化量表:在康复护理中,常用的PADL标准化量表有Barthel指数和改良Barthel指数。

1)Barthel指数(Barthel index, BI)(表4-26):评估简单、可信度高、灵敏性高,是目前临床应用最广、研究最多的一种ADL评估方法,它不仅可以用来评估治疗前后的功能状况,而且可以预测治疗效果、住院时间及预后。

表 4-26　Barthel 指数评分标准

项目	评分	分类
大便	0分	失禁;或无失禁,但有昏迷
	5分	偶尔失禁(每周≤1次),或需要在帮助下使用灌肠机或栓剂,或需要器具帮助
	10分	能控制;如果需要,能使用灌肠剂或栓剂

续表

项目	评分	分类
小便	0分	失禁；或需由他人导尿；或无失禁，但有昏迷
	5分	偶尔失禁（每24小时≤1次，每周>1次），或需要器具帮助
	10分	能控制；如果需要，能使用集尿器或其他用具，并清洗。如无需帮助，自行导尿，并清洗导尿管，视为能控制
修饰（个人卫生）	0分	依赖或需要帮助
	5分	自理：在提供器具的情况下，可独立完成洗脸、梳头、刷牙、剃须（如需用电则应会用插头）
用厕	0分	依赖
	5分	需部分帮助：指在穿脱衣裤，使用卫生纸擦净会阴，保持平衡或便后清洁时需要帮助
	10分	自理：指能独立地进出厕所，使用厕所或便盆，并能穿脱衣裤、使用卫生纸，擦净会阴和冲洗排泄物，或倒掉并清洗便盆
进食	0分	依赖
	5分	需部分帮助：指能吃任何正常食物，但在切割、搅拌食物或夹菜、盛饭时需要帮助或较长时间才能完成
	10分	自理：指能使用任何必要的装置，在适当的时间内独立地完成包括夹菜、盛饭在内的进食过程
转移	0分	依赖：不能坐起，需2人以上帮助，或用提升机
	5分	需大量帮助：能坐，需2个人或1个强壮且动作娴熟的人帮助
	10分	需少量帮助：为保证安全，需1人搀扶或语言指导、监督
	15分	自理：指能独立地从床上转移到椅子上并返回。独立地从轮椅到床，再从床回到轮椅，包括从床上坐起、刹住轮椅、抬起脚踏板
平地步行	0分	依赖：不能步行
	5分	需大量帮助：如果不能行走，能使用轮椅行走45m，并能在各方向移动及能进出厕所
	10分	需少量帮助：指在1人帮助下行走45m以上，帮助可以是体力或语言指导、监督。如坐轮椅，必须是无须帮助，能使用轮椅行走45m以上，并能拐弯。任何帮助都应由未经特殊训练者提供
	15分	自理：指能在家中或病房周围水平路上独立行走45m以上，可以使用辅助器具，但不包括带轮的助行器
穿着	0分	依赖
	5分	需要帮助：指在适当的时间内至少做完一半的工作
	10分	自理：指在无人指导的情况下能独立穿脱自己各类衣裤，包括穿鞋、系鞋带、扣纽扣、解纽扣、开关拉链、穿脱矫形器和各类护具等

续表

项目	评分	分类
上下楼梯	0分	依赖：不能上下楼
	5分	需要帮助：在体力帮助或语言指导、监督下上下楼
	10分	自理（包括使用辅助器）：指能独立地上下1层楼，可以使用扶手或手杖、腋杖等辅助器具
洗澡（池浴、盆浴或淋浴）	0分	依赖或需要帮助
	5分	自理：指无须指导和他人帮助能安全进出浴池，并完成洗澡全过程

注：满分为100分，表示病人各项基本日常生活活动能力良好，不需依赖他人；>60分评估为良，病人虽有轻度功能障碍，但日常生活基本能够自理；60~41分表示病人有中度功能障碍，日常生活需要一定帮助；40~21分表示病人有重度功能障碍，日常生活明显依赖他人；≤20分为完全残疾，日常生活完全依赖他人。得分越高，表示功能越好，依赖性越小；得分越低，表示功能越差，依赖性越大。Barthel指数>40分的病人康复治疗效益最大。若总分达到100分，表示病人不需要照顾，日常生活可以自理，但并不意味着病人能独立生活，他可能不能烹饪、料理家务和与他人接触。

2）改良Barthel指数：由于Barthel指数评估等级比较少，相邻等级之间的分数值差别较大，评估不够精确细致，后有学者在Barthel指数基础上进行了改良，称为改良Barthel指数（modified Barthel index，MBI），评估项目与每项的满分值不变，而将每1项的评估等级进一步细化（表4-27）。

表4-27　改良Barthel指数评分内容与评分标准

项目	完全依赖	较大帮助	中等帮助	最小帮助	完全独立
进食	0	2	5	8	10
洗澡	0	1	3	4	5
修饰（洗脸、梳头、刷牙、刮脸）	0	1	3	4	5
穿衣	0	2	5	8	10
控制大便	0	2	5	8	10
控制小便	0	2	5	8	10
上厕所	0	2	5	8	10
床椅转移	0	3	8	12	15
行走（平地45m）	0	3	8	12	15
使用轮椅*	0	1	3	4	5
上下楼梯	0	2	5	8	10

* 只有在行走评估为完全依赖时，才评估轮椅使用

改良 Barthel 指数评估标准：①完全依赖：完全依赖别人完成整项活动。②较大帮助：某种程度上能参与，但在整个活动中（一半以上）需要别人提供协助才能完成。③中等帮助：能参与大部分的活动，但在某些过程中（一半以下）需要别人提供协助。④最小帮助：除了在准备和收拾时需要协助，病人可以独立完成整项活动，或进行活动时需要别人从旁监督或提示，以保证安全。⑤完全独立：可以独立完成整项活动，而不需别人的监督、提示或协助。

（2）IADL 标准化量表：在康复护理中，常用的 IADL 标准化量表有功能活动问卷、快速残疾评估量表等。

1）功能活动问卷（the functional activities questionnaire，FAQ）：主要用于研究社区老年人的独立性和轻症老年痴呆。此表在 IADL 表中效度最高，而且所有评估项目均为 IADL 内容，故在评估 IADL 时应首选（表 4-28）。

表 4-28　功能活动问卷（FAQ）（问病人家属）

项目	正常或从未做过但能做（0分）	困难，但可单独完成或从未做过（1分）	需要帮助（2分）	完全依赖他人（3分）
Ⅰ　每月平衡收支的能力				
Ⅱ　工作能力				
Ⅲ　能否到商店买衣服、杂货和家庭用品				
Ⅳ　有无爱好，会不会下棋和打扑克				
Ⅴ　会不会做简单的事，如点煤气、泡茶等				
Ⅵ　能否准备饭菜				
Ⅶ　能否了解近期发生的事件（时事）				
Ⅷ　能否参与讨论和了解电视、杂志的内容				
Ⅸ　能否记住约会时间、家庭节日和吃药时间				
Ⅹ　能否拜访邻居，自己乘坐公共汽车				

注：分值越高表示障碍程度越重，正常标准为 <5 分，≥5 分为异常

2）快速残疾评估量表（rapid disability rating scale，RDRS）：包括日常生活需要帮助程度、残疾程度、特殊问题程度 3 大内容。①日常生活需要帮助程度包括进食、行走、活动、洗澡、穿衣、如厕、整洁、修饰、适应性项目（财产管理、

用电话等）；②残疾程度包括：言语交流、听力、视力、饮食不正常、二便失禁、白天卧床及用药情况；③特殊问题包括：精神错乱不合作（对医疗行为持敌视态度）、抑郁等。RDRS 项目共 18 项，每项最高 3 分，总分最高分值为 54 分，分值越高表示残疾程度越重，正常为 0 分。

二、生活质量评估

1. 定义　生活质量（quality of life，QOL）又称为生存质量、生命质量，是指个人根据自身所处的文化和价值体系，对于自身生存状态的主观感受，这种感受充分考虑了其目标、期望、标准及所关心的各种事物，同时受到个人身体健康、心理状态、个人信仰、社会关系和所处环境的综合影响（WHO）。广义的生活质量被理解为人类生存的自然状况和社会条件的优劣状态，其内容包含：收入、健康、教育、营养、环境、社会服务和社会秩序等方面。

2. 分类　生活质量概括为两种，即社会学与经济学领域的生活质量和医学领域的健康相关生活质量（health-related quality of life，HRQOL）。在医学领域，健康相关生活质量是指病人对于自身疾病与治疗产生的躯体、心理和社会反应的一种实际的、日常的功能性描述。

3. 评估内容　WHO 提出的与生活质量有关的因素包括：①躯体功能；②心理功能；③自理能力；④社会关系；⑤生活环境；⑥宗教信仰与精神寄托。Ferrell 认为与生活质量有关的因素包括身体健康状况、心理功能、社会健康状况和精神健康状况，并且提出了生活质量的四维模式。

根据以上所述的生活质量有关的因素，可以将它们分成主观因素和客观因素两大类，其中以主观因素为主。在进行生活质量评估时，主要围绕这些因素来选取特定的指标作出评判。具体内容包括以下 4 个方面：①躯体功能的评估：包括睡眠、饮食、行走、大小便自我控制、自我料理、家务操持、休闲；②精神心理功能的评估：包括抑郁、忧虑情感、孤独感、自尊、毅力、推理能力、应变能力；③社会功能评估：包括家庭关系、社会支持、与他人交往、就业情况、社会角色等；④疾病特征与治疗：包括疾病症状、治疗不良反应等。

4. 评估方法　标准化的量表评价法是目前评估生活质量广为采用的方法，即通过使用具有较好信度、效度的标准化量表对被测者的生活质量进行多维综合评价。迄今为止，医学领域已经开发了多种生活质量评估量表。概括而言可以分为 3 类：①普适性量表：适用于不同健康状态和疾病类型不一的一般人群。②疾病专用量表：专门用于某一种疾病病人的评估。③领域专用量表：领域量表是用于测量生活质量构成各领域的量表，可根据具体情况选用。以下介绍了几种常用的生活质量评估量表。

（1）世界卫生组织生活质量评估量表（WHOQOL-100 量表）：此量表是

由 WHO 于 1993 年组织 15 个合作中心共同编制成的一套用于测量个体与健康相关的普适性生活质量量表,包括 WHOQOL-100 和 WHOQOL-BREF,后者即简化版。WHOQOL-100 内容包括生理、心理、独立性、社会关系、环境、精神支柱/宗教和个人信仰等 6 个领域,共 24 个方面。此量表结构严谨,内容涵盖面广,适用于多个学科的有关生活质量的研究,但测评耗时长、实际工作量大。WHOQOL-BREF(表 4-29)包括生理、心理、社会关系和环境 4 个领域,共有 25 个条目具有良好的信度和效度。

表 4-29　WHOQOL-BREF 量表的结构

量表结构	量表结构
Ⅰ. 生理领域	Ⅲ. 社会关系领域
1. 疼痛与不适	14. 个人领域
2. 精力与疲倦	15. 所需社会支持的满意程度
3. 睡眠与休息	16. 性生活
4. 走动能力	Ⅳ. 环境领域
5. 日常生活能力	17. 社会安全保障
6. 对药物及医疗手段的依赖性	18. 住房环境
7. 工作能力	19. 经济来源
Ⅱ. 心理领域	20. 医疗服务于社会保障:获取途径与质量
8. 积极感受	21. 获取新信息、知识、技能的机会
9. 思想、学习、记忆和注意力	22. 休闲娱乐活动的参与机会与参与程度
10. 自尊	23. 环境条件(污染/噪声/交通/气候)
11. 对身材和相貌的感受	24. 交通条件
12. 消极感受	25. 总的健康状况与生活质量
13. 精神支柱	

在实际应用中,当 1 份问卷中有 20% 的数据缺失时,该份问卷便作废。如果 1 个领域有不多于 2 个问题条目缺失,则以该领域中另外条目的平均分代替该缺失条目的得分。如果 1 个领域有多于 2 个条目缺失,那么就不再计算该领域的得分。但是社会关系领域只允许不多于 1 个问题条目的缺失。

(2)简明调查问卷-36 项(SF-36):SF-36 是目前国际上公认的具有较高信度和效度的普适性生活质量评价量表之一。SF-36 量表的中国版已经由方积乾教授等研制应用。含有 36 个条目的健康调查问卷简化版,内容包括躯体活动功能、躯体功能对角色功能的影响、躯体疼痛、总体健康自评、活力、社会功能、情绪对角色功能的影响和精神健康等 8 个领域。整个测量约耗时5~10 分钟。

（3）生活满意度量表（satisfaction with life scale，SWLS）：有 5 个项目的回答，从 7 个判断中选取 1 个。对生活满意程度分为 7 级，分别从完全不同意到完全同意，用来评价生活的满意程度。

（4）脑卒中专用生活质量量表（stroke-specific quality of life scale，SS-QOL）：是由美国学者 William 等人研究编制的专门用于脑卒中病人的生活质量量表，包括体能、家庭角色、语言、移动能力、情绪、个性、自理、社会角色、思维、上肢功能、视力和工作能力等 12 个方面 49 个条目。此量表的最大优点就是针对性较强，覆盖面较全，弥补了其他量表的一些不足。

5. 注意事项　①生活质量是一个多维的概念，包括身体功能、心理功能、社会功能以及与疾病或治疗相关的多个方面；②生活质量主要是个体的主观认知和体验指标，应由被测者自己作出判断和评价；③外部的客观物质条件与主观感觉之间具有一定的联系，前者对后者有影响，但两者并不一定存在必然的因果关系，在评价时，应将主观体验与客观指标相结合，综合考虑并通过不同的因素分层（如年龄、性别、教育程度等）来研究生活质量，更好地了解哪些客观条件对生活质量影响较大，哪些客观条件对生活质量影响较小，有针对性通过改变或控制有关的客观条件来提高生活质量。

第八节　心理评估

一、智力评估

1. 定义

（1）智力（intelligence）：也称智能，是指人认识、理解客观事物并运用知识、经验等解决问题的能力，如观察力、理解力、记忆力、思维能力等。

（2）智力评估（intelligence test）：是一种重要的心理测验技术，是通过测验的方式衡量个体智力水平高低的一种科学的方法。它不仅能够对人的智力水平的高低作出评估，而且可以在某种程度上反映与病人有关的其他精神病理状况。医护人员可根据评估结果指导病人进行康复训练。

（3）智商（intelligence quotient，IQ）：是智力数量化的单位，是将个体智力水平数量化的估计值，能反映个体智力水平的高低。

2. 方法

（1）韦克斯勒（Wechsler）智力量表：简称韦氏智力量表，是目前使用最广泛的智力量表之一。它分成人量表、学龄儿童量表和学龄前儿童量表。

3个量表既各自独立,又相互衔接。我国修订的韦氏成人智力量表(WAIS-RC)适用于16岁以上的成人,韦氏成人智力量表由言语测验和操作测验两部分组成,共11个分测验。分测验的主要内容有:常识、理解、算术、类同、数字广度、词汇、数字符号、填图、木块图案、图片排列、拼图、迷津、几何图形、语句背诵及动物下蛋。韦氏儿童智力量表中国修订版(WISC-CR)测定前11项,WISC-CR的量表结构、分测验、计分原则基本与WAIS-RC相同,但题目难度较浅。其中类同以图代词(So);数字符号改为编码(Co),其中一项以图代数字;另加迷津(Ma),以测验预见性、计划能力和空间能力。韦氏幼儿智力量表中国修订版(C-WYCSI)实施与评估基本同WISC-CR,将数字方法改为语句背诵,类同改为图片概括,词汇改为图片词汇,数字符号改为动物下蛋。但没有图片排列、拼图,增加视觉分析和临摹几何图形。

(2)其他的智力评估量表:斯坦福-比内量表(Stanford Binet intelligence scale)的测验对象以儿童为主,测验得到的智商量可表明受试者在同岁儿童中或青少年中的相对智力水平,可测验2~8岁的儿童和青少年,在学龄儿童中使用比较准确。贝利婴儿发展量表(Bayley scales of infant development)是美国常用的婴儿智力量表,适用于1~30月龄的孩子,包括运动量表、心智量表和社会行为量表。

二、人格评估

1. 定义　人格评估是对人格特点的揭示和描述,主要涉及情感或行为的非智力方面,通常包括气质或性格类型的特点、情绪状态、人际关系、动机、兴趣和态度等内容。

2. 人格评估方法　包括行为观察法、会谈法、调查法、测验法等。其中测验法具有标准化、数量化的特点,可对某一特定的心理特征进行测量,并有便捷、较为客观、可以横向比较等优点,因此在人格评估中应用较为普遍。常用测验法如下:

(1)艾森克人格问卷(EPQ):是国际公认的、也是临床上常用的人格测验工具,分为儿童版(适用于7~15岁儿童)和成人版(适用于16岁以上成人),由N量表(调查神经质)、E量表(内向、外向)、P量表(调查精神质)、L量表(掩饰量表)所组成。通过88个题目的回答,根据得分的多少查出被试者的个性特点。并可制出E和N的关系图,即用E量表为横坐标,N量表为纵坐标,于T_{50}处垂直相交,分4个象限,即内向而稳定、内向而不稳定、外向而稳定、外向而不稳定。将受试者的E和N分别标定在X轴与Y轴上,其焦点所在象限即为被试者的人格特征。

(2)明尼苏达多项人格问卷(MMPI):包括566个题目,但实际是550题,因内设 16 个重复题。这些题目可分成 26 类,由 4 个效度量表和 10 个基本临床量表组成。MMPI 测验适合年满 16 岁,小学以上文化,无明显生理缺陷(视觉障碍或书写障碍)的受试者。13~15 岁的青少年也可做此测验,但要用青少年的常模做比较。测验仅采用"是"和"否"两种选择方式。采用手工或计算机记分方式。测验结果用电子计算机或模板统计分数,将 14 个量表的原始分换算成量表分。以量表分为纵坐标,14 个量表为横坐标,绘出曲线图形,即成为受试者个性剖面图,与常模比较、分析可得出该受试者的人格特征倾向。

三、情绪评估

1. 定义

(1)情绪:是人对客观事物所持态度在内心产生的体验,有快乐、悲哀、恐惧、忧愁、赞叹等不同形态。在康复护理中,最常出现的不良情绪是焦虑和抑郁。

(2)焦虑:是对刺激产生不适当的、严重的、长时间的恐惧、焦急和忧虑反应的情绪异常。

(3)抑郁:是一种对不良外界刺激发生长时间的沮丧感受反应的情绪反应。

2. 评估方法　用于焦虑、抑郁的评估量表分为他评量表和自评量表。

(1)焦虑评估量表:常用的焦虑评估量表有汉密尔顿焦虑评估量表、Zung 焦虑自评量表等。

1)汉密尔顿焦虑评估量表(Hamilton anxiety scale, HAMA):是他评量表,是英国学者汉密尔顿于 1959 年编制的一种医生常用的焦虑测验量表,目前我国常用的 HAMA 是由汤毓华于 1984 年翻译引进的。它能很好地衡量治疗效果,一致性好,长度适中、简便易行,用于测量焦虑症以及病人的焦虑程度,是当今用得最广泛的焦虑量表之一。该量表共有 14 个项目,分为躯体焦虑和精神性焦虑 2 个因子(表 4-30)。

表 4-30　汉密尔顿焦虑量表(HAMA)

项目	分数	说明
1. 焦虑心境	0　1　2　3　4	担心、担忧,感到有最坏的事情将要发生,容易激惹
2. 紧张	0　1　2　3　4	紧张感、易疲劳,不能放松,易哭、颤抖,感到不安
3. 害怕	0　1　2　3　4	害怕黑暗、陌生人、独处、动物、乘车或旅行及人多的场合
4. 失眠	0　1　2　3　4	难以入睡、易醒、睡眠不深、多梦、梦魇、夜惊、醒后感疲倦

项目	分数	说明
5. 认知功能	0　1　2　3　4	或称记忆、注意障碍,注意力不能集中,记忆力差
6. 抑郁心境	0　1　2　3　4	丧失兴趣,对以往爱好缺乏快感、忧郁、早醒、昼重夜轻
7. 肌肉系统症状	0　1　2　3　4	肌肉酸痛,活动不灵活,肌肉抽动,肢体抽动,牙齿打颤,声音发抖
8. 感觉系统症状	0　1　2　3　4	视物模糊,发冷发热,软弱无力,浑身刺痛
9. 心血管系统症状	0　1　2　3　4	心动过速,心悸,胸痛,血管跳动感,昏倒感,期前收缩
10. 呼吸系统症状	0　1　2　3　4	胸闷、窒息感,叹息,呼吸困难
11. 胃肠道症状	0　1　2　3　4	吞咽困难,嗳气,消化不良,肠动感,肠鸣,腹泻,体重减轻,便秘
12. 生殖泌尿系症状	0　1　2　3　4	尿频、尿急,停经,性冷淡,过早射精,勃起不能,阳痿
13. 自主神经症状	0　1　2　3　4	口干、潮红,苍白,易出汗,起"鸡皮疙瘩",紧张性头痛,毛发竖立
14. 会谈时行为表现	0　1　2　3　4	①一般表现:紧张,不能松弛,忐忑不安,咬手指,紧握拳,摸弄手帕,面肌抽动,不停顿足,手发抖,皱眉,表情僵硬,肌张力高,叹息样呼吸,面色苍白。②生理表现:吞咽,呃逆,安静时心率快,呼吸过快(20 次 / 分以上),腱反射亢进,震颤,瞳孔放大,眼睑跳动,易出汗,眼球突出

注:总分 <7 分,没有焦虑;>7 分,可能有焦虑;>14 分,肯定有焦虑;>21 分,有明显焦虑;>29 分,可能是严重焦虑。

2)Zung 焦虑自评量表(Zung self-rating scale, SAS):是由美国医生 Zung WK 于 1965 年编制的,用于衡量焦虑状态的严重程度和治疗过程的变化情况(表 4-31)。

表 4-31　Zung 焦虑自评量表(SAS)

	没有或很少时间	少部分时间	相当多的时间	大部分或全部时间
1. 我觉得比平时容易紧张和着急	1	2	3	4
2. 我无缘无故地感到害怕	1	2	3	4
3. 我容易心里烦乱或觉得惊恐	1	2	3	4

续表

	没有或 很少时间	少部分 时间	相当多 的时间	大部分或 全部时间
4. 我觉得我可能将要发疯	1	2	3	4
5. 我觉得一切都很好,也不会发生	4	3	2	1
6. 我手指发抖打颤	1	2	3	4
7. 我因为头痛、颈痛和背痛而苦恼	1	2	3	4
8. 我感觉容易衰弱和疲乏	1	2	3	4
9. 我觉得心平气和,并且容易安静	4	3	2	1
10. 我觉得心跳得快	1	2	3	4
11. 我因为一阵阵头晕而苦恼	1	2	3	4
12. 我有晕倒发作或觉得要晕倒	1	2	3	4
13. 我呼气吸气都感到很容易	4	3	2	1
14. 我手指麻木和刺痛	1	2	3	4
15. 我因胃痛和消化不良而苦恼	1	2	3	4
16. 我常常要小便	1	2	3	4
17. 我的手常常是干燥温暖的	4	3	2	1
18. 我脸红发热	1	2	3	4
19. 我容易入睡并且一夜睡得很好	4	3	2	1
20. 我做噩梦	1	2	3	4

注:各项得分相加得粗分,用粗分乘以 1.25 的积取其整数部分即得标准分。标准分 <50 分为正常;50~59 分为轻度焦虑;60~69 分为中度焦虑,70 分以上为重度焦虑。标准分越高,焦虑症状越严重。

(2)抑郁评估量表:常用的抑郁评估量表包括汉密尔顿抑郁评估量表、Zung 抑郁自评量表。

1)汉密尔顿抑郁评估量表(Hamilton depression scale, HAMD):属于他评量表。HAMD 是最标准的抑郁量表之一,新的抑郁量表在开发时往往以 HAMD 为平行效度检验的工具。HAMD 内容有抑郁心境、罪恶感、自杀、睡眠障碍(包括入睡困难、睡眠不深、早醒 3 项)、疑病、体重减轻、自制力、日夜变化、人格或现实解体、偏执症状、强迫症状、能力减退感、绝望感、自卑感等 24 个项目。多数项目采用 0~4 分的 5 级计分,少数项目采用 0~2 分的 3 级计分,由主试者根据其观察,将每个项目中最符合病人情况的描述标出。总分是各项目得分总和,总分越高,病情越重。总分 <8 分为无抑郁状态;>20 分可能为轻、中度抑郁;>35 分可能为重度抑郁。

　　2）Zung 抑郁自评量表（Zung self-rating depression scale, SDS）：是由美国医生 Zung WK 于 1965 年编制的,用于测量抑郁状态的严重程度以及病人的抑郁程度（表 4-32）。

表 4-32　Zung 抑郁自评量表（SDS）

	没有或很少时间	少部分时间	相当多的时间	大部分或全部时间
1. 我觉得闷闷不乐,情绪低沉	1	2	3	4
2. 我觉得一天之中早晨最好	4	3	2	1
3. 我一阵阵地哭出来或觉得想哭	1	2	3	4
4. 我晚上睡眠不好	1	2	3	4
5. 我吃的跟平常一样多	4	3	2	1
6. 我与异性亲密接触时和以往一样感觉愉快	4	3	2	1
7. 我发觉我的体重在下降	1	2	3	4
8. 我有便秘的苦恼	1	2	3	4
9. 我心跳比平时快	1	2	3	4
10. 我无缘无故的感到疲乏	1	2	3	4
11. 我的头脑跟平常一样清楚	4	3	2	2
12. 我觉得经常做的事情并没有困难	4	3	2	1
13. 我觉得不安而平静不下来	1	2	3	4
14. 我对将来抱有希望	4	3	2	1
15. 我比平常容易生气激动	1	2	3	4
16. 我觉得作出决定是容易的	4	3	2	1
17. 我觉得自己是个有用的人,有人需要我	4	3	2	1
18. 我的生活过得很有意思	4	3	2	1
19. 我认为如果我死了别人会生活的好些	4	3	2	1
20. 平常感兴趣的事我照样感兴趣	4	3	2	1

　　注:各项得分相加得粗分,用粗分乘以 1.25 的积取其整数部分即得标准分。标准分的分界值为 50 分。标准分 <50 分为正常;50~59 分为轻度抑郁状态;60~69 分为中度抑郁状态,>70 分为重度抑郁状态。

第九节　疼　痛　评　估

一、概述

1. 定义　疼痛（pain）是一种与组织损伤或潜在损伤相关的、不愉快的主观感觉和情感体验，是最常见的临床症状之一，也是一种疾病。

2. 疼痛要素　包括疼痛的感觉和疼痛的反应。

（1）疼痛的感觉：是一种主观的感受。在人身上测定的疼痛阈值简称痛阈，即病人用语言表达在刚出现疼痛感觉时所受的最小刺激量。

（2）疼痛的反应：可分3个方面：①躯体－运动性反应：包括机体受到伤害性刺激时出现的肢体屈曲反射、握拳、呻吟、叫喊、挣扎、逃脱以及疼痛局部的肌肉反射性痉挛；②自主－内脏性反应：指疼痛时出现的交感神经－肾上腺髓质系统和下丘脑－垂体－肾上腺皮质系统功能增强的表现，如心率加快、血压升高、呼吸频率加快、瞳孔散大、汗多、血糖升高等；③神经－精神性反应：指伤害性刺激后脑电图的改变，以及临床上疼痛时伴有的痛苦、焦虑、烦躁不安的表情。

3. 疼痛分类

（1）国际、残疾和健康（ICF）分类：①全身性疼痛：对预示身体某处结构受到潜在或者实际损害而感到扩散或遍及全身的不舒服的感觉。②身体单一部位疼痛：对预示身体某处结构受到潜在或者实际损害而感到身体1处或多处不舒服的感觉。包括：头和颈部疼痛、胸部疼痛、胃和腹部疼痛、背部疼痛、上肢疼痛、下肢疼痛、关节疼痛、其他特指的身体单一部位疼痛、身体单一部位疼痛未特指。③身体多部位疼痛：对预示身体某结构受到潜在或者实际损害而感到不舒服的感觉。④生皮节段辐射状疼痛：对预示位于身体由相同神经根支配的皮肤区域的某些结构受到潜在或实际损害而感到不舒服的感觉。⑤节段或区域上辐射状疼痛：对预示位于身体不同部位非由相同神经根支配的皮肤区域的某些结构受到潜在或实际损害而感到不舒服的感觉。⑥其他特指或未特指的痛觉。⑦其他特指的感觉功能和疼痛。⑧感觉功能和疼痛未特指的身体单一部位疼痛等。

（2）按临床症状分类：①中枢性疼痛：中枢性疼痛如丘脑综合征等。②外周性疼痛：外周性疼痛分为内脏痛和躯体痛。内脏痛：胆结石、消化性溃疡、肾结石、冠心病等；躯体痛：皮肤、深部肌肉、骨、关节结缔组织的疼痛。③心因性疼痛：心因性疼痛包括癔病性疼痛、精神性疼痛等。

（3）按疼痛的性质分类：包括刺痛、灼痛、酸痛、放射痛、牵涉痛。

（4）按疼痛的持续时间分类：包括急性疼痛、慢性疼痛、亚急性疼痛和再发性疼痛：①急性疼痛：疼痛时间通常在 1 个月以内。②慢性疼痛：疼痛时间通常在 6 个月以上。③亚急性疼痛：疼痛时间介于急性疼痛和慢性疼痛之间，约 3 个月。④再发性急性疼痛：疼痛在数月或数年中不连续的有限的急性发作。

二、评估方法

1. 视觉模拟评分法（verbal analogue scale，VAS）　国内临床上通常采用的是中华医学会疼痛学会监制的 VAS 卡。在卡中心刻有数字的 10cm 长线上有可滑动的游标，两端分别表示"无痛"（0）和"极痛"（10）。病人面对无刻度的一面，将游标放在当时最能代表疼痛程度的部位，护士面对有刻度的一面，记录疼痛的程度（图 4-3）。VAS 的优点：①能有效的测定疼痛的强度；②易于理解，5 岁以上的幼儿也可以使用；③评分可以随时进行；④与口述描绘评分法（VRS）相比，用 VAS 评估疼痛的效果更为满意；⑤也可用于评估疼痛的缓解情况。

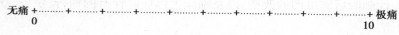

图 4-3　视觉模拟评分法（VAS）

2. 口述描绘评分法（verbal rating scale，VRS）　是由一系列用于描述疼痛的形容词组成，这些形容词以疼痛从最轻到最强的顺序排列，用于评估疼痛的强度。最轻程度的疼痛的描述常被评为 0 分，以后每级增加 1 分，因此每个形容疼痛的形容词都有相应的评分，以便于定量分析疼痛。这样，病人的总疼痛程度评分就是最适合其疼痛水平有关的形容词所代表的数字。

（1）优点：①易于管理和评分；②结果可靠、有效；③评分结果与疼痛的强度密切有关；④对疼痛病情的变化十分敏感；⑤能较好地反映疼痛的多方面特性。

（2）缺点：①大多数评分是以疼痛的剧烈程度来划分等级，而且等级的划分常常是取决于病人自身的经验；②用不同分级的 VRS 评估时，不同的形容词代表的分值不同，它们之间很难比较；③对细微的感觉变化不敏感，容易受情感变化的影响。

（3）方法：有许多不同分级的 VRS，如 4 级评分、5 级评分、6 级评分和 12 级评分等。

1）4 级评分：包括无痛、轻度痛、中度痛、严重痛。

2）5 级评分：包括无痛、轻度痛、中度痛、严重痛、剧烈痛。

3）6级评分：包括无痛、轻度痛、中度痛、严重痛、剧烈痛、难以忍受的痛。

4）12级评分：包括不引人注意的痛、刚刚注意到的痛、很弱的痛、弱痛、轻度痛、中度痛、强痛、剧烈痛、很强烈的痛、严重痛、极剧烈痛、难以忍受的痛。

3. 数字评分法（numerical rating scale，NRS）是以0到10共11个点来描述疼痛的强度。其中0表示无痛，10表示剧痛，病人根据个人疼痛的感受在其中的1个数字上做记号。NRS比VAS更为直观，但病人容易受到数字和描述字的干扰而降低灵敏性和准确性。

4. 麦吉尔疼痛调查表（McGill pain questionnaire，MPQ） 是Melzack和Torgerson提出，用于评估各种疼痛的治疗效果。调查表共包括78个词汇，并把这些词汇分成3大类20个组：第1大类，第1~10组按时间、空间、温度、压力和其他性质描述疼痛感觉类的词汇；第2大类，第11~15组是按照紧张、恐惧和自主神经系统反应性质描述情感类词汇；第16组为描述主观疼痛程度的评估词；第3大类，第17-20组为不分类的词汇。目前它是英美国家应用最广泛的疼痛评估工具，被翻译成多种文字而广泛应用。

（1）优点：①在主观疼痛测定中的敏感性强，结果可靠。②不仅能顾及疼痛体验的多个方面，而且对疼痛的治疗效果和不同诊断十分灵敏。

（2）缺点：①词汇较难理解，要求病人具有相当高的文化教育水平。另外，还需评估者向病人做详细的解释工作。②调查表的观察项目较多，每次用时15~30分钟，比较费时。③MPQ3个部分之间密切相关，但不同部分的得分可能仅仅取决于某一方面，因此人们对各亚组得分的稳定性和内部统一性存在怀疑。

（熊雪红 焦莉莉）

第五章 康复护士必备基本知识

第一节 康复病人医院环境与病房布置

一、科室、面积和床位

1. 科室 独立设置门诊和病区,门诊和病区尽量设在一楼或者有电梯可以直达的楼层。至少设置具备临床康复评估功能的物理治疗室、作业治疗室、言语治疗室、传统康复治疗室、康复工程室等。

2. 面积 康复医学科门诊和治疗室总使用面积不少于 $1000m^2$,每床使用面积不少于 $6m^2$,床间距不少于 $1.2m$。

3. 床位 根据需求和当地康复医疗服务网络设定床位,应为医院总床位数的 2%~5%。以收治神经科、骨科疾病病人为主或向康复医院转型的三级综合医院,其康复医学科床位数不受上述规定限制。

二、人员

1. 每床至少配备 0.25 名医师,其中至少有 2 名具有副高以上专业技术职务任职资格的医师;1 名具备中医类别执业资格的执业医师。

2. 每床至少配备 0.5 名康复治疗师。

3. 每床至少配备 0.3 名康复护士。

三、设备

1. 医院设备 具备无障碍通道,电梯内、楼道步梯有扶手。

2. 病房设备 无障碍通道,病房走廊两侧有扶手,卫生间安装推拉门、壁挂式洗浴凳、两侧配备扶手的马桶等。

3. 功能评估与实验检测设备 独立配备心肺功能评估设备、肌电图与临床神经电生理学检查设备、肌力和关节活动评估设备、平衡功能评估设备、认知语言评估设备、作业评估设备等。

4. 康复治疗专业设备

(1)运动治疗:配备训练用垫、肋木、姿势矫正镜、平行杠、楔形板、轮椅、训练用棍、砂袋和哑铃、墙拉力器、划船器、手指训练器、肌力训练设备、肩及前臂旋转训练器、滑轮吊环、电动起立床、治疗床及悬挂装置、功率车、踏步器、助行器、连续性关节被动训练器、训练用阶梯、训练用球、平衡训练设备、运动控制能力训练设备、功能性电刺激设备、生物反馈训练设备、减重步行训练架及专用运动平板、儿童运动训练器材等。

（2）物理因子治疗：配备直流电疗设备、低频电疗设备、中频电疗设备、高频电疗设备、光疗设备、超声波治疗设备、磁治疗设备、传导热治疗设备、冷疗设备、牵引治疗设备、气压循环治疗设备等。

（3）作业治疗：配备日常生活活动作业设备、手功能作业训练设备、模拟职业作业设备等。

（4）言语、吞咽、认知治疗：配备言语 – 语言治疗设备、吞咽治疗设备、认知训练设备、非言语交流治疗设备等。

（5）传统康复治疗：配备针灸、推拿、中药熏（洗）蒸等中医康复设备等。

（6）康复工程：配备临床常用矫形器、辅助器具制作设备等。

5. 急救设备　配备简易呼吸器、供氧设备、抢救车等。

6. 信息化设备　至少配备 1 台能够上网的电脑。

四、规章制度

制定各项规章制度，明确人员岗位责任制；有国家规定或认可的康复医学科诊疗规范和标准操作规程、感染管理规范、消毒技术规范等。

第二节　压力性损伤的预防与护理

一、概述

1. 定义　压力性损伤（pressure injury）是指皮肤或皮下组织由于压力、摩擦力或剪切力而导致的皮肤、肌肉和皮下组织的局限性损伤。

2. 病因

（1）局部性因素：压力、摩擦力、剪切力、潮湿等。

（2）全身性因素：营养不良、感觉障碍、运动障碍、组织灌注不足、年龄、体重、体温、脱水或水肿、精神心理因素、矫形器械使用不当等。

3. 临床表现

（1）1 期压力性损伤（压之不变白的红斑）：在骨隆突处皮肤完整伴有压之不褪色的局限性红斑。深色皮肤可能没有明显的苍白改变，但其颜色可能和周围皮肤不同。

（2）2 期压力性损伤（真皮层部分损害）：真皮部分缺失，表现为一个浅的开放性溃疡,伴有粉红色的伤口床(创面),无腐肉,也可表现为完整的或破裂的血清性水泡或者表浅的溃疡。

（3）3 期压力性损伤（全皮肤层损害）：全层伤口,全层皮肤组织缺失,可见皮下脂肪暴露,但骨、肌腱或肌肉尚未外露,有腐肉存在,组织缺失的深度不明确,可能有潜行或窦道。

（4）4 期压力性损伤（组织全层损害）：全层伤口,失去全层皮肤伴骨骼、肌肉和支撑性结构（筋膜、关节囊）外露。伤口床的某些部位可出现坏死组织脱落或焦痂。通常有潜行或窦道。

（5）不可分期压力性损伤（皮肤全层或组织全层损害－深度未知）：全层伤口,失去全层皮肤组织,无法确定其实际深度,溃疡的底部腐痂（黄色、黄褐色、灰色、绿色或褐色）,或伤口床有焦痂皮附着（炭色、褐色或黑色）。

（6）深层组织损伤期（深度未知）：皮下软组织受到压力或剪切力的损害,局部皮肤完整但可出现颜色的改变,如紫色或褐红色,或导致充血的水泡,与周围组织比较,这些受损区域软组织可能有疼痛、硬块、黏糊状渗出、潮湿、发热或冰冷。

二、康复护理评估

1. 评估压力性损伤的大小、潜行；压力性损伤的分期、形状、部位、渗出液的量；是否有感染或疼痛。

2. 以 Braden 评分预测压力性损伤发生危险因素,评价内容共有 6 项,最低分为 6 分,最高分为 24 分,分值越低表明病人器官功能越差,发生压力性损伤危险性越高。

3. 了解病人营养状况指标,如病人体质指数、皮褶厚度、血清总蛋白和白蛋白等情况。

三、康复护理措施

1. 改善病人营养状况　营养是促进创面愈合的重要条件,因此压力性损伤病人应给予高蛋白、高热量、高纤维素饮食,还可按医嘱给予静滴血浆、白蛋白、丙种球蛋白等增强全身抵抗力。

2. 局部护理　主要是解除压迫、保护创面、促进愈合。根据压力性损伤的不同时期,选择合适的护理方法,见文末彩页表 5-1。

四、康复教育

1. 体位指导　为避免局部组织长期受压,对于长期卧床的病人,指导并协助其采取正确体位并定时翻身,一般每 2 小时 1 次。病人坐轮椅时,应每隔

30 分钟用双手支撑轮椅扶手抬起臀部,使臀部悬空 15 秒进行减压,或用侧方抬臀,两侧臀部交替减压,亦或采用身体前倾的方法使臀部减压。

2. 保持清洁卫生 告知病人及家属要注意皮肤、衣裤、床垫的清洁卫生,定时擦浴或洗澡,使用温和的沐浴用品,避免过度搓洗皮肤;穿质地柔软、合体、无褶皱的衣物,以及穿用合适的鞋和矫形器;睡前及使用轮椅前,应检查床单、椅面有无异物,及时将异物清扫干净。

3. 加强营养 对于消瘦病人,指导病人进食高蛋白、富含维生素饮食,并保证每日充足的能量供应。

4. 消除剪切力,减少摩擦 翻身时动作轻柔,减少肢体与床垫间的摩擦;搬动病人时,减少拖动。

第三节 深静脉血栓的预防与护理

一、概述

1. 定义 深静脉血栓(deep venous thrombosis,DVT)是指血液在深静脉内不正常地凝结阻塞管腔,导致静脉回流障碍,引起远端静脉高压、肢体肿胀、疼痛及浅静脉扩张等临床症状。以下肢深静脉血栓最常见。

2. 病因 静脉壁损伤、血流缓慢和血液高凝状态是导致深静脉血栓形成的三大因素,其中血液高凝状态是最重要的因素。

3. 临床表现 根据深静脉血栓发生部位、病程及临床分型不同而临床表现不同。

(1)上肢深静脉血栓形成

1)腋静脉血栓:主要表现为前臂和手部肿胀、胀痛,手指活动受限。

2)腋 – 锁骨下静脉血栓:整个上肢肿胀,伴有上臂、肩部、锁骨上和患侧前胸壁等部位浅静脉扩张。上肢下垂时,症状加重。

(2)上、下腔静脉血栓形成

1)上腔静脉血栓:在上肢静脉回流障碍的临床表现的基础上,还有面颈部和眼睑肿胀、球结膜充血水肿;颈部、胸壁和肩部浅静脉扩张;常伴有头痛、头胀及其他神经系统和原发疾病的症状。常见于纵隔器官或肺的恶性肿瘤。

2)下腔静脉血栓:表现为双下肢深静脉回流障碍和躯干的浅静脉扩张。主要是由于下肢深静脉血栓向上蔓延所致。

(3)下肢深静脉血栓

1)中央型:血栓发生于髂 – 股静脉,左侧多于右侧。表现为起病急骤,患侧腘窝、股三角区有疼痛和压痛,浅静脉扩张,下肢肿胀明显,皮温及体温均升高。

　　2)周围型:包括股静脉及小腿深静脉血栓形成。前者主要表现为大腿肿痛而下肢肿胀不严重;后者的特点为突然出现小腿剧痛,患足不能着地和踏平,行走时症状加重,小腿肿胀且有深压痛,做踝关节过度背屈试验时小腿剧痛(Homans 征阳性)。

　　3)混合型:为全下肢深静脉血栓形成。主要表现为全下肢明显肿胀、剧痛、苍白(股白肿)和压痛,常有体温升高和脉率加速;任何形式的活动都可使疼痛加重。若进一步发展,肢体极度肿胀而压迫下肢动脉并出现动脉痉挛,从而导致下肢血供障碍,足背和胫后动脉搏动消失,进而足背和小腿出现水泡,皮温明显降低并呈青紫色(股青肿)。若处理不及时,可发生静脉性坏疽。

二、康复护理评估

　　1. 评估病人近期是否有外伤、手术、分娩、感染等病史,是否妊娠。

　　2. 评估患肢疼痛发生的时间、部位、有无肿胀,患肢感觉情况;评估患肢肿胀和浅静脉扩张的程度、远端动脉搏动情况、皮温、色泽变化和感觉等。评估动脉搏动和皮温时应注意患侧与健侧对称部位的对比。若出现动脉搏动减弱或消失,皮温降低,提示动脉供血不足。

　　3. 评估病人是否伴有头痛、头胀等其他症状。溶栓及抗凝治疗期间有无出血倾向,如皮下出血点,鼻、牙龈出血,穿刺点和伤口渗血,血尿或黑便等。

　　4. 通过超声多普勒、静脉造影或放射性核素检查了解深静脉血栓形成的部位、范围和形态等;尿和粪便常规检查有无血尿或粪便隐血试验阳性等。

三、康复护理措施

　　1. 日常生活护理

　　(1)饮食:进食低脂、富含纤维素的食物,忌辛辣刺激、肥腻食物,以保持大便通畅,必要时使用开塞露等,尽量避免因排便困难引起腹内压增高而影响下肢静脉回流。

　　(2)保暖:室温 20~22℃,患肢保暖,但不宜用热敷方法。

　　2. 病情观察及记录

　　(1)病情观察:观察病人肢体有无肿胀、皮肤颜色、温度、末梢循环、足背动脉搏动、甲床血管充盈时间等,一旦发现皮肤发绀、温度降低、下肢明显肿胀,浅静脉怒张、足背动脉搏动减弱或消失、腓肠肌压痛、Homans 征阳性等症状,应高度怀疑下肢深静脉血栓形成的可能。

（2）记录：每日测量、比较并记录患肢不同平面的周径。①上肢周径测量方法：上臂可在肩峰下 15cm 平面测量，前臂可在尺骨鹰嘴下 10cm 平面测量。②下肢周径测量方法：大腿可在髂前上棘下 20cm 平面或髌骨上缘上 10~15cm 处测量，小腿可在胫骨结节下 15cm 平面或髌骨下缘下 10~15cm 处测量。

3. 缓解疼痛

（1）抬高患肢：患肢抬高 30°，高于心脏水平 20~30cm，可促进静脉回流并降低静脉压，减轻疼痛和水肿。

（2）药物止痛：剧烈疼痛或术后切口疼痛病人，可遵医嘱给予口服镇痛药物、间断肌内注射哌替啶或术后应用镇痛泵等。

（3）非药物性止痛措施：分散病人注意力，如听音乐、默念数字等。

4. 并发症的预防与护理

（1）预防出血：包括抗凝情况及出血情况的观察及出血处理。

1）观察抗凝情况：根据抗凝药物作用时间观察抗凝状况。①肝素：使用时维持凝血酶原时间超过正常值（试管法，4~12 分钟）约 2 倍为宜。若测得凝血时间为 20~25 分钟，应请示医师调整用药剂量。②香豆素类药物：用药期间应每日测定凝血酶原时间，测定结果应控制在正常值的 20%~30%。

2）观察出血倾向：观察有无牙龈出血、鼻衄、切口渗血或血肿、泌尿道或消化道出血，要特别注意有无头痛、呕吐、意识障碍、肢体瘫痪麻木等颅内出血迹象，对老年人及儿童，即使凝血指标正常，也应密切观察病人神志、瞳孔、血压及四肢活动等情况。

3）出血处理：有出血时，应及时报告医师并协助处理，包括立即停用抗凝药、遵医嘱给予硫酸鱼精蛋白作为拮抗剂或静脉注射维生素 K_1，必要时给予输新鲜血。

（2）预防肺栓塞：包括卧床休息和病情观察。

1）卧床休息：急性期病人应绝对卧床休息 10~14 日，抬高患肢，待血栓机化黏附于静脉内壁，以防栓子脱落引起肺栓塞。同时，膝关节屈曲 15°，使髂静脉呈松弛不受压状态，并可缓解腘静脉牵拉。避免膝下垫枕，以免影响小腿静脉回流，床上活动时避免动作幅度过大；禁止按摩患肢，以防血栓脱落和导致其他部位的栓塞。

2）病情观察：有时肺栓塞症状并不典型，若病人突然出现胸痛、呼吸困难、血压下降等异常情况，提示可能发生肺动脉栓塞，应立即嘱病人平卧，避免做深呼吸、咳嗽、剧烈翻动，同时给予高浓度氧气吸入，并报告医师，配合抢救。

5. 术后护理　术后抬高患肢 30°，鼓励病人尽早活动，不能活动者由旁人辅助下肢被动运动，以免血栓再次形成。恢复期病人逐渐增加活动量，如增加行走距离和锻炼下肢肌,以促进下肢深静脉再通和侧支循环的建立。

6. 弹力袜和弹力绷带的应用　急性期过后,开始下床活动时,需穿医用弹力袜或使用弹力绷带,包扎弹力绷带或穿弹力袜应在每日早晨起床前进行。若病人已起床,则应嘱其重新卧床,抬高肢体 10 分钟,使静脉血排空,然后再包扎。弹力袜大小必须适合病人腿部周径。包扎弹力绷带应从肢体远端开始,逐渐向上缠绕,注意松紧适度,平卧休息时解除。应用弹力绷带期间应注意肢端皮肤色泽及患肢肿胀情况。

7. 心理护理　深静脉血栓病人因疾病带来的不适症状及担心预后,容易产生焦虑、抑郁等不良情绪,护士要主动与病人交谈,态度诚恳,让病人发泄心中不良情绪,运用科学理论讲解疾病有关知识,增加其自信心,使之能积极配合治疗,建立良好的护患关系。

四、康复教育

1. 戒烟　告诫病人要绝对禁烟,防止烟草中尼古丁刺激引起血管收缩,影响静脉回流。

2. 饮食　进食低脂、高纤维饮食,保持大便通畅。

3. 适当运动,促进静脉回流　鼓励病人加强日常功能锻炼,促进静脉回流,预防深静脉血栓形成。

4. 保护静脉血管　长期静脉输液者,应尽量保护静脉血管,避免在同一部位反复穿刺,尤其是使用刺激性药物时更要谨慎。同时,应尽量避免在瘫痪侧肢体输液。

5. 及时就诊　注意观察肢体有无色泽改变、水肿、浅静脉怒张和肌肉有无深压痛,若突然出现下肢剧烈胀痛、浅静脉曲张伴有发热等,应警惕下肢深静脉血栓形成的可能,及时就诊。

第四节　自主神经反射障碍的预防与护理

一、概述

1. 定义　自主神经反射障碍(autonomic dysreflexia, AD)是交感神经过度活动所引起的综合征,是脊髓损伤病人最严重的并发症之一,常见于损伤平面在 T_6 及以上的脊髓损伤病人。

2. 诱因　各种有害刺激均可诱发自主神经反射障碍,最常见的有害刺激来自膀胱;其次来自胃肠道,如便秘、栓剂、灌肠和其他因素刺激直肠,以及压力性损伤、嵌甲等。

3. 临床表现　与交感神经兴奋,肾上腺素类递质大量释放有关,包括血压升高、脉搏变慢、伴或不伴有搏动性头痛、心动过缓、颜面潮红、鼻黏膜充血堵塞、损伤平面以上出汗、寒战、发冷、焦虑不安、恶心、有尿意,亦可有短暂的视物不清、口腔金属味、头昏、头晕、惊厥以及脑出血等。

二、康复护理评估

1. 诊断 AD 最客观的指标是血压,需测定病人的血压、心率等。

2. 评估病人膀胱是否充盈,有无前列腺增生、尿路梗阻、尿管打折等导致排尿不畅的原因。

3. 询问病人是否有便秘、排便困难等情况的发生,检查腹部是否有肠型。

三、康复护理措施

1. 若发生自主神经反射障碍,需停止任何活动,并尽快分析可能诱发自主神经反射障碍的主要原因。

2. 病人必须取头与躯干抬起、下肢略低的体位(降低血压并减少静脉回流),并对心率和血压加以监控。

3. 避免诱因　为避免诱发自主神经反射障碍,应注意以下几点:

(1)了解容易导致自主神经反射障碍发生的诱因,包括膀胱、肠道、皮肤、腹部、运动器官、脉管系统与全身因素的排查。

(2)保持留置尿管固定通畅,避免反折、堵管、牵拉,避免过度往球囊内注水等。

(3)按时排空膀胱,避免膀胱过度充盈。

(4)间歇性导尿病人应充分润滑尿管、轻柔插管,避免反复、多次、暴力导尿。

(5)保持大便通畅。

(6)可以预防性地使用 α- 受体阻滞剂或钙离子拮抗剂,对一些高危病人,可采用硬膜外阻滞麻醉、BTX–A 膀胱壁注射等降低膀胱压力与刺激的方法。

4. 处理　自主神经反射障碍一旦发生,可危及生命,需紧急处理。

(1)立即去除引起自主神经反射障碍的有害因素,如松解病人衣裤,病人取坐位,适当引流膀胱,排空肠道。

(2)诱因解除 15 分钟后若症状未缓解,或收缩压 >150mmHg,可使用降压药物,如舌下含服硝苯地平、口服 α- 受体阻滞剂等。

(3)出现恶性高血压者,需静脉维持使用降压药,并给予床旁血压监护。需要注意的是,只有当不良的诱因、刺激不能查明与消除,或怀疑原因消除后症状依然持续时才使用药物治疗。

四、康复教育

1. 对病人及其家属做好健康教育,让他们认识到自主神经反射障碍的危害及其预防的重要性。

2. 指导病人及其家属翻身时注意检查尿管,严防尿管受压、牵拉等。

3. 指导病人加强水分、高纤维食物的摄入,指导腹部按摩,促进肠道蠕动,保持定时排便习惯。

4. 告知易发自主神经反射障碍的病人最好随身携带紧急医疗卡片,其上给出病因和治疗的简要说明。

第五节 痉挛与挛缩的预防与护理

一、概述

痉挛(spasticity)常见于脑血管意外、脊髓损伤、脑瘫、多发性硬化等疾病,是上运动神经元病损后,由于脊髓和脑干反射亢进而出现的肌张力异常增高的症候群。挛缩(contracture)是指肌肉或关节长期处于痉挛状态或某种特定位置,致使肌肉萎缩、关节变形和固定,进而造成机体功能障碍和产生局部疼痛。

二、康复护理评估

1. 通过手法检查评估病人肌张力。

2. 根据被动活动肢体时所感觉到的肢体反应或阻力评估病人肌张力。

3. 采用改良的 Ashworth 痉挛量表评估病人肌痉挛程度。

三、康复护理措施

1. 药物治疗的护理 临床上常用药物主要是作用于中枢神经系统的巴氯芬、地西泮、替扎尼定和直接作用于骨骼肌的丹曲林。护理时应密切观察、记录病人药物治疗前后各项生命体征变化情况,如有不良反应及时与主管医生沟通。

2. 物理因子治疗的护理

(1)热疗:当病人出现痉挛时,可用50℃左右热毛巾敷于痉挛肌肉上,持续20分钟左右,注意避免烫伤,密切观察病人的情况,如病人出现不适立即停止。

(2)冷疗:可将碎冰块包裹于毛巾中置于病人痉挛部位,持续20分钟左右,护理时注意避免局部冻伤、非治疗部位的保暖,密切观察病人的情况,如病人出现头晕、恶心等不适立即停止。

3. 运动疗法的护理

（1）体位变换:指导并协助病人保持卧床时良好的姿势体位,将肢体置于功能位,如将踝关节保持中立位,并根据病人的情况调整体位的持续时间、变换时间,每隔1~2小时为病人翻身1次。如痉挛较重,可使用辅具帮助病人将肢体保持在功能位,如踝足矫形器、膝矫形器、夹板、弹力绷带等。

（2）维持关节活动范围:关节活动范围训练是缓解肌痉挛的基本方法,护理过程中指导并协助病人进行功能训练,协助其在有效活动范围内进行髋、膝、踝关节的被动训练。被动训练时应注意髋关节伸直与外展、膝关节的伸直、踝关节的充分背屈与跖屈,保持关节和软组织的最大活动范围,每日最少进行2次,每次20~30分钟。

（3）站立训练:站立训练每日最少进行2次,每次30~45分钟。

4. 术后配合康复训练 术后1日可让病人在床上进行被动活动或按摩,帮助消肿。术后3日疼痛减轻时,应尽量鼓励病人做主动训练。

四、康复教育

1. 指导病人坚持规律功能锻炼,锻炼时关节活动应缓慢、稳定、到达全范围,避免突然的快速动作,以免加重肌肉痉挛。

2. 物理治疗时,指导病人及家属注意观察并保护皮肤,避免皮肤损伤。

第六节 骨化性肌炎的预防与护理

一、概述

1. 定义 骨化性肌炎(myositis ossificans),其实质是一种异位性骨化,发病机制不明,是良性的、局限的、骨化的软组织肿块,是肌肉及其邻近结构含有非肿瘤性的钙化和骨化病变。

2. 临床表现 主要为病变部位持续红肿并产生疼痛感,局部有硬质肿物,病灶附近关节相应地受到影响,活动受到限制。在临床上,骨化性肌炎可分为4个时期,分别为反应期、活跃期、成熟期以及恢复期。

（1）反应期:表现为病变肿块明显增大,钙化速度快,消肿速度也快,此期肿块大小可达到5~12cm。

（2）活跃期:主要表现为病变部位皮肤温度升高,肿块质硬并伴随人体体温相应升高。

（3）成熟期：病变部位可以看到壳状骨性软骨，质硬，如病变位置在关节处将影响关节活动，使关节活动受限。

（4）恢复期：病灶停止生长，且肿块逐渐减小并自行消失。这一变化一般需要药物治疗或手术切除。

二、康复护理评估

1. 评估病人是否有外伤、瘫痪、深静脉血栓形成、痉挛、压力性损伤、尿路感染等导致骨化性肌炎形成的因素。

2. 行 X 线、B 超、CT、血清碱性磷酸酶等辅助检查以明确诊断。

三、康复护理措施

1. 病情观察　脊髓损伤病人存在受损平面以下感觉及运动障碍，护理观察尤为重要。需每班检查患肢皮肤血运、弹性，有无红、肿、皮温升高等症状，检查患肢关节活动范围，并与对侧及以往相比较。

2. 在出现骨化性肌炎早期症状时暂停运动训练，局部冰水冷敷、理疗等减轻局部炎性反应。冷敷和理疗时注意加强局部皮肤保护，2~3 次 / 日，15~20 分 / 次，并对病人做好心理护理，安慰其紧张和焦虑情绪，取得病人的理解和配合。

3. 遵医嘱药物治疗，用药期间密切观察病人用药后反应。

4. 骨化性肌炎易并发压力性损伤，应及时变换体位，减轻身体受压部位的压力，尤其是双侧髋部、骶尾部，可采用气垫床保护皮肤并且保持皮肤的清洁干燥。

5. 如果骨化已经发生，限制了关节活动，在骨化成熟后可以考虑手术切除。骨化成熟的时间大概需要 18 个月，过早的手术会导致骨化复发和加重。术后可早期开始轻柔的被动关节运动。

四、康复教育

1. 功能锻炼指导　指导病人适度功能锻炼，消极的康复易致患肢处于痉挛状态，而过度的运动和暴力则易导致局部出血引起血肿，引起骨化性肌炎。

2. 疾病知识指导　告知病人及家属骨化性肌炎的临床表现，密切观察患肢局部皮温、色泽、皮肤弹性以及关节活动范围等，及时发现异位骨化的早期临床表现，以便早发现、早治疗。

第七节 言语－语言障碍的康复护理

一、概述

1. 定义 言语－语言障碍的康复,是指通过各种手段对言语－语言功能障碍的病人进行针对性的康复治疗。从事言语－语言障碍康复的治疗师即为言语－语言治疗师。

2. 训练形式

(1)"一对一"训练:即 1 名治疗师对 1 名病人的训练方式。

(2)自主训练:病人经过"一对一"训练之后,充分理解言语训练的方法和要求,具备了独立练习的基础;这时治疗师可将部分需要反复练习的内容让病人进行自主训练。自主训练可选择图片或字卡来进行呼名练习或书写练习,也可用录音机进行复述、听理解和听写练习。还可用电脑进行自主训练,选择可进行自我判断、自我纠正及自我控制的程序训练。

(3)小组训练:又称集体训练。目的是根据病人的不同情况编成小组,使病人逐步接近日常交流的真实情景,通过相互接触,减少孤独感,学会将个人训练成果在实际中有效地应用。

(4)家庭训练:应将制订的治疗计划、评价方法介绍和示范给家属,并可通过观摩、阅读指导手册等方法教会家属训练技术,再逐步过渡到回家进行训练。应定期检查和评价并调整训练课题及告知注意事项。

3. 训练开始时间 正规的言语－语言训练开始时期应是急性期已过,病人病情稳定,能够耐受集中训练至少 30 分钟,则可逐渐开始训练。

二、康复护理评估

1. 评估病人有无失语症、失语症的类型及轻重程度,了解病人残存的交流能力。

2. 评估病人的反射、呼吸、唇的运动、颌的位置、软腭、喉、舌的运动、言语状况等。

三、康复护理措施

1. 失语症

(1)综合治疗:包括以改善语言功能为目的的治疗方法和实用交流能力训练。

1)以改善语言功能为目的的治疗方法:包括 Schuell 刺激法、阻断去除法、程序学习法等。20世纪以来应用最广泛的训练之一是 Schuell 刺激法,是多种失语症治疗方法的基础。

2)实用交流能力训练:失语症病人如果经过系统的言语－语言治疗,言语功能仍然没有明显的改善,则应该考虑进行实用交流能力的训练,使病人最大程度的利用其残存能力(言语或非言语的),使用最有效的交流方式,使其能与周围人发生有意义的联系,尤其是促进日常生活所必须的交流。其训练措施包括:①积极用非言语交流的措施:手势、符号、描画、交流效果促进法(promoting aphasics communication effectivness,PACE)等,多种手段结合运用;②促进日常交流的措施:反应复杂化法(RET)、实用交流训练。其中 PACE 技术是目前国际上最得到公认的实用交流训练之一。PACE 技术在训练中利用更接近实用交流环境的对话结构,信息在治疗师和病人之间双向交互传递,使病人尽量调动自己的残存能力,以获得实用化的交流技能,适合于各种类型及程度的言语障碍。具体方法:将一叠图片正面向下扣置于桌上,治疗师与病人交替摸取,不让对方看见自己手中图片的内容。然后运用各种表达方式(呼名、迂回语、手势语、指物、绘画)将信息传递给对方,接受者通过重复、猜测、反复质问等方式进行适当反馈,治疗师可根据病人的能力提供适当的示范。

(2)对症治疗:具体训练方法如下。

1)口形训练:①让病人照镜子检查自己的口腔动作是不是与言语－语言治疗师做的口腔动作一样;②病人模仿治疗师发音,包括汉语拼音的声母、韵母和四声;③治疗师画出口形图,告诉病人舌、唇、齿的位置以及气流的方向和大小。

2)听理解训练:①单词的认知和辨别;②语句理解。

3)口语表达训练:包括单词、句子和短文练习。

4)阅读理解及朗读训练:单词的认知包括视觉认知和听觉认知。①视觉认知;②听觉认知;③朗读单词;④句子、短文的理解和朗读;⑤朗读篇章。

5)书写训练:①抄写字、词、句子。②让病人看动作图片,写叙述短句;看情景图片,写叙述文;③写日记、写信、写文章。

(3)注意事项:①时间安排:每日的训练时间应根据病人具体情况决定,病人状况差时应缩短训练时间,状况较好时可适当延长。最初的训练时间应限制在30分钟以内。超过30分钟可安排为上下午各1次。短时间、多频率训练比长时间、少频率的训练效果要好。训练要持续数月、1年或更久。②避免疲劳:要密切观察病人的行为变化,一旦有疲倦迹象应及时调整时间和变换训练项目或缩短训练。③训练目标要适当:每次训练开始时从病人容易的课题入手,并每日训练结束前让病人完成若干估计能正确反应的内容,令其获得成功感而激励进一步坚持训练。一般来说训练中选择的课题应设计在成功率为 70%~90% 的水平上。对于情绪不稳定,处于抑郁状态的病人应调整到较容易的课题上。对那些过分自信的病人可提供稍难一些的课题进行尝试,以加深其对障碍的认识。

2. 构音障碍

(1)呼吸训练:改善发声的基础。先调整坐姿,后做增加呼气时间的训练和呼出气流控制训练。

(2)松弛训练:主要针对痉挛性构音障碍,可进行以下的放松训练:①足、腿、臀的放松。②腹、胸、背部的放松。③手和上肢的放松。④肩、颈、头的放松。

(3)发音训练:①发音启动训练:深呼气、用嘴哈气,然后发 "a",或做发摩擦音口形,然后做发元音口形如 "s……u"。②持续发音训练:由一口气发单元音逐步过渡到发 2~3 个元音。③音量控制训练:指导病人由小到大,再由大到小交替改变音量。④音高控制训练:帮助病人找到最适音高,在该水平稳固发音。⑤鼻音控制训练:控制鼻音过重。

(4)口面与发音器官训练:①唇运动:练习双唇闭合、外展、鼓腮。②舌的运动:练习舌尽量向外伸出、上抬,由一侧口角向另一侧口角移动,舌尖沿上下齿龈做环形 "清扫" 动作。③软腭抬高。④交替运动:主要是唇舌的运动,是早期发音训练的主要部分。开始时不发音,只做发音动作,以后再练习发音。

(5)语言节奏训练:包括重音节奏训练和语调训练。

1)重音节奏训练:①呼吸控制;②诗歌朗读;③利用生物反馈技术加强病人对自己语言节奏的调节。

2)语调训练:练习不同的语句使用不同的语调。

(6)非言语交流方法训练:重度构音障碍的病人由于言语功能的严重损害,治疗师应根据病人的具体情况和未来交流的实际需要,选择非言语的方式交流。

四、康复教育

1. 早期开始　告知病人及家属及早进行言语 – 语言治疗的意义,言语 – 语言治疗开始得越早,效果越好。

2. 循序渐进　言语训练过程应该遵循循序渐进的原则,由简单到复杂。

3. 鼓励病人主动参与　言语 – 语言治疗的本身是一种交流过程,需要病人的主动参与,训练者与被训练者之间的双向交流是治疗的重要内容。为激发病人言语交流的欲望和积极性,要注意设置适宜的言语环境。

第八节 吞咽障碍的康复护理

一、概述

1. 定义 吞咽障碍（dysphagia）是指由于下颌、双唇、舌、软腭、咽喉、食管括约肌或食管功能受损，不能安全有效地把食物由口送到胃内取得足够营养和水分的进食困难。

2. 病因 引起吞咽障碍常见的原因有脑卒中、脑外伤、吞咽通道及其附近器官的炎症、损伤、肿瘤、放射治疗、食管动力性病变、全身虚弱等。

3. 吞咽生理 整个吞咽过程分为认知期、口腔准备期、口腔期、咽期和食管期 5 个阶段（图 5-1）。

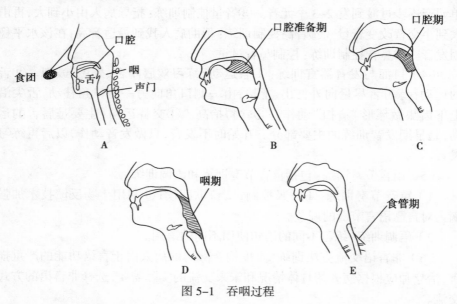

图 5-1 吞咽过程

（1）认知期（cognitive phase）：指将食物放入口中之前的这一阶段，又称先行期或口腔前期。

（2）口腔准备期（preparatory phase）：指将食物置于口腔内，并在适量唾液的帮助下，由唇、齿、舌、颊将食物磨碎形成食团的过程。

（3）口腔期（oral phase）：指舌将食团推至口咽部以触发吞咽反射的过程。此期唇紧闭，舌上举，口腔内压上升，食团从舌尖沿硬腭被推送至舌根，触发吞咽发射。此期需时约 1 秒。

（4）咽期（pharyngeal phase）：指食团进入口咽并向下传送，直至进入食管入口的过程。此期需时约 1 秒。

（5）食管期(esophageal phase)：指食团由食管入口下行被送入胃的过程。此期食团由食管平滑肌和横纹肌收缩产生蠕动波推动食团或液体由食管入口移动到胃。此期需时约 8~20 秒。

4. 分类

（1）根据病因分类：①结构性吞咽障碍：是由于局部解剖结构异常而引起的吞咽障碍，如口腔、咽、喉部的恶性肿瘤术后的病人；②神经源性吞咽障碍：由于中枢神经及周围神经系统功能障碍或肌病引起的吞咽障碍，如脑卒中、帕金森病等；③精神性吞咽障碍：由于精神性疾病引起的吞咽障碍，如癔症。

（2）根据发生吞咽障碍的阶段分类：可分为认知期吞咽障碍、口腔准备期吞咽障碍、口腔期吞咽障碍、咽期吞咽障碍和食管期吞咽障碍。

5. 临床表现　常为进食速度慢、吞咽费力、喘鸣、咳嗽、哽噎、食物通过受阻、鼻腔反流等。病人可因吞咽障碍而发生误吸、误咽和窒息，甚至引起肺炎等；也可因进食困难而引起营养物质摄入不足，水、电解质及酸碱平衡失调，从而影响病人的整体康复。

二、康复护理评估

1. 评估病人现病史、既往史、个人史、家族史等。

2. 通过 EAT-10 吞咽筛查量表、反复唾液吞咽试验、饮水试验、染料测定等评估病人吞咽障碍程度。

3. 通过实验室检查、视频荧光造影、超声检查、内镜检查及肌电图检查等评估吞咽障碍的分期和程度。

三、康复护理措施

（一）基础训练

又称间接训练，是针对与摄食、吞咽活动有关的器官所进行的功能训练。基础训练包括口腔器官运动训练、冷刺激、呼吸训练和有效咳嗽训练等。

1. 口腔器官运动训练　目的是加强唇、下颌、舌运动及声带闭合运动控制，强化肌群的力量及协调，从而提高吞咽的生理功能。

（1）局部肌肉运动控制训练：主要是下颌、面部、腮部及唇部的肌肉运动训练。指导病人进行皱眉、闭眼、鼓腮、张口、闭口、微笑等表情及动作的训练，改善面颊部肌肉的紧张性，促进其主动收缩功能的恢复，特别要注意咀嚼肌的肌力、肌张力以及下颌的训练。

（2）舌训练：①舌部被动运动：用纱布包住病人舌尖，用手牵拉舌头向各个方向运动，有助于降低舌肌张力；②舌部主动运动：让病人进行舌前伸、后缩、侧方顶颊部、唇齿间卷动转圈、弹舌等主动运动,以利于提高舌运动的灵活性;③舌部抗阻运动:指导病人将舌抵向颊后部,护士用手指指其面颊某一部位,病人用舌顶推,以增强舌肌力量。

2. 冷刺激　可将棉签在碎冰块中放置数秒钟,然后将冰凉的棉签置于病人口内前咽弓处平稳地垂直方向摩擦4~5次,然后做1次吞咽动作。冷刺激可以诱发和强化吞咽反射。

3. 呼吸训练和有效咳嗽训练　对病人进行早期呼吸训练和有效咳嗽训练是功能恢复的重要环节。可指导病人进行腹式呼吸、缩唇呼吸训练,并强化训练病人进行有效咳嗽,通过强化提高呼吸系统的反应性,达到排出分泌物、预防误吸的目的。

4. 口腔感觉运动训练　主要适用于口腔颜面部感觉运动障碍的吞咽障碍病人。

(1)舌压抗阻反馈训练:借助舌压抗阻反馈训练仪,通过舌的主动上抬,与硬腭靠近时挤压球囊,是一种舌肌的主动抗阻运动;通过不断提高目标值,予以视觉反馈,渐进性提高舌肌力量。

(2)舌肌主被动康复训练:用吸舌器直接牵拉舌头作各方向被动运动治疗,或嘱病人产生主动抗阻运动,以增强舌肌后缩力量,取代传统的纱布固定牵拉舌头,减轻病人的不适感,并避免了操作者手指被咬破的风险。

(3)K点刺激:用手指或专用工具诱发病人张口,促进张颌反射及吞咽反射。

(4)改良震动棒震动训练:用改良的震动棒刷擦口腔内部或面部,同时刺激这些深浅感觉,刺激范围较手工刺激广,震动频率和强度可随时调节,适用于不同年龄吞咽障碍病人。

(5)气脉冲感觉刺激:通过气流冲击刺激口咽腔黏膜引出吞咽反射,提高口咽腔黏膜敏感性,加快吞咽启动。与电刺激相比,气体刺激病人无不适感,且无误吸风险,安全性高,尤其适用于严重认知障碍不能配合其他治疗的病人。

(二)摄食训练

摄食训练又称直接训练,即进食时采取的措施。包括进食体位、食物的形态、食团入口位置、食团性质、一口量及进食速度和进食环境等,并注意进食前后清洁口腔、排痰。

1. 体位　首先选择合适进食的体位,一般选半坐位或坐位,配合头部运动进行进食,让病人视觉能看到食物,以使食物的色香味促进病人食欲。培养定时、定量的进食习惯。

2. 餐具选择　①匙羹:一般采用边缘钝厚匙柄较长,容量约5~10ml的匙子为宜;②碗:宜选择广口平底瓷碗或边缘倾斜的盘子等。必要时,碗底可加用防滑垫。③杯：可用杯口不接触鼻部的杯子，减少因伸展颈部过多而误吸的危险。如缺口杯等。④吸管：用普通吸管杯吸取有困难时，可在吸口或注射器上加上吸管，慎重调整一口量。此外，还可以采用挤压柔软容器，挤出其中的食物。

3. 食物选择　食物的性状应根据吞咽障碍的程度及阶段，本着先易后难的原则来选择。①密度均匀；②黏性适当；③不易松散、通过咽和食管时易变形且很少在黏膜上残留；④稠的食物比稀的安全，因为它能够更满意地刺激触觉、压觉和唾液分泌，使吞咽变得容易；⑤兼顾食物的色、香、味及温度等。

4. 喂食方法

（1）一口量：一般正常人每口量具体如下：①稀液体 1~20ml；②果酱或布丁 5~7ml；③浓稠泥状食物 3~5ml；④肉团平均为 2ml。一般先以少量试之，然后酌情增加。为防止吞咽时食物误吸气管，可结合声门上吞咽法训练，在吞咽时使声带闭合好后再吞咽，吞咽后紧接咳嗽，可除去残留在咽喉部的食物残渣。

（2）进食速度：为减少误吸危险，应调整合适的进食速度，前一口吞咽完成后再进食下一口，避免两次食物重叠入口的现象。

（3）代偿性吞咽训练：根据病人进食情况及不同时期的吞咽特点，可采用代偿性方法（表5-2）。

表 5-2　代偿性吞咽训练方法

方法	步骤	适应证	禁忌证
低头吞咽	先把食物或液体放在口中，下颌与胸骨柄接触。背要保持直立，下巴尽量贴往胸部	脑神经性病人；延迟吞咽的病人	口腔控制不佳者，因可导致食物从口流出
转头或头旋转吞咽	把头转向弱及瘫痪的一边，食物从强壮及健侧吞下	单侧咽功能减弱的病人	
空吞咽与交替吞咽	每次进食吞咽后，反复做几次空吞咽，使食团全部咽下，然后再进食；亦可每次进食后饮少量的水	清除口腔或咽喉内的食物残留物	
侧卧进食法	指示病人在床上健侧卧位，然后吞咽	因咽收缩弱而导致食物弥漫残留在咽喉的病人；利用地心吸引力把弥漫的食物残留凝聚在健侧	口腔功能不全的病人

（三）间歇管饲技术

指不将导管留置于胃内,仅在需要补充营养时,将导管经口或鼻插入食管或胃内,进食结束后即拔除。间歇管饲可使消化道保持正常的生理结构,促进吞咽功能的恢复。手法简单、安全。具体操作步骤如下:

（1）评估:开始管饲饮食之前,应评估营养状态,以确定营养素的日需量。

（2）体位:根据病人病情取坐位或半卧位（床头至少摇高 30°）,无法坐起的取右侧卧位。

（3）清洁、润滑:清洁口腔和鼻腔,用蜂蜜或饮用水润滑导管。

（4）插入胃管:嘱病人张嘴,必要时放好牙垫,将导管经鼻或口插入食管,同时嘱病人做吞咽动作,插入长度约 18~22cm。

（5）判断、固定:回抽是否有胃液,若有则在胃管内;若需进一步确定,可往导管内缓慢注入 10ml 空气,听气过水声;确定在胃管内后可注入 20~50ml水,如没有不良反应,则用胶布将胃管固定后即可注入食物。

（6）喂食:测量食物温度,注食速度为 50ml/min,注入食物应从少量开始,经 2~3 日观察无明显不适后,再逐渐增加注入量每次可达 300~500ml,注食完成后再注入适量的水。

（7）拔管并安置病人:每次注完食物和水后拔除导管,保持喂食时姿势30 分钟。

（8）清洗导管:用后的导管用水冲洗干净,自然环境晾干以便下一次使用,每 1~2 周更换 1 次。

（四）并发症的预防和护理

1. 营养不良　及时请营养师评估病人营养状况并采取胃肠外或胃肠内营养。

2. 误吸及误吸性肺炎

（1）经口进食病人:对于经口进食或由管饲过渡到经口进食吞咽障碍病人而言,为预防误吸的发生,护士及照顾者要严格观察病人每一次经口进食情况,做到如下几点:①不要让病人在无人看护下进食;②如果病人经口进食,需严格遵守吞咽障碍评估后制订的饮食计划;③建议病人在进食中尽可能取坐位,并保持躯干 90°角,颈和头前屈有助于防止误吸;④观察病人进食中是否有咳嗽、呛咳、清嗓子或呼吸困难等表现;⑤保持安静的环境,减少干扰,最好没有电视干扰。

（2）管饲过渡到经口进食病人:必须监控过渡进程,逐步谨慎地调整治疗计划,防止误吸和反流的发生。任何肺组织的急慢性炎症提示存在误吸的可能性,需要立即向病人的主管医生报告。病人由于沉浸于能够重新经口进食的兴奋中,往往会忽略并发症的预防。

（3）管饲病人

1）确保喂养管位置正确：放置胃管后，每次间断喂养前或持续喂养每次换喂食物前均需检查胃管位置。

2）减少胃残余量：胃残余量过多可增加反流和误吸的危险，可通过回抽胃内容物来确定胃残余量。如果自上一次喂养后2小时，胃内容物有100ml，或1小时后有大约50%的喂养液残留在胃内，提示病人消化不良，有胃潴留，此时要暂停鼻饲或将胃内潴留物抽干净后，按常规减半进行鼻饲，必要时辅助促消化药。

3）给予合适的体位：①坐位或半卧位：食物反流、胃潴留等是重型颅脑损伤病人行鼻饲喂养常见并发症。②侧卧位：对于脑出血早期和有明显颅内压增高的病人，插管时将病人头部托起有造成脑疝的危险，采取侧卧位插管法，不仅能防止呕吐误吸，还适用于气管插管病人。双侧脑卒中的病人，取侧卧位，可增加胃管通过咽的腔隙。③平卧位：一侧脑卒中病人取平卧位，选择健侧的鼻腔置管，可使胃管经健侧咽后壁入食管。④俯卧位：昏迷病人置胃管，可取俯卧位。此体位使舌后坠减轻，口咽通道不再受阻，口腔分泌物自然流出，使呼吸道通畅，置管顺利。

4）及时清除口腔内分泌物：误吸呼吸道的物质有3种：口咽细菌、微粒物质和酸性胃内容物。将口腔、咽分泌物中的细菌误吸入呼吸道是老年人感染吸入性肺炎的重要危险因素，尤其是口腔卫生较差的老年人容易并发肺炎。对于管饲病人，防止肺炎最佳的治疗策略之一，是采取侵入性的口腔护理和经口腔抽出过多的咽分泌物，如果气管插管病人有大量的分泌物，可以经气管套管抽吸。

5）密切观察病情：仔细观察病人痰液性状及量的变化，判断痰液是否与鼻饲有关，如果确定是胃内容物反流所致误吸，必须明确引起的原因并加以改正，必要时停止鼻饲，以免加重病人肺部感染，应根据痰液细菌培养，合理使用敏感的抗生素。

（4）胃造瘘病人：护理中应掌握食物的量、输注的速度、温度；选择合适的体位，半坐位（床头角度≥30°）符合食物在消化道的正常运动方向，即使对胃排空不良的病人也可减少食物的反流，因此管饲过程和管饲后半小时内给病人采取半坐位，管饲后1小时内尽量不吸痰。病人一旦发生误吸，应尽快吸出口腔、咽喉、气管内的食物，情况较严重时可用纤维支气管镜冲洗，配合抗生素治疗。

（5）人工呼吸道病人：除合理选择胃管，减少咽及食管的刺激，正确的管饲体位，适宜的喂养方式，合理安排吸痰时间等干预外，重点应采取如下措施：

1）气囊压力的调节：气囊压力过大易导致气管黏膜缺血性损伤甚至坏死，随后瘢痕形成而致气管狭窄，严重时可发生穿孔，导致气管食管瘘。相反，压力过小则充气不足，可导致吸呼道漏气，发生潮气量不足、误吸等并发症，故调整气囊压力非常重要。气囊压力测定的方法有很多，一般临床常用的有手捏气囊感觉法、定量充气法及气囊压力表测量法。

2）气囊放气护理：气囊定时放气，可预防充气时间过长压迫气管壁导致的并发症，一般每 4~6 小时放气 3~5 分钟。气囊放气前，可采用简易呼吸囊辅助清除气囊上滞留物，以预防其误入呼吸道而导致吸入性肺炎，甚至窒息。气囊放气或充气应匀速缓慢，以免刺激支气管壁黏膜诱发咳嗽。

3）预防肺部感染：机械通气的病人，口腔自洁作用较差，易导致感染，应每日更换牙垫，加强口腔护理。由于气囊滞留物中存活的细菌多为耐药菌，即使少量进入肺部也可能导致严重的肺部感染，因此要格外注意防止气囊滞留物进肺部。在病人自主呼吸恢复，撤离呼吸机与拔出气管插管之间的一段时间，不可直接将气囊置于放气状态。因为人工呼吸道仍存在，没有气囊的作用，口、鼻腔分泌物会直接入呼吸道引起肺部感染，严重者可致呼吸困难，甚至窒息。给予病人鼻饲时，应将气囊充气，以免误吸或食物向呼吸道反流。

3. 脱水　吞咽障碍病人应定期监测血清电解质、尿比重、尿量及中心静脉压。每日监测 24 小时出入水量。每日尿量应保持在 1000~1500ml，若不能经口进食液体或食物时，需间歇管饲，留置胃管或静脉补液。24 小时至少应输入 1500~2000ml 液体，注意速度不宜过快，以防心力衰竭及肺水肿。有高热、出汗过多、腹泻或呕吐时应增加输液量。为了维持电解质的平衡，每日补充钠 50~70mmol 和钾 40~50mmol。

（五）心理疏导

做好心理护理是训练成功的基础和保证。由于吞咽障碍者言语不清，表达力差，容易出现烦躁，易怒和情绪抑郁，有的甚至拒食。因此，在进行饮食训练的同时，针对不同病人的性格特点、文化程度和社会阅历等进行有的放矢的心理疏导。使病人理解吞咽机制，掌握训练方法，恢复自信意识，积极主动配合训练。

四、康复教育

根据吞咽障碍病人病情的特点及照顾者对误吸的认知情况，有选择性地对照顾者进行教育。

1. 误吸的预防教育　告知病人及家属误吸的危险性及主要症状，可能致使病人发生误吸的行为动作，进食及喂食需观察的内容。

（1）对饮水有呛咳的病人，指导照顾者避免进食汤类流质，将食物做成糊状。食团大小要适宜，一般1汤匙为宜，一口量不要太大，进食不宜过快过急。待一口食物完全咽下再食用下一口，进食时注意力要集中。进食后不宜立即平卧休息，而保持坐位或半卧位30分钟以上，以避免胃内容物反流。

（2）咳嗽、咳痰多和气急的病人，进食前要鼓励病人充分咳嗽、咳痰，避免进食中咳嗽，进食后不能立即刺激咽喉部，如刷牙、口腔护理，进食时应将义齿戴上。

（3）病人出院前加强对照顾者的指导，使病人在家中仍可得到较好的护理。

2. 误吸病人的紧急处理教育　告知病人家属发生误吸时的现场急救处理措施。

（1）若误吸食物在咽喉壁，用手掏出或用食物钳钳出最为迅速有效。

（2）易碎的固体异物，采用海姆立克急救法。即将病人倒转，呈俯卧位，头部在下，用手拍击背部，促使异物滑出；也可握拳放于病人的剑突下向膈肌方向猛力冲击上腹部，造成气管内强气流，使阻塞呼吸道的异物排出；或让病人仰卧，用拳向上推其腹部，利用空气压力将异物冲出喉部。

第九节　面瘫的康复护理

一、概述

1. 定义　颜面肌分表情肌和咀嚼肌，前者由面神经支配，后者由三叉神经支配。本节所述面瘫仅讨论表情肌麻痹，即面神经麻痹的有关内容。

2. 分类　面神经麻痹（facial palsy）又称面瘫，可分为中枢性面瘫和周围性面瘫两大类型。

（1）中枢性面瘫：系对侧皮质－脑桥束受损所致，因上组面肌未受累，故仅表现为病变对侧下组面肌的瘫痪，并常伴有该侧的偏瘫。

（2）除特发性面神经麻痹外，其他引起周围性面瘫的原因主要有以下几种：Guillain-Barré综合征（脑神经型）、脑桥病变、小脑脑桥角损害、面神经管邻近部位的病变、茎乳孔以外的病变等。

3. 临床表现　面神经麻痹最明显的症状，就是麻痹的半边脸部失去了表情动作的能力，表现为额纹消失、不能皱额蹙眉、鼻唇沟变浅。脸麻、口齿不清、失去味觉、口角歪斜、流口水及眼睑不能闭合或闭合不全等。

（1）上组面肌瘫痪：导致病侧额纹消失，不能抬额、蹙眉，眼睑不能闭合或闭合不全，闭眼时眼球向上方转动而露出白色巩膜（称Bell现象）。因眼轮匝肌瘫痪,下眼睑外翻,泪液不易流入鼻泪管而渗出眼外。

（2）下组面肌瘫痪:表现为病侧鼻唇沟变浅,口角下垂,嘴被牵向病灶对侧,不能撅嘴和吹口哨,鼓腮时病侧嘴角漏气。由于颊肌瘫痪,咀嚼时易咬伤颊黏膜,食物常滞留于齿颊之间。

（3）严重损伤者,面肌麻痹显著,甚至见于面部休息时。病人下半部面部肌肉松弛、面纹消失,颈阔肌裂隙较正常宽,面肌和颈阔肌随意和协同运动完全消失。当病人试图微笑时,下半部面肌拉向对侧,造成伸舌或张口时出现偏斜的假象。唾液和食物聚集在瘫痪侧,病人不能闭眼,随闭眼动作可见眼球向上、并略向内转动。当病变位于周围神经至神经节时,泪腺神经失去作用,不能通过眼睑运动将眼泪压进鼻泪管,导致结合膜囊内眼泪聚集过多。因上眼睑麻痹,角膜反射消失,通过眨动另一侧眼睑才表明存在角膜感觉和角膜反射的传入部分。

（4）尽管面神经也传导来自面肌的本体感觉和耳翼、外耳道小范围的皮肤感觉,但是很少发觉这些感觉缺失。

二、康复护理评估

1. 通过主观评估法观察病人面部运动以了解病人面瘫程度。

2. 通过简单测量法、线性测量法、计算机辅助灰度对比法、计算机辅助视频检测系统等客观评估法评估病人面瘫程度。

三、康复护理措施

1. 预防眼部并发症　由于眼睑闭合不全或不能闭合,瞬目动作及角膜反射消失,角膜长期外露,易导致眼内感染,损害角膜,因此眼睛的保护非常重要。减少用眼,外出时戴墨镜保护,同时滴一些有润滑、消炎、营养作用的眼药水,睡觉时可戴眼罩或盖纱块保护。

2. 局部护理　①热敷祛风:以生姜末局部敷于面瘫侧,每日半小时。②温湿毛巾热敷面部,每日 2~3 次,并于早晚自行按摩患侧,按摩时力度要适宜、部位准确。

3. 饮食护理　清淡饮食,避免粗糙、干硬、辛辣食物;有感觉障碍的病人应注意食物的冷热度,以防烫伤口腔黏膜,造成重度口腔溃疡;指导病人饭后及时漱口,清除口腔患侧滞留食物,保持口腔干净,预防口腔感染。

4. 功能训练　指导病人尽早开始面肌的主动与被动运动。只要患侧面部能活动,就应进行面肌功能训练,可对着镜子做皱眉、举额、闭眼、露齿、鼓腮和吹口哨等动作,每日数次,每次 5~15 分钟,并辅以面肌按摩,以促进早日康复。

5. 治疗时注意面部保暖,避免受冷风吹,忌冷水洗脸,不食刺激性食物。每日按摩 1~2 次,对治愈面瘫大有裨益。

6. 心理护理　病人多为突然起病,难免会产生紧张、焦虑、恐惧的情绪,有的担心面容改变而羞于见人或治疗效果不好而留下后遗症,这时要根据病人不同的心理特征,耐心做好解释和安慰疏导工作,缓解其紧张情绪,使病人情绪稳定,身心处于最佳状态接受治疗及护理,以提高治疗效果。

四、康复教育

1. 防风、防寒,尤其患侧耳后茎乳孔周围应予保护,预防诱发。外出时可戴口罩、系围巾,或使用其他改善自身形象的恰当修饰。

2. 指导进食清淡食物,保持口腔清洁,预防感染;保护角膜,防止角膜溃疡。

3. 鼓励病人保持心情愉快,要以乐观平和的精神状态面对工作和生活,减轻心理压力,避免过度劳累。

4. 如果面部出现麻木等不适,应该及早就医。

第十节　心理康复护理

一、概述

1. 定义　不少伤残病者因伤残缺陷而悲观失望,产生轻生念头,这些不良情绪直接影响康复效果,康复护士工作中及时地给予相应的心理支持,进行心理疏导的过程即心理康复(psychological rehabilitation)。

2. 主要心理障碍

(1)情感脆弱、易激动、发怒。

(2)敏感性较强、猜疑心重、主观异常感觉增强。

(3)焦虑:病人对自身健康或客观事物作出过于严重的判断和体验,其心境处于一种极坏的状态中。

(4)抑郁:悲观抑郁的情绪往往发生在有严重疾病的病人身上。

(5)紧张、恐惧。

(6)否认:否认是一种消极的心理防御。这种情绪时间根据个体差异长短不一,有的几日、有的可数周或数月。

(7)孤独、寂寞:是患病后情绪低落、紧张,又与周围的人难以融洽,沉默寡言而产生的一种孤独、寂寞。

(8)消极、绝望、无助:当病人感到生命受到威胁,对疾病完全失去信心,对前途无望时所产生的一些情绪。病人严重忧郁、焦虑、夜不能寐,对外界事物反应冷淡、迟钝,有的甚至产生自杀念头。

（9）依赖:病人在患病后受到家人朋友的照料,对自己日常生活活动行为表现出信心不足,变得被动、顺从、情感脆弱、依赖性强。

（10）同情:病人之间共同的遭遇与朝夕相处,其相同的命运使他们相互间极易产生同情的心理、关怀和友谊,这是一种积极的心理情绪。

（11）期待:指病人对未来存在着美好的向往、期待疾病发生转机,这是一种渴望生存的精神,也是一种健康积极的心态。

二、康复护理评估

1. 评估病人性格是内向或外向、态度积极或消极、情绪乐观或悲观、认知得当或失当等,从而及时发现病人是否有心理障碍。

2. 使用焦虑、抑郁的评估量表评估病人是否有焦虑、抑郁等心理状态。

三、康复心理措施

1. 环境与病人之间的关系　病房的色调、光线、空气、声响等无不影响着病人的情绪。因此,病房环境要整洁美观,色调和谐,阳光充足,空气流通,无各种气味和噪声,空间宽敞,床褥舒适,生活设备安全方便。

2. 建立良好的护患关系　护士与病人之间建立良好的关系是心理护理取得成效的关键。护患关系是建立在相互尊重、信任、合作的基础上,共同以病人的疾病和心理康复为目的的治疗性关系。这种治疗性关系,主要通过护士的言、行、神、态去影响病人而建立。护士在日常工作中的良好言行与病人积极的心理状态,在治疗中所起的作用是不容忽视的。

（1）言语:不仅是人之间的交际工具,而且是治疗疾病的一种手段。护士真诚的交谈、安慰、鼓励均可帮助病人正确认识和对待自己的疾病,减轻和消除消极情绪,如对心情不好的病人给予劝导、抚慰,使其心情愉快;对疑虑的病人给予解释,消除疑虑;对悲观消极的病人给予鼓励,使其得到精神上的支持,增强战胜疾病的信心。

（2）行为:护士的行为对病人有着直接的影响。懒散、懈怠令人厌恶;轻佻、潦草使人产生不安全感和不信任感;慌乱、冒失令人恐惧、疑虑。因此护士在操作过程中应认真、熟练、轻柔、严谨,从行为举止上给病人以信心和精神上的安慰。

（3）神情:在心理学上称为非词语性交流,神情可以在举止及目光中流露出来,护士要学会控制情绪,切忌惊慌失措,时刻保持乐观开朗、精神饱满的情绪,以此去感染病人。

（4）态度：包括待人接物的态度和自身的仪表、风度、姿态等。护士应和蔼可亲、热情周到、端庄大方，这是建立良好护患关系的重要因素。

（5）促进病友间良好情绪的交流：病房是个小集体，在病友间建立良好的人际关系，可以互相照料、互相关心、互相消除不安的情绪，并可在交往中增进友情、消除孤独，减轻疾病带来的痛苦。

（6）合理安排病人的生活：从病人的实际需求出发，合理安排丰富多彩的文娱生活，可以加速病人对医院环境的适应。

（7）争取家属及亲友的密切配合：护士要做好家属的思想工作，与家属保持良好关系，稳定家属的情绪，并向家属亲友进行保护性的医疗指导，使家属明白自己的情绪将会影响病人治疗及康复效果。

（8）视病人为社会的一员：病人的躯体症状、情绪或行为障碍与人际关系不协调有着重要的关系，因此，心理治疗还要通过调整病人与其周围人的人际关系，以利病人的康复。

四、康复教育

1. 指导伤残者发展健全人格，激励病人培养积极的生活态度，真正使病人以积极的态度面对人生、面对社会。

2. 帮助有不良应对方式的病人建立积极的心理防御机制，向病人解释消极应对模式的危害，帮助病人运用积极的模式促进机体的康复，充分发挥心理防御机制对疾病的治疗作用。

3. 帮助无助的病人建立社会支持系统，缺乏社会支持的病人，应调动其利用社会支持的积极性，同时向家属说明为病人提供社会支持的作用、意义和方法，共同为促进病人康复建立良好的心理社会支持系统。

4. 指导病人认识心理疾病的特点、常见症状、治疗要点等。

（李免花　张　燕）

第六章　康复护士必备基本技能

第一节　体位摆放与转换

一、概述

1. 定义　体位是指人的身体所保持的姿势或某种位置。在康复护理中，为了预防或减轻挛缩和畸形的出现，护士应根据疾病恢复的特点，协助并指导病人摆放正确、舒适的体位，以防止后期出现并发症和继发性损害。

2. 分类　体位摆放包括良肢位、功能位、抗痉挛位。

（1）良肢位：指躯体、四肢的良好体位，具有防畸形，减轻症状，使躯体和肢体保持在功能状态的作用。

（2）功能位：指当肌肉、关节功能不能或尚未恢复时，必须使肢体处于发挥最佳功能活动的体位。

（3）抗痉挛位：指烧伤病人应保持的正确体位，即应与烧伤部位软组织方向相反的体位，这种体位有助于预防痉挛。

3. 目的　正确的体位摆放能有效预防和减轻关节痉挛或畸形，使躯干和肢体保持在功能状态的作用，定时更换体位有助于预防并发症的发生。

二、康复护理评估

评估病人皮肤情况、肢体功能状态、体位摆放用物等。

三、康复护理措施

（一）体位摆放

1. 脑损伤病人良肢位的摆放　早期实施良肢位的摆放可有效抑制痉挛、预防肩关节半脱位、防止骨盆后倾和髋关节外旋、早期诱发分离运动等，为后期的康复打下良好基础。脑损伤病人良肢位摆放包括患侧卧位、健侧卧位、仰卧位、床上坐位、轮椅上坐位等。一般来说，应尽可能少用仰卧位，因为这种体位紧张性受颈反射和迷路反射的影响，异常反射活动最强，而且骶尾部、足跟和外踝等处发生压力性损伤的危险性增加。鼓励采用患侧卧位，其次是健侧卧位。

（1）患侧卧位：即患侧肢体在下，健侧肢体在上的侧卧位。该体位可伸展患侧肢体、减轻和缓解痉挛，使瘫痪关节韧带受到一定压力，促进本体感觉的输入，同时利于健侧肢体自由活动。取患侧卧位时，病人的头下给予合适高度的软枕，头部固定保持中立位，躯干稍向后旋转，患侧肩胛骨内侧缘不离开床面，后背用枕头支撑。患臂前伸，将患肩向前平伸以避免受压和后缩，与躯干呈90°，前臂外旋，使腕被动地背伸；手指伸展，掌心向上，手中不放置任何东西，以免诱发抓握反射而强化患侧手的屈肌痉挛。患侧髋关节伸直，膝关节略为屈曲，必要时佩戴矫形支具。健侧上肢应放在身上或软枕上，避免放在身前，以免因带动整个躯干向前而引起患侧肩胛骨后缩。健侧下肢应充分屈髋屈膝，腿下放一软枕支撑（图6-1）。

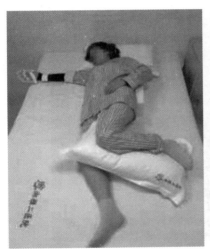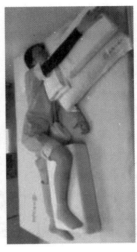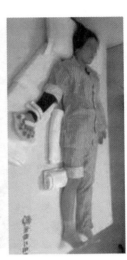

图6-1　脑损伤病人的良肢位摆放

（2）健侧卧位：即健侧肢体在下方，患侧肢体在上方的侧卧位。此体位避免了患侧肩关节的直接受压，减少了患侧肩关节的损伤，但是限制了健侧肢体的主动活动。取健侧卧位时，病人的头下给予合适的软枕以良好的支持，保证病人感到舒适并保持颈椎向患侧侧屈。胸前放1软枕，直至患侧腋窝，高度与双肩同宽，患肩充分前伸，与躯干呈100°，患侧肘关节伸展，腕、指关节伸展放在枕上，掌心向下。患侧髋关节和膝关节尽量屈90°，置于体前另一软枕上，注意患侧踝关节不能内翻悬在软枕边缘，以防造成足内翻下垂，必要时佩戴矫形支具。健侧肢体自然放置（图6-1）。

（3）仰卧位：即面朝上的卧位。仰卧位时，病人使用的软枕不宜太高，以防因屈颈而强化病人的痉挛模式。患侧肩下垫一软枕，使肩部上抬前挺，以防肩胛骨向后挛缩，患侧上臂外旋稍外展，与躯干呈30°，肘、腕关节伸直，掌心朝上，手指伸直并分开，必要时佩戴矫形支具，整个患侧上肢放置于枕头上。患侧臀部放一薄枕,防止下肢外展、外旋。膝下垫毛巾卷,保持膝微屈曲。避免任何用物压在患足上,足底不要放任何东西,以防止增加不必要的伸肌模式的反射活动,必要时佩戴矫形支具(图 6-1)。

(4)床上坐位:当病情允许,应鼓励病人尽早在床上坐起。但是床上坐位难以使病人躯干保持端正,容易出现半卧位姿势,助长躯干的屈曲,激化下肢的伸肌痉挛。因此在无支撑情况下应尽量避免这种体位。取床上坐位时,病人背部给予多个软枕垫实,使脊柱伸展,达到直立坐位的姿势,头部无须支持固定,以利于病人主动控制头的活动。将薄枕垫在瘫痪侧大腿外下方,以防止下肢外展、外旋。膝下垫毛巾卷,保持膝关节微屈。在病人前方放置桌子,将双上肢放于桌上,对抗躯干前屈(图 6-2)。

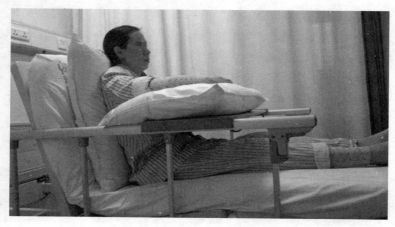

图 6-2 床上坐位

(5)轮椅上坐位:选择合适的轮椅,达到和保持直立坐姿,因此只要病人一般情况允许,应尽量从床上移到轮椅上。取该坐位时,帮助病人保持上半身竖直的坐位,体重平均分布在两侧臀部,背后可放置软枕或折叠好的浴巾以促进躯干伸展。患侧髋膝踝关节尽量保持 90°,无内收或外展、外旋。瘫痪侧前臂旋后放在轮椅桌上。

2. 脊髓损伤病人,主要是颈髓损伤病人的体位摆放。

(1)仰卧位:①头下、两肩下垫软枕,使肩上抬前伸位,避免后缩,头两侧固定。②肩胛、上肢、髋、膝、踝下垫枕。③伸肘,腕背伸约 30°~40°,手指稍屈曲,拇指对掌。④踝背屈至中立位。

(2)侧卧位:①在胸壁和双上肢之间放一枕头。②下方上肢的肩关节拉出以避免受压和后缩,臂前伸,前臂旋后。③上方上肢的肩前屈,稍屈肘,前臂旋前。④腕背伸约 30°~40°,手指稍屈曲,拇指对掌。⑤双下肢稍屈髋、屈膝。

踝背屈,脚趾伸展。⑥背后用长枕靠住,以保持侧卧位。

3. 骨关节疾病病人功能位摆放　功能位有利于肢体恢复日常生活活动,例如:梳洗、进食、行走等,即使发生挛缩或僵直,只要作出最小的努力即可获得最基本的功能。在临床上,常采用绷带、石膏、矫形支具、系列夹板等将肢体固定于功能位。

（1）上肢功能位:肩关节屈曲 45°,外展 60°（无内、外旋）;肘关节屈曲 90°;前臂中间位（无旋前或旋后）;腕关节背伸 30°~45°并稍内收（即稍尺侧屈）;各掌指关节和指间关节稍屈曲,由示指至小指屈曲度有规律的递增;拇指在对掌中间位（即在掌平面前方,其掌指关节半屈曲,指间关节轻微屈曲）。

（2）下肢功能位:下肢髋关节伸直,无内、外旋,膝关节稍屈曲 20°~30°,踝处于 90°中间位。

4. 烧伤病人抗挛缩体位　在烧伤急性期,正确体位摆放可减轻水肿,维持关节活动范围,防止挛缩和畸形,以及使受损伤的功能获得代偿。烧伤病人常采取屈曲和内收的舒适体位,极易导致肢体挛缩畸形。抗挛缩体位原则上取伸展和外展位,但不同的烧伤部位体位摆放也有差异,也可使用矫形器协助。烧伤病人身体各部位抗挛缩体位见表 6-1。

表 6-1　烧伤病人的抗挛缩体位

烧伤部位	可能出现的畸形	抗挛缩体位
头面部	眼睑外翻,小口畸形	戴面具,使用开口器
颈前部	屈曲挛缩	去枕,头部充分后仰
肩	上提、后撤、内收、内旋	肩关节外展 90°~100°并外旋
肘	屈曲并前臂旋前	肘关节处于伸展位
手背部	MP 过伸,PIP 和 DIP 屈曲,拇指 IP 屈曲并内收,掌弓变平（鹰爪）	腕关节背伸 20°~30°,MP 屈曲 90°,PIP 和 DIP 均为 0°,拇指外展及对掌位
手掌部	PIP 和 DIP 屈曲,拇指 IP 屈曲并内收	MP、PIP 和 DIP 均为 0°,拇指外展,腕背伸 20°~30°
脊柱	脊柱侧凸,脊柱后凸	保持脊柱成一条直线,以预防脊柱侧弯,尤其是身体一侧烧伤者
髋	屈曲、内收	髋关节中立伸展位;如大腿内侧烧伤,则髋关节外展 15°~30°
膝	屈曲	膝关节伸直位
踝	足趾屈曲并内翻	踝关节背屈 90°位,防止跟腱挛缩

注:DIP:远端指间关节;PIP:近端指间关节;MP:掌指关节;IP:指间关节。

（二）体位转换

1. 脑损伤病人体位转换训练

（1）床上翻身：包括向患侧翻身和向健侧翻身。

1）向患侧翻身：①主动向患侧翻身：病人仰卧，患侧上肢放于胸前，健侧下肢屈曲，健上肢拉住患侧床栏，翻向患侧（图 6-3）。②辅助下向患侧翻身：方法同上，向患侧翻身比向健侧翻身相对容易，但应注意避免患侧肩部受损。

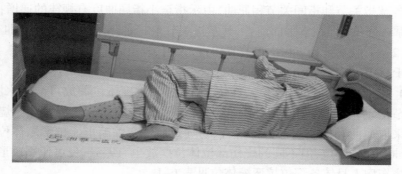

图 6-3 主动向患侧翻身

2）向健侧翻身：①主动向健侧翻身：病人仰卧，双上肢 Bobath 握手（即双手交叉相握，患手拇指置于健手拇指上方）伸肘，肩上举约 90°，健足置于患足下方。健上肢带动患上肢先摆向健侧，再反方向摆向患侧，以利用躯干的旋转和上肢摆动的惯性向健侧翻身（图 6-4）。②辅助下向健侧翻身：仰卧位，指导病人健手将患手拉向患侧，健侧腿插入患侧腿下方。护士在患侧控制病人肩胛骨、骨盆，辅助病人翻至健侧。

（2）床上移动：包括横向移动和纵向移动。

1）床上横向移动：①向健侧横向移动：病人仰卧位，健足置于患足下方，利用健下肢将患下肢抬起向健侧移动，用健足和肩支起臀部，同时将臀部移向健侧，臀部侧方移动完毕后，再将肩、头向健侧移动（图 6-5）。②向患侧横向移动：按上述要领进行，但需要护士辅助抬起和移动臀部。

2）床上纵向移动：①向上方移动：健侧立膝，肘部稍屈；用健侧手和脚的力量使身体向上方移动（可握床栏杆）（图 6-6）。②向下方移动：比较困难，需要护士抬起并移动臀部。

（3）卧位-坐位转换：病人掌握了床上翻身及移动技术后即要开始坐起训练。

1）独立坐起：病人健手握住患手，双腿交叉，用健侧腿将患侧下肢放至床边，同时颈部前屈，身体转向健侧；健手松开患手，健足将患侧小腿移到床沿

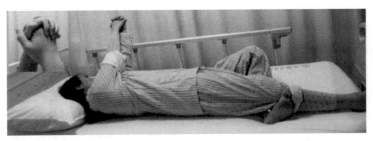

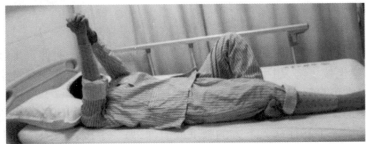

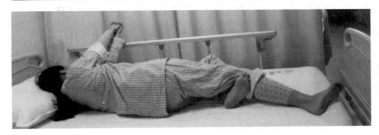

图 6-4　主动向健侧翻身

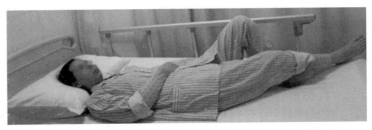

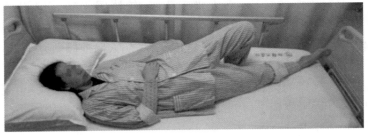

图 6-5　向健侧横向移动

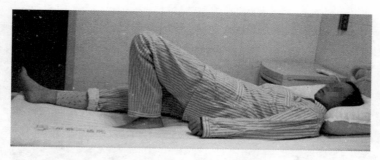

图 6-6　向上方移动

外，使双侧小腿都离开床面；健侧肘于体侧撑起身体，抬头；肘伸直坐起至床边坐位。调整坐位姿势，患手放在大腿上，足与地面接触。从健侧翻身坐起比较容易，病人常可自己完成。

2）辅助下坐起：侧卧位，病人自主完成两膝屈曲，护士协助病人将双腿放于床边，然后一手托住病人下方的腋下或肩部，另一手按着病人位于上方的骨盆或两膝后方，嘱病人向上侧屈头部的同时，以骨盆为枢纽使其转移成坐位。

（4）坐位 – 站立位转换：包括在护士帮助下站起和自己站起。

1）辅助站起：①病人坐在床或椅子前缘，双足平放地上，膝位于足尖上方（屈膝 >90°）。②护士面向病人站立，将患侧上肢放在自己肩上或用上肢托住，一手放在患侧肩胛骨处，一手放在健侧骨盆后缘，双膝夹住患膝两侧（或是用自己的膝放在患膝内侧，足放在患足外侧，从内外方向固定下肢）。③站起时，病人身体前倾，重心转移双膝之间，双足不动，护士双手向前、向上引导，同时发出口令"起来"，顺势将病人托起。④站起后，用自己的膝部稍顶住患膝，防止"打软"。⑤调整好站立位姿势，保持抬头、挺胸、体重均匀分布在双侧下肢上。⑥坐下时，身体前倾，臀部向后，缓慢移动重心，直到完全坐下。

2）独立站起：①病人坐在床边或椅子前缘，双足平放地上，膝位于足尖上方，双手交叉相握，上肢向前、向上抬起。②同时，身体前倾，当双肩向前超过双膝位置时，立即抬臀，伸展膝关节，站起。

（5）床 – 轮椅间转移：包括从床到轮椅的转移和从轮椅到床的转移。

1）从床到轮椅的转移：病人坐于床缘，轮椅置于病人健侧，与床成呈30°~45°夹角，关刹车，若轮椅扶手可拆卸，卸下近床侧扶手，抬起脚踏板。患足位于健足稍后方，健手支撑于轮椅远侧扶手，病人向前倾斜躯干，抬起臀部，以健侧下肢为支点旋转身体，直至病人背靠轮椅（图 6-7）。

2）从轮椅到床的转移：轮椅斜向床边，以健侧临近床缘，制动，若轮椅扶手可拆卸，卸下近床侧扶手，抬起脚踏板。健手支撑站起，再用健手扶床，边转身边坐下（图 6-8）。

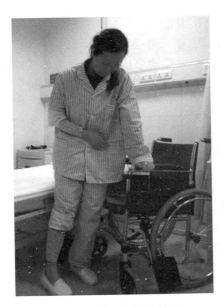

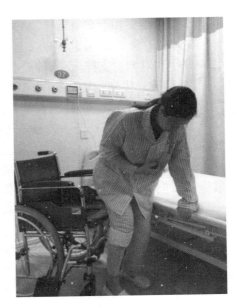

图 6-7 从床到轮椅的转移　　　　　图 6-8 从轮椅到床的转移

2. 脊髓损伤病人体位转换训练

（1）翻身训练：颈髓损伤病人独立翻身困难，需帮助翻身。

1）全辅助下翻身法（急性期）：①将床单卷起，置于病人体侧，1 人固定住病人头部。②听号令一起将病人移向床的一侧，将翻身侧上肢外展。③听号令一起将病人翻向另一侧（注意保护脊柱不发生旋转），在背后、头、双上肢、下肢间垫上枕头。

2）独立翻身法：双上肢向身体两侧用力摆动；头转向翻身侧，同时双上肢用力甩向翻身侧，带动躯干旋转而翻身；位于上方的上肢用力前伸，完成翻身动作。

3）利用布袋进行翻身：将布带系于床栏或床架上，腕部系住带子；用力屈肘带动身体旋转，同时将另一侧上肢摆向翻身侧；松开带子，位于上方的上肢前伸，完成翻身。

（2）卧位 – 坐位转换

1）四肢瘫病人从侧卧位坐起：①翻身至侧卧位，移动上身靠近下肢。②利用上方上肢勾住膝关节的同时下方肘关节用力支撑于床面，使其身体重心向上方移动，下方上肢完全伸展。③进一步支撑床面，从而完成由侧卧位至双手支撑的长坐位。

2）四肢瘫病人从仰卧位坐起：适用于 C_7 以下的脊髓损伤的病人。①头和上半身用力转向身体两侧，将双肘放到身后支撑上身，头和上半身反复转动。②继续将头和上半身旋转,将两肘伸直至长坐位。

3)截瘫病人的坐起:①双上肢同时用力向一侧摆动,躯干转向一侧。②一只手和对侧肘支撑床面,伸展肘关节。③支撑移动至长坐位。

(3)床上移动:无论是横向移动还是纵向移动,都必须在坐位平衡下完成。

1)横向移动:①双手先放在髋部两侧,右手紧靠身体,左手距身体约30cm,伸肘,前臂旋后或中立位。②身体前倾,双手支撑抬起臀部,头和肩同时向右转动,使左上身前倾,头位于膝的上方。③双手支撑抬起臀部后,头和上肢进一步向前,右肩向后,向左移动骨盆。

2)纵向移动:①双下肢保持外旋位,膝放松。②双手放在髋部前方,靠近身体,伸肘,前臂旋后。③移动前倾,向前移动臀部。

(4)床–轮椅转移:包括两人协助法、垂直转移和侧方转移。

1)两人协助法(图6-9):①轮椅刹车固定于床边,与床呈20°角。②病人取坐位,躯干前倾,两臂交叉于肋下。③一位护士站立在病人身后,两腿夹住轮椅的一侧后轮,双手从病人的腋下穿过,抓住病人交叉的前臂,并夹紧其胸廓下部。④另一位护士面向床,双脚前后站立,双臂托住病人的下肢,一手放在大腿部,一手放在小腿部,病人越重,手的位置越高。⑤两位护士同时重心后移,抬起病人,再退一步将病人放在轮椅上。

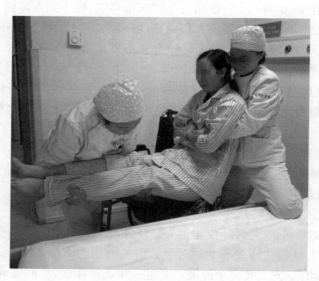

图6-9 两人协助转移法

2)垂直转移:①轮椅和床成直角,关好刹车。②病人坐在床上,背向轮椅,以双手在床上做支撑动作,慢慢把臀部移向床边。③用双手握住轮椅扶手的中央,用力撑起上身,使臀部落在轮椅上。④打开刹车,挪动轮椅直到足跟移到床边。⑤关好刹车,把脚放在脚踏板上。

3)侧方转移:①轮椅与床平行,关好刹车,卸去靠床侧的扶手。②病人取床边坐位,利用支撑动作把臀部抬高移向轮椅。③最后把脚放在脚踏板上。

四、康复教育

1. 指导病人及家属根据康复治疗和病情允许,选择合适的体位摆放和转换方法及间隔时间。

2. 在操作前向病人说明目的和要求,以取得配合。

3. 指导病人及家属注意安全,避免碰伤、跌倒,并注意以下几点。

(1)转移时空间要足够:床、椅之间转移时,椅子或者轮椅等放置的位置要适当(缩短距离及减少转换方向),去除不必要的物件。

(2)相互转移时,两个平面之间的高度尽可能相等,尽可能靠近,两个平面的物体应稳定,如轮椅转移前必须先制动、椅子转移时应在最稳定的位置等。

(3)体位转换后,应注意保持体位的稳定、舒适和安全,必要时使用软枕、海绵垫和其他支撑物等。

第二节 呼吸功能与体位排痰训练

一、概述

1. 呼吸功能训练技术

(1)定义:呼吸功能训练技术是指保证呼吸道通畅、提高呼吸肌功能、促进排痰和痰液引流、改善肺和支气管组织血液代谢、加强气体交换效率的训练方法。呼吸功能训练技术包括放松训练、缩唇呼吸、腹式呼吸训练、抗阻呼气训练、局部呼吸、呼吸肌训练、胸腔松动练习等。

(2)目标:尽可能恢复有效的腹式呼吸,改善呼吸功能。清除气道内分泌物,减少气道刺激因素,保持呼吸道卫生。采取多种措施,防治并发症。提高病人心功能和全身体能,尽可能恢复活动能力,重返社会。

(3)适应证:①慢性阻塞性肺疾病,主要为慢性支气管炎和肺气肿。②慢性限制性肺疾病,包括胸膜炎后、胸部手术后。③慢性肺实质疾病,如肺结核、肺尘埃沉着病(尘肺)等。④哮喘及其他慢性呼吸系统疾病伴呼吸功能障碍。⑤中枢神经系统损伤后肌无力,如高位脊柱损伤、急性或慢性进行性肌肉病变或神经病变。⑥严重骨骼畸形,如脊柱侧弯。

（4）禁忌证：①临床病情不稳定、感染尚未被控制者。②呼吸衰竭者。③呼吸功能训练可导致病人病情恶化者也不宜进行训练。

2. 排痰技术　又称为气道分泌物去除术，具有促进呼吸道分泌物的排出，维持呼吸道通畅，减少反复感染的作用。排痰技术主要包括有效咳嗽训练、辅助咳嗽技术、体位引流、叩击、振动等方法。

二、康复护理评估

评估病人呼吸形态、节律、潮气量等。

三、康复护理措施

（一）呼吸功能训练

1. 腹式呼吸训练（abdominal breath training）

（1）定义：也称膈肌呼吸，指强调膈肌呼吸为主的方法，以改善异常呼吸模式，提高膈肌的收缩能力和收缩效率，使病人的胸式呼吸为主变为腹式呼吸为主。用于慢性支气管炎肺气肿或阻塞性肺疾病病人。

（2）目的：肺通气量随着横膈活动增加而增加，提高了动脉血氧饱和度。膈肌活动时耗氧少，减少了辅助呼吸肌不必要的运动，降低呼吸频率，缓解呼吸困难。防止气道过早压闭，减少功能残气量。另外，膈肌呼吸在体外引流时有助于排除肺内分泌物。

（3）体位：病人取卧位或坐位（前倾依靠位）；也可采用前倾站位，即自由站立、两手互握置于身后并稍向下拉以固定肩带，同时身体稍前倾以放松腹肌；或身体稍前倾，两手支撑在桌面。让病人正常呼吸，尽量放松身体。

（4）方法：呼吸时腹部放松，先闭口用鼻缓慢地深吸气，病人的肩部及胸廓保持平静，此时只有腹部隆起，膈肌尽量下移，吸气至不能再吸时稍屏息2~3秒（熟练后可适当逐渐延长至5~10秒）；然后缩唇缓慢呼气，腹部尽量回收，缓慢吹气达4~6秒。卧位吸气时可用双手置于腹部，随吸气双手随腹部膨隆而向外扩张；呼气时腹部塌陷，同时双手逐渐向腹部内上加压，促进横膈上移。也可将两手置于肋弓，在呼气时向腹部内下加压以缩小胸廓，促进气体排出。此外，还可以采用抬臀呼气法，即采用仰卧位，两足置于床架上，呼气时抬高臀部，利用腹内脏器的重量将膈肌向胸腔推压，迫使横膈上抬；吸气时还原，以增加潮气量。重复上述动作3~4次后休息，不要让病人换气过度。呼吸要深而缓，要求呼气时间是吸气时间的2~3倍。深呼吸训练的频率每分钟为8~10次，持续3~5分钟，每日数次，熟练后增加训练次数和时间。

2. 抗阻呼气训练（expiratory resistance training）

（1）定义：是指在呼气时施加阻力的训练方法，用于慢性支气管炎肺气肿或阻塞性肺疾病的病人,以适当增加气道阻力。包括:缩唇呼气(吹笛样呼气)、吹瓶呼吸、发音呼吸。

(2)目的:减轻或防止病变部位支气管在呼气时过早塌陷,从而改善呼气过程,减少肺内残气量。降低呼吸频率。增加潮气量及增强运动耐力。

(3)方法:病人处于舒适放松姿势。呼气时必须被动放松,并且避免腹肌收缩(将双手置于病人腹肌上,以判断腹肌有否收缩)。指导病人缓慢地深吸气。然后让病人轻松地做出吹笛姿势呼气,训练时病人应避免用力呼气,因为吹笛姿势下用力或延长呼气会增加气道的乱流,以致细支气管功能进一步受限。每次呼气持续 4~6 秒,吸气和呼气时间比为 1∶2,每日练习 3~4 次,每次15~30 分钟。

3. 局部呼吸(segmental breathing)　指在胸部局部加压的呼吸方法。护士把手放于需加强部位,在吸气时施加压力。用于增加胸部局部的呼吸能力。

(1)单侧或双侧肋骨扩张(lateral costal expansion):适用于因术后疼痛及预防性肺扩张不全或肺炎等原因导致肺部特定区域的换气不足。具体方法:①病人坐位或屈膝仰卧位。②护士双手置于病人下肋骨侧方。③让病人呼气,同时可感到肋骨向下向内移动。④让病人呼气,双手置于肋骨上的手掌向下施压。⑤恰好在吸气前,快速地向下向内牵张胸廓,从而诱发肋间外肌的收缩。⑥让病人吸气时抵抗护士手掌的阻力,以扩张下肋。⑦病人吸气,胸廓扩张且肋骨扩张时,可给予下肋区轻微阻力以增加病人抗阻意识。⑧当病人再次呼气时,护士手轻柔地向下向内挤压胸腔来协助。

(2)后侧底部扩张(posterior basal expansion):这种方法适用于手术后需长期在床上保持半卧位的病人,因为分泌物很容易堆积在肺下叶的后侧部分。具体方法:①病人坐位,垫枕,身体前倾,髋关节屈曲。②病人双手置于下肋后侧。③按照上述的"侧边肋骨扩张"方法进行。

4. 呼吸肌训练(ventilatory muscle training,VMT)　可以提高呼吸肌的力量和耐力,缓解呼吸困难症状。用于治疗各种急性或慢性肺疾病,主要针对吸气肌无力、萎缩或吸气肌无效率,特别是膈肌及肋间外肌。

(1)横膈肌阻力训练(diaphragmatic resistance training):病人取仰卧位,头稍抬高的姿势。首先让病人掌握使用横膈肌吸气的方法。在病人上腹部放置 1~2kg 的沙袋。让病人深吸气同时保持上胸廓平静,沙袋重量必须以不妨碍膈肌活动及上腹部鼓起为宜。逐渐延长病人阻力呼吸时间,当病人可以保持横膈肌呼肌模式且吸气不会使用到辅助肌约 15 分钟时,则可增加沙袋重量。

(2)吸气阻力训练(inspiratory resistance training):为吸气阻力训练所特别设计的呼吸阻力仪器可以改善吸气肌的肌力及耐力,并减少吸气肌的疲劳。

1)病人持手握式阻力训练器吸气,训练器有各种不同直径的管子。

2）不同直径的管子在吸气时气流的阻力不同,管径愈窄则阻力愈大。

3）病人可接受的前提下,首先选取管径较粗的进行吸气训练,开始每次训练 3~5 分钟,每日 3~5 次,以后训练时间可逐步增加至每次 20~30 分钟。

（3）呼吸训练器三球仪（图 6–10）

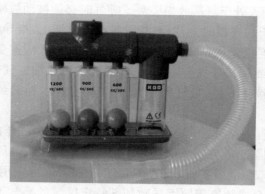

图 6–10　呼吸训练器三球仪

1）使用方法:①取出呼吸训练器,将连接管与外壳的接口、咬嘴连接,垂直摆放,保持正常呼吸。②吸气调节:底部吸气训练阀门,刻度 0~9,调节由容易到困难程度（呼气调节:顶部呼气训练阀门,刻度 0~8,调节由易到难）。含住咬嘴吸气,以深长均匀的吸气流使浮子保持升起状态,并尽可能长时间地保持。③移开呼吸训练器呼气,不断重复第 2、第 3 步进行呼吸训练,10~15 分钟后,以正常呼吸休息。④每次使用后档位都调为"0",将呼吸训练器的咬嘴用水清洗、晾干、放回袋中备用。

2）注意事项:①上升浮子最大流速值与持续时间的乘积代表深吸气量,计算公式:深吸气量（CC）=上升浮子最大显示值（cc/sec）× 持续时间（sec）。例:病人吸气使 1、2 浮子升起时,持续时间 2 秒,则实测深吸气量为:$900 \times 2 = 1800$（CC）。②吹气训练方法及计算方法同吸气训练,吹气训练时,训练器内会产生些水汽,不影响呼吸训练器的正常使用。③每次训练 10~15 分钟,每日 3~5 次,

5. 胸腔松动练习　是躯干或肢体结合深呼吸所完成的主动运动。其作用是维持或改善胸壁、躯体及肩关节的活动范围,增强吸气深度或呼气控制能力。

（1）松动一侧胸腔:病人坐位,在吸气时朝胸腔紧绷的相反侧弯曲以牵拉绷紧的组织,并且扩张该侧的胸腔。病人朝紧绷侧侧屈并呼气时,用握紧的手推紧绷侧胸壁。病人上举胸腔紧绷侧的上肢过肩,并朝另一侧弯曲。这使紧绷组织做额外的牵张。

（2）松动上胸部及牵张胸肌:病人坐位,两手在头后方交叉握住,深吸气

时做手臂水平外展的动作。病人呼气时将手、肘靠在一起,并且身体往前弯。

（3）松动上胸部及肩关节:病人坐位,吸气时两上肢伸直,掌心朝前举高过头。然后,呼气时身体前屈,手着地。

（4）深呼吸时增加呼气练习:病人屈膝仰卧位姿势下呼吸。病人呼气时将双膝屈曲靠近胸部（先屈曲一侧膝关节以保护脊背）。该动作将腹部脏器推向横膈以协助呼气。

（5）棍棒运动:病人双手握体操棒,肩前屈（吸气时肩关节屈曲）,同时进行呼吸运动。

6. 呼吸功能训练时注意事项

（1）每次练习腹式呼吸次数不宜过多,即练习 2~3 次,休息片刻再练,逐步做到习惯于在活动中进行腹式呼吸。各种训练每次一般为 5~10 分钟,以避免疲劳。

（2）放松呼气时必须被动,避免腹肌收缩,将双手置于病人腹肌上,以判断腹肌有无收缩。

（3）病情观察,训练时不应该有任何不适症状,锻炼次日晨起时应该感觉正常,如果出现疲劳、乏力、头晕等,应减少训练时间、次数或暂时停止训练。

（4）病情变化时应及时调整训练方案,避免训练过程中诱发呼吸性酸中毒和呼吸衰竭。

（5）缩唇呼吸和腹式呼吸锻炼联合应用,可以改善呼吸困难;避免憋气和过分减慢呼吸频率,以防诱发呼吸性酸中毒。

（6）训练时适当给氧,可边吸氧边活动,以增强活动信心。

（二）排痰技术

1. 有效咳嗽训练（effective cough training） 咳嗽是一种防御性反射,当呼吸道黏膜上的感受器受到刺激时,可引起咳嗽反射。无效咳嗽只会增加病人的痛苦和消耗体力,加重呼吸困难和支气管痉挛。因此,控制有效咳嗽,掌握有效咳嗽的方法和时机,是非常有必要的。

（1）适应证与禁忌证

1）适应证:神志清醒,能够配合者;痰多黏稠,不易咳出者和手术病人。

2）禁忌证:①咯血、年老体弱不能耐受者。②脑出血急性期（7~10 日）,颅内动脉瘤或动静脉畸形,颅内手术后 7 日以内。③有活动性内出血、咯血、低血压、肺水肿、心血管不稳定,以及近期有急性心肌梗死、心绞痛史者。④未引流的气胸、近期有肋骨骨折或严重骨质疏松、脊柱损伤或脊柱不稳者。⑤胸壁疼痛剧烈、肿瘤、肺栓塞等病人。

（2）训练方法:将病人安置于舒适和放松的位置,指导病人在咳嗽前先掌握膈肌呼吸,强调深吸气,吸气后稍屏气片刻,快速打开声门,用力收腹将气体迅速排出,引起咳嗽。1 次吸气,可连续咳嗽 3 声,停止咳嗽,并缩唇将余气尽量呼尽。之后平静呼吸片刻,准备再次咳嗽。如深吸气可能诱发咳嗽,可试断续分次吸气,争取肺泡充分膨胀,增加咳嗽频率。咳嗽训练一般不宜长时间进行,可在早晨起床后、晚上睡觉前或餐前半小时进行。

（3）注意事项:①避免阵发性咳嗽,连续咳嗽 3 声后应注意平静呼吸片刻。有脑血管破裂、栓塞或血管瘤病史者应避免用力咳嗽。②根据病人体形、营养状况、咳嗽的耐受程度,合理选择有效咳嗽训练的方式、时间和频率。如有效咳嗽训练一般情况下应安排在病人进餐前 1~2 小时或餐后 2 小时,持续鼻饲病人操作前 30 分钟应停止鼻饲。③检查病人胸腹部有无伤口,并采取相应措施,避免或减轻因咳嗽而加重伤口的疼痛。嘱病人轻轻按压伤口部位,亦可用枕头按住伤口,以抵消或抵抗咳嗽引起伤口局部的牵拉和疼痛。

（4）遵循节力、安全的原则,操作过程中密切观察病人意识及生命体征变化。

（5）有效咳嗽排痰的有效评价指标:痰量减少,每日 <25ml;病变部位呼吸音改善,无湿啰音;病人对治疗反应良好;血氧饱和度好转;X 线胸片改善。

2. 辅助咳嗽技术

（1）手法协助咳嗽:适用于腹肌无力者(例如脊髓损伤病人)。手法压迫腹部可协助产生较大的腹内压,进行强有力的咳嗽。让病人仰卧于硬板床上或坐在有靠背的椅子上,面对着护士,护士手置于病人肋骨下角处,嘱病人深吸气,并尽量屏住呼吸,当其准备咳嗽时,护士的手向上、向里用力推,帮助病人快速呼气,引起咳嗽。如痰液过多可配合吸痰器吸引。

（2）伤口固定法:咳嗽时将双手紧紧地压住伤口,以固定疼痛部位。适用于手术后伤口疼痛而咳嗽受限者。

（3）气雾剂吸入法:气雾吸入后鼓励或协助病人咳嗽。气雾剂治疗后立即进行体位引流排痰效果更好。适用于分泌物浓稠者。

3. 体位引流(postural drainage)

（1）定义:体位引流是依靠重力作用促进各肺叶或肺段气道分泌物引流至大气管,再配合正确的呼吸和咳嗽,将痰液排出的方法。

（2）目的:利用重力原理,改变病人的体位有利于分泌物的排出,即病变位置于高处,使引流支气管的开口方向向下,从而有利于改善肺通气,提高通气血流比值,防止或减轻肺部感染,维护呼吸道通畅,减少反复感染,改善病人肺功能。

（3）适应证和禁忌证:①适应证:年老体弱、久病体虚、胸部手术后、疼痛等原因不能有效咳出肺内分泌物者。慢性支气管炎、肺气肿等病人发生急性呼吸道感染及急性肺脓肿痰量多(痰量在 300~400ml/d)且黏稠并位于气管末端者。潴留分泌物长期不能排清者,如支气管扩张等。某些特殊检查前的准备,如支气管镜、纤维镜、支气管造影等。②禁忌证:疼痛明显、认知障碍或不合作者;明显呼吸困难及患有严重心脏病者;年老体弱者慎用;内外科急、重症病人,如心肌梗死、心功能不全、肺水肿、肺栓塞、急性胸部外伤、脊柱损伤或脊柱不稳、出血性疾病等;颅内高压、严重高血压病、生命体征不稳定病人。

（4）方法:具体如下。

1）排痰前准备:向病人解释体位引流的目的、方法及配合要点,消除病人紧张情绪,准备好体位引流用物。

2）确定痰液潴留的部位:可借助 X 线直接判定痰液潴留部位,或者采用听诊、触诊、叩诊等方式判断。

3）摆放引流体位:根据检查发现痰液潴留部位,将病人置于正确、舒适的引流姿势,即痰液潴留的部位位于高处,使此肺段向主支气管垂直引流,同时观察病人反应（图 6-11）。

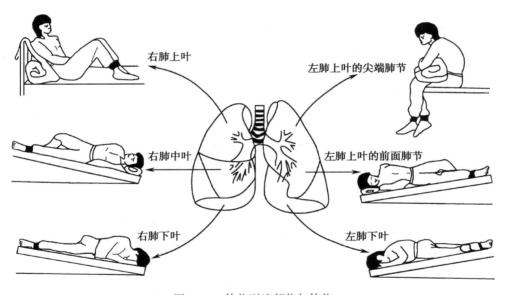

图 6-11　体位引流部位与体位

4）引流时让病人轻松呼吸,不能过度换气或急促呼吸。

5）在体位引流时,可联合不同的徒手操作技术,如叩击、振动等,同时指导病人做深呼吸或者有效咳嗽促进痰液排出。

6）如果病人体位引流 5~10 分钟仍未咳出分泌物,则进行下一个体位姿势的引流。治疗时被松动的分泌物可能需要 30~60 分钟才能咳出。

7）每次引流总时间不要超过 30~45 分钟,以防止病人造成疲劳。治疗频率应根据病人病情而制定,一般情况下每日上、下午各引流 1 次,痰量较多时,可增至每日 3~4 次。

8)引流治疗结束后让病人缓慢坐起并休息一会儿。防止出现体位性低血压的征兆。告知病人即使引流时没有咳出分泌物,治疗一段时间后仍会咳出一些分泌物。

9)评估引流效果并作记录:记录内容包括分泌物形态、颜色、质感及数量;病人对引流的耐受程度;检查病人血压、心率等情况;在引流过的肺叶(段)上听诊并注明呼吸音的改变;观察病人呼吸模式;检查胸壁扩张的对称性。

10)终止体位引流的指征:胸部 X 线纹理相对清晰;病人 24~48 小时内不再发热;听诊时呼吸音正常或者接近正常。

(5)注意事项:体位引流期间应配合饮水,支气管湿化、化痰、雾化吸入、胸部扩展练习、呼吸控制等措施增强疗效;因为夜间支气管纤毛运动减弱,分泌物易在睡眠时潴留,宜在早晨清醒后做体位引流;体位引流不允许安排在饭后立即进行,应在饭后 1~2 小时或饭前 1 小时进行,防止胃食管反流、恶心和呕吐;引流过程中密切观察生命体征变化,观察有无咯血、发绀、头晕、出汗、疲劳等情况,如有则应停止引流。

(6)体位引流时使用的手法技巧:

1)叩击(percussion):是体位引流中常用的手法技巧,借助叩击机械原理,促使黏稠浓痰脱离支气管壁,移出肺内液。方法:护士 5 指并拢,掌心空虚呈杯状,于病人呼气时在肺段相应的特定胸壁部位进行有节律的快速叩击(80~100 次 / 分),每一部位叩击 2~5 分钟,即叩击与体位引流相结合可使排痰效果更佳。叩击力度以不引起疼痛或者不适为宜。对敏感的皮肤应防止直接刺激,可让病人穿一件薄的柔软舒适的衣服,或者在裸露的身体上放一条舒适轻薄的毛巾,避免在骨突部位或者是女性乳房区域做敲打,由于叩击力量是直接作用于胸壁的,因此,存在凝血障碍、肋骨骨折等病人禁用此方法。

2)振动(vibration):与体位引流、叩击合用,在病人深呼吸的呼气时采用,以便将分泌物移向大气道。方法:两只手直接放在病人胸壁皮肤上并压紧,指导病人深呼吸,在病人呼气时给予快速、小幅度的压力振动,连续 3~5 次,再作叩击,如此重复 2~3 次,再嘱病人咳嗽以排痰。振动法有助于纤毛系统清除分泌物,常用于叩击之后,禁忌证同叩击法。

四、康复教育

1. 指导病人进食高维生素、高蛋白饮食,并坚持功能锻炼以增强体质,从而改善肺功能。

2. 指导病人了解呼吸功能训练和排痰技术目的、配合要点和注意事项，以便病人能坚持呼吸功能训练，并能在排痰时积极有效配合。

第三节　关节活动度训练

一、概述

1. 定义

（1）关节活动度障碍：指各种原因导致的肢体活动减少或制动所致的失用；或关节内外的创伤、炎症和手术，以及肌肉、肌腱挛缩引起的关节内外粘连。

（2）关节活动度训练：指利用各种有效的措施来维持和恢复关节活动功能的运动训练。

2. 方式　包括被动关节活动度训练、主动-辅助关节活动度训练、主动关节活动度训练、连续被动运动和牵张训练5种。

（1）被动关节活动度训练：适用于肌力在3级以下病人，是指病人完全不用力，全靠外力完成的关节活动度训练方式。外力主要来自康复治疗师、康复护士、家属、病人健肢或各种康复训练器械。其目的是增强瘫痪肢体本体感觉、刺激屈伸反射、放松痉挛肌肉、促发主动运动，同时牵张挛缩或粘连的肌腱和韧带，维持或恢复关节活动范围，为进行主动运动做准备。

（2）主动-辅助关节活动度训练：是指以病人主动收缩肌肉为基础，在外力辅助下完成关节活动的训练方式。助力可由康复治疗师、康复护士、家属、病人健肢、器械、引力或水的浮力提供。这种运动常是由被动运动向主动运动过渡的形式，目的是逐步增强肌力，建立协调动作模式。

（3）主动关节活动度训练：适用于肌力在3级以上的病人，是通过病人主动用力收缩完成关节活动的关节活动度训练方式。既不需要助力，也不需要克服外来阻力。其目的是改善与恢复肌肉功能、关节功能和神经协调功能等。

（4）连续被动运动：是指利用专用器械，在预先设定关节活动范围、速度及时间等参数的前提下，使关节进行持续较长时间缓慢被动运动的一种训练方法。训练前可根据病人情况预先设定关节活动范围、运动速度及持续被动运动时间等指标，使关节在一定活动范围内进行缓慢被动运动，以防止关节挛缩和粘连。训练器械是由活动关节的托架和控制运动的机械组成，包括针对下肢、上肢，甚至手指等外周关节的专门训练设备。开始训练的时间可在术后即刻进行，即便手术部位敷料较厚时，也应在术后3日内开始。

（5）牵张训练：是通过治疗师被动牵张病人肌肉和肌腱，或病人通过自身姿势改变进行主动牵张训练，使肌肉、肌腱和韧带恢复长度，肌张力降低，关节活动度增加的一种训练方法。包括被动牵张和自我牵张。

3. 仪器设备　关节活动度训练方法有徒手训练和器械训练。

（1）徒手训练包括自身和他人徒手训练。

（2）器械训练包括被动运动训练器、体操棍、手指活动训练器、头顶滑轮系统、滑板和悬吊装置等。

二、康复护理评估

评估病人肌力、肌张力、关节活动度等。

三、康复护理措施

1. 被动训练

（1）病人取舒适、放松体位，肢体充分放松。

（2）按病情确定运动顺序。由近端到远端（如肩到肘，髋到膝）的顺序有利于瘫痪肌的恢复。由远端到近端（如手到肘，足到膝）的顺序有利于促进肢体血液和淋巴回流。

（3）固定肢体近端，托住肢体远端，避免替代运动。

（4）动作缓慢、柔和、平稳、有节律，避免冲击性运动和暴力。

（5）训练在无痛范围内进行，活动范围逐渐增加，以免损伤。

（6）用于增大关节活动度的被动运动可出现酸痛或轻微的疼痛，但可耐受。不应引起肌肉明显的反射性痉挛或训练后持续疼痛。

（7）从单关节开始，逐渐过渡到多关节；不仅有单方向的，也应有多方向被动活动。

（8）病人感觉功能不正常时，应在有经验的康复治疗师指导下完成被动运动。

（9）每一动作重复 10~30 次为 1 组，每日 2 组或 3 组。

2. 主动－辅助关节活动度训练　由治疗师或病人健侧肢体通过徒手或通过棍棒、绳索和滑轮等装置帮助患肢主动运动，兼有主动运动和被动运动的特点。

（1）训练时，助力可提供平滑的运动；助力常加于运动的开始和终末，并随病情好转逐渐减少。

（2）训练中应以病人主动用力为主，并作最大努力；任何时间均只给予完成动作的最小助力以免助力替代主动用力。

（3）关节的各方向依次进行运动。

（4）每一动作重复 10~30 次为 1 组，每日 2 组或 3 组。

3. 主动关节活动度训练

（1）根据病人情况选择进行单关节或多关节、单方向或多方向的运动，根据病情选择体位，如卧位、坐位、跪位、站位和悬挂位等。

（2）在康复医师或治疗师指导下由病人自行完成所需的关节活动；必要时，治疗师的手可置于病人需要辅助或指导的部位。

（3）主动运动时动作宜平稳缓慢，尽可能达到最大幅度，以引起轻度疼痛为最大限度。

（4）关节的各方向依次进行运动。

（5）每一动作重复 10~30 次为 1 组，每日 2 组或 3 组。

4. 连续被动运动（continuous passive motion，CPM）

（1）体位：将要训练的肢体放置在训练器械的托架上，并予以固定。

（2）开机：选择活动范围、运动速度和训练时间。

（3）关节活动范围：通常术后即刻常在 20°~30°的短弧范围内训练；关节活动范围可根据病人耐受程度每日渐增，直至最大关节活动范围。

（4）确定运动速度：开始时运动速度为每 1~2 分钟 1 个运动周期。

（5）训练时间：程序不同，使用的训练时间不同，根据病人耐受程度选定，每日 1~3 次。

（6）训练结束：关机，去除固定，将肢体从训练器械的托架上放下。

（7）举例：以膝关节人工置换术后膝关节连续被动运动训练为例。①术后第 1~3 日开始进行 CPM 训练。②病人平卧于床上，将下肢关节 CPM 训练器放置在患侧下肢下，固定。③于屈曲位调节关节活动范围，关节活动范围开始在 30°左右。④运动速度以 1~2 分钟为 1 个周期。⑤持续运动 1~2 小时，每日 1 或 2 次。⑥以后每日增加关节活动角度 10°~20°，1 周内尽量达到 90°。⑦继续训练，使关节活动度达到全关节活动范围。

5. 牵张训练

（1）被动牵张：是由治疗师用力牵张病人肢体的一种训练方法。①牵张训练前，先做一些低强度的运动或热疗，以使关节组织有一定的适应性。②先活动关节，再牵张肌肉。③被牵张的关节应尽量放松。④康复治疗师或康复护士的动作应缓慢、轻柔、循序渐进地进行，牵张中避免使用暴力或冲击力，以免损伤组织。⑤每次牵张持续时间 10~20 秒，休息 10 秒，再牵张 10~20 秒，每个关节牵张数次为 1 组。⑥关节各方向依次进行牵张，每日 2 组或 3 组。

（2）自我牵张：由病人依靠自身重量为牵拉力来被动牵张其挛缩的组织。常用训练方法有：

1）肩关节牵张训练：面向墙面，患侧上肢前屈靠墙，手指尽力向上爬墙。

如有墙梯,手指可通过墙梯尽力向上。身体尽量向前靠拢,即可牵张患侧的肩关节后伸肌;身体侧向墙面,患侧上肢的手指侧向尽力向上爬墙,即可牵张患侧的肩关节内收肌。每次持续时间5~10秒,重复10~20次为1组,每日2组或3组;开始训练时肩关节有疼痛,牵张角度应小,时间应短,以后逐渐缩短身体与墙的距离,增加牵张角度与时间。

2)髂胫束牵张训练:患侧侧身向墙,离墙站立,一手撑墙,一手叉腰,做侧向推墙动作,使患侧髋部尽量接触墙壁,即可牵张患侧的髂胫束。每次持续5~10秒,重复10~20次为1组,每日2组或3组;训练中应注意两脚平放于地面而不应离地,离墙壁距离可逐渐增加。

3)股内收肌群牵张训练:两足分开站立,两手叉腰,重心移向健侧,同时稍屈健膝,患侧股内收肌群即被牵张;每次持续5~10秒,重复10~20次为1组,每日2组或3组;如两侧均需牵张,即可左右训练。两足分开站立,距离可根据需要增加或缩小。

4)小腿三头肌和跟腱牵张训练:面向墙壁,离墙站立,两手支撑墙,两膝伸直,身体向前尽量使腹部接近墙,每次持续5~10秒,重复10~20次为1组,每日2组或3组,训练中注意两足跟不要离地。离墙距离可根据需要调整。若只需牵张一侧小腿肌,可将健侧腿靠近墙,身体(腹部)前靠墙时,患侧小腿肌即受到牵张;可利用砖块或模形木块训练,病人双足前部踩在砖块或模形木块上,双足后跟悬空,利用身体的重量使双侧跟腱牵张。

5)股四头肌牵张训练:两膝跪地,取躯干后伸位,亦可取屈膝屈髋跪坐位,两手向后撑床或地面,然后做挺腹伸髋训练;每次持续时间5~10秒,重复10~20次为1组,每日2组或3组;注意两膝不要离地。

6. 其他治疗 对关节活动度障碍病人还可配合选用其他治疗方法,如手法治疗,包括按摩、推拿、关节松动术等,以及各种理疗方法等,可根据病人功能障碍情况加以选用。

四、康复教育

1. 告知病人及家属关节活动锻炼的注意事项及配合要点。

(1)病人应在舒适的体位下进行,并尽量放松,必要时脱去妨碍治疗的衣物或固定物。

(2)应在无痛或轻微疼痛、病人能忍受的范围内进行训练,避免使用暴力,以免发生组织损伤。同时观察疼痛的变化,疼痛持续加重或肢体发绀、苍白、皮肤温度降低、感觉减退、不能自主活动或被动活动时疼痛,及时告知医师,以避免不良后果发生。

(3)如感觉功能障碍者需进行关节活动度训练时,应在有经验的治疗师和康复护士的指导下进行。

（4）同一肢体数个关节均需关节活动度训练时,可依次从远端向近端的顺序逐个关节或数个关节一起进行训练。

（5）关节活动度训练中如配合药物和理疗等镇痛或热疗措施,可增加疗效,如牵张训练前应用放松技术、热疗和热身,牵张训练后应用冷疗、冷敷,冷疗时应该将关节处于牵张位。

2. 告知坚持长期、规律功能锻炼的益处。

第四节　偏瘫医疗体操

一、概述

脑血管意外的偏瘫病人在病情稳定后,可根据自己的具体情况,尽早由本人或在他人的帮助下,有选择性的、分次的完成下列偏瘫医疗体操。该套医疗体操专为偏瘫病人早期在床上进行训练而编制。目的在于改善偏瘫肢体的运动功能,促进感觉功能的恢复;改善偏瘫病人的生活自理能力;预防各种并发症。有初、中、高 3 个级别的医疗体操。

二、康复护理评估

评估病人运动功能、日常生活活动能力等。

三、康复护理措施

1. 初级偏瘫医疗体操　主要适用于脑血管意外早期,偏瘫肢体尚处于软弱无力阶段,或肌肉痉挛刚开始出现的病人。初级医疗体操共分 12 节,病人可在卧位或坐位下完成。

（1）第一节（健手捋发）:头转向偏瘫侧,用健手从健侧额部开始向头后颈部梳理。梳理时要求手指紧压头皮,缓慢向后推动,重复 20 次。

（2）第二节（捏挤偏瘫手）:将偏瘫手置于胸前,用健手拇指、示指沿患侧各手指的两边由远端向近端捏挤,并在手指近端根部紧压 20 秒,每个手指重复 5 次。

（3）第三节（健手击拍）:将偏瘫手置于胸前,用健侧手掌从偏瘫侧肩部沿上肢外侧拍打至手部,往返进行 20 次,如衣服较厚,可握拳叩击。

（4）第四节（组指上举）:健手与偏瘫手十指交叉置于胸前,偏瘫手的拇指压在健手拇指之上,用健手带动偏瘫手用力前举或上举过头,直至两肘关节完全伸直,保持 10 秒钟后复原,重复 20 次。

（5）第五节（环绕洗脸）：用健手抓住偏瘫手使其手掌伸展，然后在健手带动下在脸部作顺向和逆向的模仿洗脸动作，重复 10 次。

（6）第六节（半桥运动）：双上肢伸展置于体侧，双下肢取屈髋屈膝位，可用枕或由他人将偏瘫侧下肢固定，或将偏瘫侧腿跷于健腿上，然后尽量将臀部上抬使其离开床面，并保持 10 秒钟，重复 5 至 10 次。注意动作过程中不要屏气。

（7）第七节（抗阻夹腿）：双下肢取屈髋屈膝位，两足支撑于床面，由他人固定偏瘫侧腿的膝部，嘱病人将健腿内旋向偏瘫侧腿靠拢，同时由他人在健腿内侧膝部施加一定的阻力，以增加完成抗阻夹腿的力量。重复 20 次。

（8）第八节（跷腿摆动）：偏瘫侧腿被动屈髋屈膝支撑，由他人固定偏瘫侧足于床面，健腿跷在偏瘫侧膝上，在健腿的带动下向左、右摆动髋部，活动中要求健侧腿对偏瘫侧腿起固定作用，重复 20 次。

（9）第九节（直腿抬高）：偏瘫侧下肢伸直抬高，使其与床面成 30° 角，保持 10 秒，也可用健腿托住偏瘫侧腿作直腿抬高，重复 5 次。

（10）第十节（手足相触）：用健手去触及健侧足背，重复 10 次。

（11）第十一节（健足敲膝）：用健侧足跟敲偏瘫侧的膝部，从膝下沿小腿外侧由上而下至足外侧，来回敲打 10 次。

（12）第十二节（呼吸练习）：在仰卧位下作缓慢的深呼气和深吸气运动。

2. 中级偏瘫医疗体操　通过强调偏瘫侧肢体的助力（自己活动 + 他人帮助）或主动活动（自己活动），以打破活动中可能出现的偏瘫侧肢体不随意的、夸大的、以固定方式出现的运动形式，从而促进随意的、有屈有伸、控制性运动形式的出现。主要适用于偏瘫肢体痉挛比较明显的病人。共分九节，可在坐位或卧位下完成。

（1）第一节（搭肩上举）：偏瘫侧上肢向前上举，要求肘关节完全伸直，如力量较差，可用健手托住偏瘫侧上肢的肘部再作此动作；也可将健侧上肢向前平举，让偏瘫侧手掌沿健侧肩部向手部来回滑动，每个动作重复 10 次。

（2）第二节（对角击掌）：偏瘫侧上肢取外展上举位，掌心朝上，健侧上肢向前平举，让偏瘫侧上肢逐渐向健侧肢体靠拢，同时用力击掌，重复 10 次。

（3）第三节（耸肩运动）：双肩同时向前向上耸起，并做环绕运动，重复 20 次。

（4）第四节（合掌夹肘）：双手合掌置于额前，然后分别做两肘夹紧与分开动作，重复 10 次。

（5）第五节（跷腿运动）：健腿屈髋、屈膝支撑于床面，将偏瘫侧腿跷在健膝上，如偏瘫侧腿有伸直痉挛，要求病人将偏瘫侧腿取弯曲状态置于膝上和放下。完成上述动作有困难者，可将健腿取伸直位，然后偏瘫侧腿置于健膝或小腿上并放下,重复 10 次。

（6）第六节（左右摆髋）：双腿弯曲、靠拢支撑于床面,分别向左右两边摆动髋部,重复 10 次。

（7）第七节（夹腿屈曲）：双腿伸直靠拢,然后同时屈髋屈膝,要求足跟紧贴床面移动,在充分弯曲后,双足抬起,双膝向腹部靠拢。如果偏瘫侧腿力量不足,将偏瘫侧足置于健足上完成这一动作,重复 10 次。

（8）第八节（单腿半桥）：双手伸直置于体侧,偏瘫侧腿屈髋、屈膝,足撑于床面,健腿伸直抬高,使之与床面成 30°,或跷在偏瘫侧膝上,用力抬臀伸髋,并保持 10 秒,重复 10 次。

（9）第九节（抗阻伸肘）：健侧上肢弯曲置于胸前,偏瘫侧手与健手对掌并用力前推,直至偏瘫侧肘充分伸直。要求健手给予相反方向的阻力,重复 10 次。

3. 高级偏瘫医疗体操　　主要适用于偏瘫肢体功能已大部分恢复,但精细和协调功能尚缺乏的病人。共分九节,可在坐位或卧位下完成。

（1）第一节（左右击捶）：病人一侧上肢向前平举,手握拳,拳心向上,另一侧手握拳,在体侧划圈后去击打另一侧拳,然后交替完成动作,两侧交替完成动作共 10 次。

（2）第二节（手膝相拍）：双上肢置于体侧,双下肢做屈髋屈膝的踏步动作,同时交替举起,一只手去拍打对侧膝部,重复 20 次。

（3）第三节（手足打拍）：双上肢伸直于体侧,掌心向下,腕部紧贴床面,双手交替在床面上拍打,然后双下肢弯曲,足跟紧贴床面,做左右足跟的拍打动作,重复进行,直至疲劳。

（4）第四节（下肢划圈）：双下肢足跟紧贴床面或地面,交替做划圈动作重复 10 次。

（5）第五节（半桥踏步）：在半桥运动基础上,做双下肢抬臀位下的踏步动作,重复 10 次。

（6）第六节（侧位踏踩）：病人取健侧卧位,偏瘫侧腿做模仿踏踩自行车运动,活动范围尽可能大。

（7）第七节（敲击跟膝）：取卧位或坐位,健侧腿充分伸展,偏瘫侧足跟从健膝沿小腿外则缘至足跟来回敲击共 10 次。

（8）第八节（旋转屈伸）：偏瘫侧下肢屈髋屈膝,以足支撑于床面,然后将髋外旋放倒膝部使腿外侧紧贴床面,然后做髋内旋,偏瘫侧腿回到开始的支撑位,并伸直偏瘫侧腿,重复 20 次。

（9）第九节（床边摆腿）：病人偏瘫侧腿取外展位,将小腿自然垂于床边,然后做膝屈伸的小腿摆动活动,重复 20 次。

四、康复教育

1. 指导病人在完成体操的过程中,应配合有节律的呼吸运动,避免过度屏气造成血压升高。

2. 告知病人不一定要做每级体操的所有动作,可根据自身具体情况选择其中的 5~6 个动作来完成。

3. 告知有高血压的病人,当收缩压高于 180mmHg,或舒张压高于 110mmHg,或血压波动较大者暂不做操。

4. 指导病人做操过程中,心率控制在 110 次 / 分以下,且保持注意力集中。

第五节　日常生活活动能力训练

一、概述

1. 定义　日常生活活动(ADL)是指人们为了维持生存及适应生存环境每日必须反复进行的基本的、最具有共性的活动。广泛的 ADL 是指个体在家庭、工作机构与社区里自己管理自己的能力,除了包括最基本的生活能力之外,还包括与他人交往的能力,以及在经济上、社会上和职业上合理安排自己生活方式的能力。

ADL 训练是帮助病、伤、残病人维持、促进和恢复自理能力以改善健康状况和生活质量,并使病人从依赖他人帮助逐步过渡到完成自我护理的过程。根据这个原则主要进行指导的项目有:清洁、刷牙、洗澡、穿脱衣服、进食、如厕、家务劳动等。

2. 分类

(1)躯体的或基本的 ADL(physical or basic ADL, PADL or BADL):是指病人在家中或医院里每日所需的基本运动和自理活动。包括生活活动,如床上活动、转移、行走、上下楼梯等;自我照顾,如穿衣、吃饭、上厕所、修饰、洗澡等。另外,性生活也是日常生活活动及生活质量的一个重要方面。BADL 的恢复以发育顺序排列,即进食首先恢复,上厕所则是最后恢复的项目。其评估结果反映了个体较粗大的运动功能,常在医疗机构中应用。

(2)工具性的 ADL(instrumental ADL, IADL):是指人们在社区中独立生活所需的高级技能,常需使用各种工具,故称之为工具性 ADL。包括家务(做饭、洗衣、打扫卫生等)、社会生活技巧(如购物、使用公共交通工具等)、个人健康保健(就医、服药等)、安全意识(对环境中危险因素的意识、打报警电话)、环境设施及工具的使用(如冰箱、微波炉、煤气灶等)以及社会的交往沟通和休闲活动能力。其评估结果反映了较精细的运动功能,适用于较轻的残疾、且在发现残疾方面较 BADL 敏感,故常用于调查,多在社区老年人和残疾人中应用。

二、康复护理评估

评估病人的 ADL 能力及其潜能。

三、康复护理措施

下面以脑卒中为例,来介绍有关 ADL 训练方面的内容。

1. 清洁

(1)病人坐在洗手池边,最好是坐在凳子上,偏瘫手放入洗手池。

(2)清洗健侧手臂时,将浸过肥皂水的洗脸巾固定在洗手池边缘,病人健侧手臂和手就在上面擦洗。

(3)擦干健侧臂时,可将毛巾放在腿上,手臂在上面擦干。

(4)使用带吸盘的指甲刷清洗指甲。

(5)病人可将毛巾挂在水龙头,用健手拧干。

(6)病人将毛巾抛向一侧肩,披于身后,抓住毛巾的另一端向下横擦后背。然后再换到另一侧肩上。

2. 刷牙

(1)将牙刷柄加长、加粗或在柄上加一尼龙搭扣圈或 "C" 形圈,使手掌套入,便于握持。

(2)将患侧手臂放在洗手池边上。健侧手握住牙膏,用牙齿配合拧开盖子,借助患侧手按压牙刷,用健侧手将牙膏挤在牙刷上,健侧手握住牙刷尽可能站立刷牙。

(3)每次进食后,康复护士都应帮助病人充分地清洁口腔,方法之一是用牙签或牙线清除牙缝内食物碎渣,对不能独立完成刷牙的病人也可帮助病人刷牙。病人如不能完成漱口,特别是漱口后将水吐出有困难者,康复护士可用拇指和示指捏住其颊部,促使口腔内残留的水充分吐出,需注意防呛咳和误吸。

3. 洗澡　脑卒中偏瘫病人洗澡常存在困难,往往需要通过反复训练、学习才能掌握该程序。

(1)出入浴盆(图 6-12):①病人的健侧靠向浴盆站立,抬起健腿进入浴盆(a)。②向前上方抬起偏瘫腿进入浴盆(b)。③用健手使双膝充分靠向健侧,达到躯干旋转(c)。④康复护士扶着病人骨盆两侧促进抬起臀部和转身(d)。⑤健手把住浴盆边缘(e)。⑥一条腿向前(最好是健腿)形成单腿站立（f）。⑦重心向前移至前足上，躯体向上站起，然后抬起健足跨出浴盆（g）。
⑧通过屈曲而抬起偏瘫腿跨出浴盆（h）。

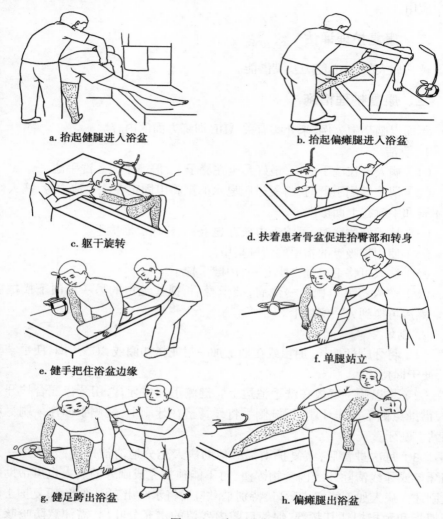

a. 抬起健腿进入浴盆　　　　　　　　　　b. 抬起偏瘫腿进入浴盆

c. 躯干旋转　　　　　　　　　　d. 扶着患者骨盆促进抬臀部和转身

e. 健手把住浴盆边缘　　　　　　　　　　f. 单腿站立

g. 健足跨出浴盆　　　　　　　　　　h. 偏瘫腿出浴盆

图 6-12　出入浴盆

（2）使用轮椅入浴盆（图 6-13）：①可用一块宽木板放入浴盆一端上面（a）。
②偏瘫侧要先上木板（b）。③抬起偏瘫腿进入浴盆（c）。④主动抬起健腿进
入浴盆。接着病人坐在板上拿起淋浴器开始洗澡。病人擦干身体后，在帮助
下移回至轮椅（d）。

（3）使用矮凳浴盆：帮助病人拿掉木板并引导病人坐在矮凳上。病人手
臂需要前伸并把住浴盆边缘以便支持自己。

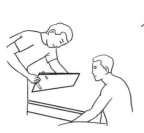
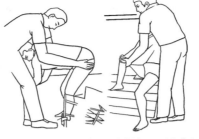
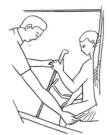

a. 放木板于浴盆上　　b. 偏瘫侧先上木板　c. 抬偏瘫腿入浴盆上　　　　d. 患者坐在板上洗澡

图 6-13　使用轮椅入浴盆

（4）淋浴：病人坐位洗澡。用长柄海绵刷子蘸取沐浴露洗背部。洗浴后病人在帮助下转移到轮椅上。

（5）穿衣、裤、鞋、袜。

1）套头衫（图 6-14）：将衣袖先套进患手，然后套健手；用健手帮助患侧手穿上衣袖；向前弯腰并把头垂下，健手将领口撑开，头部穿过领口；将衣服拉下并整理好。

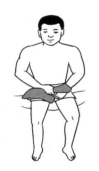
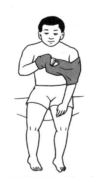
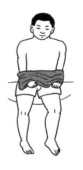
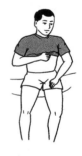

a. 衣袖套进患手　　b. 健手随即穿上另一衣袖　　c. 头部穿过领口　　　　d. 整理好

图 6-14　套头衫

2）脱套头衫：弯腰，健手从背后将衣服拉过头部，脱衣服时头向前垂下。

3）穿衬衫（图 6-15）：①先把衣袖套进患手并拉至肘关节以上位置。②健手拉衣领，沿肩膀把衬衫拉至健侧。③健手随即穿入另一衣袖。④单手扣好纽扣。

4）脱衬衫：①方法一：先将健手衣袖脱下，然后脱患手。②方法二：用健手从背后将衣服拉过头部，慢慢脱下衣袖，脱衣服时头向前并垂下。

5）穿裤（图 6-16）：①将患腿交叉放在健腿上，然后尽可能向上套裤腿。②将裤管拉高直至脚板露出。③健腿穿过另一裤管，将裤腿尽量拉高至大腿。

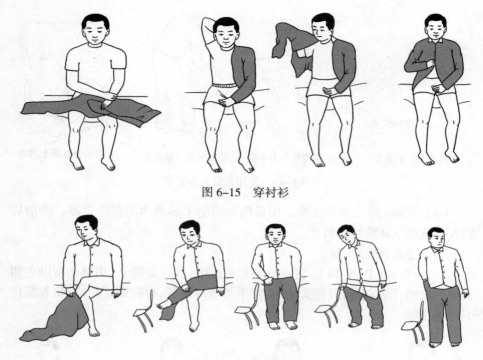

图 6-15　穿衬衫

图 6-16　穿裤

④臀部抬离椅子,双腿站立。⑤将裤拉至腰部,整理好然后坐下,拉上裤链。如身体较弱不能站立的病人,可躺下,翘起臀部,把裤子拉上。

6)穿袜:将偏瘫腿交叉在健腿上,病人用拇指和示指张开袜口,向前倾斜身体把袜子套在脚上。或将病人放在矮椅子上穿。

7)穿鞋:将偏瘫腿交叉到健腿上,然后再穿鞋。或以长柄鞋拔协助。如果病人穿系带的鞋子,必须要掌握单手系鞋带的技巧。也可建议病人穿无需系鞋带的软皮鞋、带拉链的短统靴、带魔术贴的球鞋等,便于病人穿脱。

(6)进食:包括吞咽动作训练和摄食动作训练。

1)吞咽动作:①嘱病人进行口唇、下颌开合,吞咽等动作,行喉部被动运动。②用冰棉棒刺激软腭部。③进行呼吸、发音、咳嗽等训练。④进食时将病人置于坐位或半卧位,颈稍前屈,嘱病人放松,调配食物的软度和黏度,每口喂入量不宜过多,速度不宜过快,要求病人慢慢咀嚼,吞咽。⑤食物应根据吞咽障碍的程度,按先易后难的原则选取,逐渐过渡到正常饮食。对进食流质饮食的病人,必要时采用吸管或可挤压的容器摄食。

2)摄食动作训练:对上肢关节活动受限,肌肉、肌张力异常不能完成抓握或动作不协调而不能正常摄食者,一方面要进行上肢功能训练,练习摄食动作,另一方面可使用自助餐具或加用辅助装置。①将匙柄、叉柄加大、加长或成角,也可在匙柄上加一尼龙搭扣圈或"C"形圈,使手掌或前臂套入,便于握持使用。②在碗、杯、盘底部加一固定器或橡皮垫,使之不易倾倒、移动。碗杯外加"C"形圈以便握持。杯内固定一根吸管以便吸饮。③患肢上举困难时,可在餐桌上方装一个悬吊滑轮,以牵拉带动患肢上举进食入口。④训练病人喝水,杯中水应盛至4/5,用健手帮助患手固定持杯,将杯送入唇边,完成喝水动作。⑤训练进食时尽可能使用有围边的碗,防止食物溢出,用健手熟练进食。

（7）家务劳动训练和指导:①清洁卫生:铺床、打扫、室内布置、洗晒衣服、熨烫衣服等。②烹饪炊事:洗菜、切菜、烹调、餐桌布置、洗涤餐具、炊具使用等。③财务管理:选购物品、钱财保管等。④其他家务:门户安全、使用电器、抚育幼儿、收听广播、看电视、阅读书报、信件处理等。

四、康复教育

1. 在实施训练计划时,指导病人必须早期开始,由易到难、由简到繁、由粗到精,重点突出。训练中,可以先将每个项目分解成若干个动作进行练习,待病人能熟练完成后,再结合起来进行整体练习。

2. 指导病人及家属积极配合训练,ADL训练是一项非常辛苦的工作,不仅需要治疗人员耐心,细致的指导和监督,更需要病人的主动参与以及家属积极配合。如果病人没有学习的欲望,病人或家属不能在治疗过程中积极配合,要完成ADL训练,掌握ADL技巧,是相当困难的。

第六节　简易膀胱容量压力测定

一、概述

简易膀胱容量压力测定又称水柱法膀胱容量和压力测定,由于病人在卧床期间转移不便和各康复机构设备条件的限制等原因,尿流动力学检查往往无法进行。有研究发现水柱法膀胱容量和压力测定技术与尿流动力学检查技术无显著性差异,均可用于检查神经源性膀胱病人的膀胱功能情况,检查结果可用于指导病人制定管理策略,且前者价格低廉方便。为了获得膀胱功能的客观资料,可采用水柱法膀胱容量和压力测定技术来初步评估膀胱内压力和容量之间的关系。

1. 定义　根据压力量表原理,将与大气压相通的压力管与膀胱相通,膀胱内压力随储量的改变通过水柱波动来显示,它是判断病人膀胱容量大小和压力变化情况的技术（图6-17）。

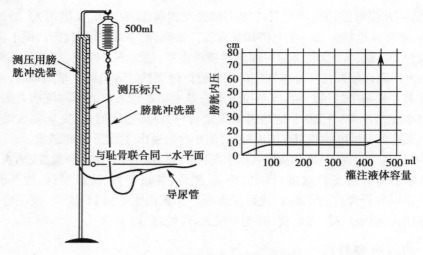

图 6-17　简易膀胱容量压力测定

2. 目的　评估膀胱储尿期与排尿期逼尿肌和括约肌的运动功能及膀胱感觉功能,获得逼尿肌活动性和顺应性、膀胱内压力随容量变化的情况、安全容量等信息,以便于指导膀胱管理。

3. 适应证和禁忌证

（1）适应证:神经源性膀胱功能障碍病人。

（2）禁忌证:膀胱内感染伴全身症状、有出血倾向、诱发自主神经反射障碍、尿道狭窄等。

二、康复护理评估

1. 询问病人日常饮水、饮食习惯,观察尿液颜色、性状,有无絮状物,了解病人排尿习惯、用药情况、尿管型号等。

2. 通过检查尿比重,尿中红细胞、白细胞、白细胞酯酶、隐血、蛋白水平,了解是否存在泌尿系感染等,并可以间接了解肾功能状况。

3. 通过血肌酐、尿素氮水平了解总肾功能状况。肾功能异常时病人用药应相应调整药物种类与剂量。

4. 通过超声检查重点了解肾脏、输尿管、膀胱形态和残余尿量等。

三、康复护理措施

1. 用物准备　可调式输液架 1 个,测压标尺 1 个,膀胱冲洗器 2 副（1 副作为测压管）,500ml 生理盐水 1 瓶,带有刻度的量杯（或有刻度的尿壶）,无菌导尿包 1 个,14 号无菌尿管 1 根。

2. 操作流程　将测压管垂直固定于测压标尺旁,将测压标尺挂在输液架的一侧→将500ml生理盐水瓶加温至35~37℃,将刻度标记贴于瓶上→插上膀胱冲洗器进行排气并悬挂在输液架另一侧→将输注生理盐水膀胱冲洗器的一端和测压用膀胱冲洗器的一端(另一端卡紧)相接→嘱病人尽可能排空膀胱后,取仰卧位或坐位→插入无菌导尿管,排空膀胱内尿液,记录导尿量(残余尿量)→固定导尿管→将导尿管开口与输注生理盐水的冲洗器另一端相连,确认各管道连接通畅→调节输液架使测压管零点(先少量灌入部分生理盐水以调零)与病人耻骨联合在同一水平面上→打开输液调节器以适当的速度向膀胱内灌入生理盐水→观察每进入一定的容量,测压管中的水柱波动(以cmH$_2$O代表压力的变化)→记录容量改变对应的压力改变(每进入50ml液体量对应水柱波动的数值)→当测压管中的水柱升至40cmH$_2$O以上或尿道口有漏尿时(记录漏尿点压及尿流速度)或病人感觉强烈尿意感→停止测定→撤除测定装置,引流排空膀胱,拔出导尿管,记录导尿量并进行分析。

3. 注意事项

(1)如使用气囊导尿管,不要向气囊内注水,以免影响测压结果。

(2)灌注速度对测定结果有影响,最好用输液泵以均匀的速度滴入膀胱。一般采用20~30ml/min为常规灌注速度,但膀胱过度活动时可减慢点滴速度至<10ml/min。如果水柱上升速度很快,此时不一定要停止测定,可以先减慢滴速,再做观察。

(3)测定前、中、后要测量血压。

(4)在测定前、中、后嘱病人咳嗽,以测试各管道是否通畅,水柱波动是否灵敏。

(5)在测定过程中,视病人情况而定,是否做叩击等反射性训练及用力排便动作等,并记录水柱波动变化。

(6)询问病人感觉,首次膀胱充盈感、首次排尿感、强烈排尿感和疼痛,并记录相应的膀胱容量,同时记录是否有自主神经反射障碍等异常现象。

(7)尿常规显示白细胞"++"以上并有红细胞时需慎用该检查。伴有全身症状时禁用。

四、康复教育

1. 检查前告知病人配合注意事项,需清醒,未服镇静药和影响膀胱功能的药物。

2. 指导病人需保持放松状态,不要过于紧张,以免影响测量结果。

第七节 间歇导尿术

一、概述

1. 定义 间歇导尿术是指不将导尿管留置于膀胱内,仅在需要时插入膀胱,排空后即拔除。间歇导尿术可使膀胱间歇性扩张和规律排出残余尿量,有利于保持膀胱容量和恢复膀胱收缩功能,减少泌尿系和生殖系的感染。间歇导尿术被国际尿控协会推荐为神经源性膀胱排空的首选方法。

2. 分类

（1）无菌间歇导尿术（sterile intermittent catheterization, SIC）：用无菌技术实施间歇导尿称为无菌间歇导尿术。脊髓损伤病人待全身情况稳定后即可施行,建议在医院内实施。

（2）清洁间歇导尿术（clean intermittent catheterization, CIC）：在清洁条件下,定时将尿管经尿道插入膀胱,规律排空尿液的方法称为清洁间歇导尿术。清洁的定义是所用的导尿管是无菌的,其他导尿物品清洁干净,会阴部及尿道口用清水清洗干净,无需消毒,插管前使用肥皂或洗手液洗净双手即可,不需要无菌操作。

3. 适应证与禁忌证

（1）适应证：①神经系统功能障碍,如脊髓损伤、多发性硬化、脊柱肿瘤等导致的排尿问题;②非神经源性膀胱功能障碍,如前列腺增生、产后尿潴留等导致的排尿问题;③膀胱内梗阻致排尿不完全;④常用于下列检查:获取尿液检测的样本、精确测量尿量、用于经阴道或腹部的盆腔超声检查前充盈膀胱,用于尿流动力学检测。

（2）禁忌证：①不能自行导尿且照顾者不能协助导尿的病人;②缺乏认知导致不能配合插管者或不能按计划导尿者;③尿道解剖异常,如尿道狭窄、尿路梗阻及膀胱颈梗阻;④可疑的完全或部分尿道损伤和尿道肿瘤;⑤膀胱容量 <200ml;⑥尿路感染;⑦严重的尿失禁;⑧每日摄入大量液体无法控制者;⑨经过治疗,仍有自主神经反射障碍者;⑩下列情况需慎用间歇导尿术:前列腺、膀胱颈或尿道手术后,装有尿道支架或人工假体等。

4. 导尿时机和频率

（1）导尿时机:间歇导尿宜在病情基本稳定、无需大量输液、饮水规律、无尿路感染的情况下开始,一般于受伤后早期（8~35 日）开始。

（2）导尿间隔时间:导尿间隔时间一般取决于残余尿量,一般为 4~6 小时。根据简易膀胱容量压力测定等结果评估,每次导尿量以不超过病人的最大安全容量为宜。一般每日导尿次数不超过 6 次；随着残余尿量的减少可逐步延长导尿间隔时间。当每次残余尿量 <100ml 或自解尿量与残余尿量的比值接近 3∶1（平衡膀胱），连续 1 周，可停止间歇导尿。

5. 导尿管选择

（1）导尿管种类：①无菌。当条件限制需要重复消毒非亲水性涂层的导尿管时，可采用以下方式：用抗菌液浸泡、放在水中煮沸、橡胶导尿管放在纸袋中用微波消毒等。②生物相容性好。③柔软易弯曲。④由高保形性材料制成。⑤无创伤。⑥即取即用。

（2）导尿管尖端：分为以下 3 种。

1）直头导尿管：对男性、女性和儿童病人均适用，尿液由导尿管的两个引流开口流入导管腔。

2）弯头导尿管：尖端设计为弧形，配有 1~3 个引流开口。这种导尿管可通过前列腺增大病人的尿道膜部和前列腺部。对于有特殊适应证（如前列腺增大）的男性病人（成人或儿童），优先选择弯头导尿管。

3）软圆头导尿管：尖端柔软灵活，设计成特殊的圆形，以通过结构或梗阻程度不同的各种尿道。通常适用于所有病人，可以预防导管通过时造成的尿道损伤。

6. 导尿管润滑

（1）非亲水涂层：对于非涂层型或普通导尿管必须使用润滑剂。使用润滑剂可以降低导尿管与尿道黏膜间的摩擦力，使导尿管顺利插入膀胱。润滑剂按是否含麻醉剂分为两种，视病人情况选择。

（2）亲水涂层：亲水涂层的成分为聚乙烯吡咯烷酮（PVP）。PVP 是一种聚合物，能吸收 10 倍于自身重量的水分。涂层遇水后即变得湿润光滑，可降低插管过程中导尿管表面与尿道黏膜间的摩擦力。涂层材质分为 2 种：①立等可用的预制涂层，由已活化的亲水材料制成；②干性涂层，需在灭菌水中浸泡 30秒，使涂层材料活化后方能使用。亲水涂层导尿管不仅较少引起症状性泌尿系感染和血尿等并发症，还能降低尿道损伤的风险，是间歇性导尿导管的首选。

二、康复护理评估

1. 询问病人日常饮水、饮食习惯；观察尿液颜色、性状，有无絮状物，了解病人排尿习惯，测定残余尿量；了解病人用药情况、尿管型号等。

2. 通过检查尿比重，尿中红细胞、白细胞、白细胞酯酶、隐血、蛋白水平，了解是否存在泌尿系感染，并可以间接了解肾功能状况。

3. 通过血肌酐、尿素氮水平检查了解肾功能状况。肾功能异常时病人用药应相应调整药物种类及剂量。

4. 通过尿流动力学检查了解下尿路功能状态。

三、康复护理措施

1. 用物准备　无菌导尿管、清洁或无菌弯盘、带刻度的尿壶。

2. 清洗会阴部　先用清水洗净会阴部,擦干。然后充分暴露尿道口,使用大头棉签或棉球蘸生理盐水或凉开水(也可使用消毒湿纸巾)清洗尿道口及会阴。女病人清洗方法为由上向下清洗左右两侧大小阴唇、尿道口至肛门及会阴,再次清洗尿道口。男病人清洗方法为翻开包皮,由里向外清洗尿道口及周围皮肤,再次清洗尿道口。

3. 洗手　操作者使用肥皂或洗手液搓洗双手,用清水冲洗干净,再用清洁毛巾擦干。

4. 导尿管的润滑和使用　如使用的是需要水化的亲水涂层导尿管,打开包装灌入温开水后。将包装袋悬挂在病人身旁或治疗车旁,等待至推荐时长。如使用的是预润滑型亲水导尿管,将包装袋直接悬挂于病人身旁待用。如使用非涂层导尿管,需将润滑剂涂抹于导尿管表面。

5. 插入导尿管　亲水涂层导尿管采用无触摸的方式将导尿管插入尿道;一次性间歇导尿管使用导尿包内镊子将导尿管插入尿道。女性病人每次插入2~3cm,直到尿液开始流出再插入 1~2cm,以确保导尿管已完全进入膀胱中。男性病人握住阴茎,使其与腹部呈 60°,缓慢将导尿管插入 2~3cm,以确保已完全进入膀胱中。

6. 拔出尿管方法　待尿液流净后,先将导尿管抽出 1cm,确定是否仍有尿液流出,然后将尿管缓慢拔出,如发现仍有尿液流出,应稍做停留至无尿液再流出时,反折尿管,水平或向下缓慢拔出,防止尿液反流,男性病人将包皮复原。

7. 注意事项

(1)尽量选取站立位或坐位,也可在仰卧位下操作。选择适当尺寸的导尿管:推荐使用 12~14Fr 的导尿管。

(2)在导尿前半小时做好排尿准备工作,先试行自解小便,根据简易膀胱容量压力测定等分析结果选择帮助排尿的动作和手法,但严禁对膀胱进行挤压。

(3)切忌待尿急时或超过正常膀胱容量时才排放尿液。谨防损伤、避免感染,保证操作过程中手法轻柔。

(4)如在导尿过程中遇到障碍,应先暂停 5~10 秒并把导尿管拔出 3cm,然后再缓慢插入。在拔出导尿管时若遇到阻力,可能是尿道痉挛所致,应等待5~10 分钟再拔管。

(5)阴道填塞会影响导尿管的插入,因此女性在导尿前应将阴道填塞物除去。

（6）插尿管时宜动作轻柔,特别是男性病人,注意当尿管通过尿道外口的狭窄部、耻骨联合前下方、下方的弯曲部和尿道内口时,嘱病人缓慢深呼吸,慢慢插入尿管,切忌用力过快过猛致尿道黏膜损伤。

（7）如遇下列情况应及时报告处理:出现血尿、尿管插入或拔出失败、插入导尿管时出现痛苦加重并难以忍受、泌尿系感染、尿痛、尿液混浊、有沉淀物、有异味、下腹或背部疼痛,有烧灼感等。

（8）每次导尿情况需记录在专用的排尿日记(voiding diary)表上(附录1)。排尿日记广泛应用于各种排尿功能障碍的研究,是评估下尿路功能状况最简单且无创伤的方法,病人在院外即可自行完成。从排尿日记可以得出许多重要的数据,如排尿次数、尿失禁次数、单次尿量及 24 小时总尿量等。

（9）间歇导尿常见并发症包括尿路感染、膀胱过度膨胀、尿失禁、尿道损伤、出血、尿路梗阻、尿道狭窄、自主神经反射障碍(多发生于脊髓损伤平面在 T_6 或以上者)、膀胱结石等。

四、康复教育

1. 指导病人保证每日饮水量,无论是无菌间歇导尿术还是清洁间歇导尿术,在进行导尿前 1~2 日,病人应按计划饮水,24 小时内均衡地摄入水分,每日饮水量控制在 1500~2000ml,也可视病人既往饮水习惯和尿液的性状等稍做调整(附录 2)。

2. 指导病人注意会阴部清洁卫生,保持会阴部清洁、干燥。

3. 指导病人坚持间歇导尿。

第八节　膀胱残余尿量测定

一、概述

1. 定义　指排尿后立即导尿或用 B 超检查测定膀胱内残余尿量。正常女性残余尿量不超过 50ml,正常男性不超过 20ml。

2. 目的　通过膀胱残余尿量测定,了解膀胱排尿功能,或判断下尿路梗阻程度,为膀胱治疗提供依据。

3. 常见并发症　尿道损伤、出血、感染等。

二、康复护理评估

评估病人尿液颜色及性状、排尿方式、尿流速、导尿管型号等。

三、康复护理措施

1. 用物准备　带有刻度的量杯（或有刻度的尿壶）、无菌导尿包 1 个，无菌尿管 1 根。

2. 操作流程

（1）检查前嘱病人尽可能排尽尿液，严格无菌操作。

（2）体位：尽量选择站立位、坐位，也可卧位操作。

（3）选择合适的导尿管（粗细、类型）。

（4）插尿管时动作轻柔，特别是男性病人。注意保护病人隐私。

（5）尿液停止流出时需反折尿管缓缓水平或向上拔出尿管。

（6）记录导出来的尿液总量。

四、康复教育

1. 残余尿量是评估尿液是否排空的指标，测残余尿前指导病人需尽量自行排尿。

2. 告知病人检查时尽量采取站立位、其次是坐位或半卧位，最后才是仰卧位。

3. 告知病人残余尿量是制订导尿计划的重要指标，需慎重对待。若连续 1 周测残余尿量 <100ml，可停止间歇导尿。

第九节　肠道康复护理

一、概述

1. 定义　脊髓损伤后骨盆内脏神经与脑的联系中断，使参与肠道排便控制的系统及排便机制破坏，影响正常的肠道排便条件，导致大便失禁或排便困难，从而引起肠道排便功能异常。

2. 排便功能异常分类

（1）反射性大肠型：S_2~S_4 以上的脊髓损伤，即排便反射弧及中枢未受损的病人，因其排便反射存在，可通过反射自动排便，但缺乏主动控制能力，这种大肠功能状态称为反射性大肠。

（2）弛缓性大肠型：S_2~S_4 以下的脊髓损伤（含 S_2~S_4）以及马尾损伤，破坏了排便反射弧，无排便反射，这种大肠功能状态称为弛缓性大肠。

3. 适应证和禁忌证

（1）适应证：应用于神经源性直肠所致的大便失禁及便秘，神志清楚并能够主动配合康复治疗的病人。

（2）禁忌证：①严重损伤或感染。②神志不清或不能配合的病人。③伴有全身感染或免疫力极度低下者。④有显著出血倾向的病人。

二、康复护理评估

1. 询问病人日常饮食习惯、排便习惯、排便频率、排便量、有无便意感等。
2. 查看病人粪便形状、软硬度、颜色、内容物、气味。
3. 粪便标本检查粪便的形状、颜色、致病菌、隐血、寄生虫等。

三、康复护理措施

1. 排便训练时机选择　脊髓和马尾神经的完全损伤，或不完全横断，会造成休克时期反射性胃肠功能丧失，这些症状可持续2~3日。麻痹性肠梗阻可出现腹胀，导致食物反溢，且会干扰膈肌运动，从而造成四肢瘫者呼吸窘迫，需要严密监视给予肠道营养，一旦病人脱离休克，能够接受指导且可经口进食即可开始训练。

2. 排便训练计划　制订排便训练计划包括饮食种类、液体量、排便时间、运动项目4大项，只有做好这4项，才能使排便训练成功，维持良好的肠道功能，达到肠道护理目的。

（1）饮食：采取均衡饮食，摄取食物纤维较多的绿色蔬菜、水果等，增加粪便体积与含水量，同时能加速粪便在肠道内的移动。有规律地每日三餐，探索适合于自己体质的食物调配，尽力做到自然排便，可试用有缓泻作用的天然食品，避免奶酪加工食品、柿子以及碳酸饮料和汽水等糖分多的饮料。

（2）液体：每日饮水量保证在1500~2000ml（配合膀胱训练饮水），以便适度软化粪便，饮水量根据季节而不同，夏季考虑出汗较多，要适当增加饮水量。有人喝牛奶会便秘，即应避免，而梅汁对多数人而言是一种天然的缓泻剂，其他如柠檬水、小红梅汁、橘子汁也能刺激肠蠕动。

（3）时间：一般食物由口腔至肛门在正常情况下需40~48小时，食物在大肠内时间越久，水分的再吸收越多，而粪便的质将变得更硬，虽然不必每日排大便1次，但亦不要超过3日。而排便训练的时间段以早餐后为最佳，原因是胃结肠与十二指肠结肠反射在早餐后最强。如因日常生活关系亦可安排在中餐或晚餐后，但必须相对固定。选择、安排并固定一个30分钟的排便时间带，每日进行重复这种尝试和训练。

（4）运动：运动能增强全身肌肉张力及排便肌肉的肌力，除了全身运动以外，还可加强腹肌和骨盆肌肉的特殊运动。如坐姿的弯腰运动、扭腰运动、腹式深呼吸、平躺时抬头、抬肩运动、穿支架矫形鞋走路以及轮椅运动等。但胸椎以上的脊髓损伤者采取腹式呼吸及屏气，有可能引起自主神经反射障碍，造成高血压及冠状动脉缺血等，需要注意。因肠的运动已低下，要尽可能多活动身体，促进肠蠕动。因此白天尽量乘轮椅或进行适当的身体活动，长时间卧床则肠的运动低下。需要安静卧床时，也要尽可能使部分身体得到活动，例如体位变换、各关节活动范围的运动、腹肌运动、深呼吸等。可能时，每日站立30分钟以上，能步行者要步行。运动量越多肠蠕动会越好，越有力，才能更好地把粪便排出，否则容易产生便秘。

3. 排便训练方法

（1）反射性大肠型：反射性大肠排便的基础是应用排便反射，病人的大脑无法控制肛门外括约肌的能力，仅有 S_2~S_4 脊髓神经传导反射的控制能力，故病人无便意感，无抑制排便的能力。其训练方法如下：

1）定时排便：①每日按计划中的时段，定时于饭后半小时进行排便训练。②吃饭后 15~20 分钟，将缓泻剂（以开塞露为例）注入肛门约 4~5cm，保持开塞露在直肠内停留至少 5 分钟。③确定开塞露已注入直肠，使直肠壁能吸收药物而刺激肠蠕动反射，促进排便，加强排便训练的效果。

2）排便体位：排便常采用可以使肛门直肠角增大的体位即中蹲位或坐位，此时可借助重力作用使大便易于排出，也易于增加腹压，提高病人自尊、减少护理工作量、减轻心脏负担。若不能取蹲位或坐位，则以左侧卧位较好。

3）腹部按摩：饭后 30 分钟开始作腹部按摩，用单手或双手的示指、中指和环指沿结肠解剖位置由右向左做环形按摩。每次 5~10 分钟，可每日 2~3 次。

4）腹肌运动：指导病人增加腹肌运动，嘱病人深吸气，闭气，腹部往下用力做排便动作。

5）促进直结肠反射的建立：手指直肠刺激（digital rectal stimulation，DRS）可缓解神经肌肉痉挛，诱发直肠肛门反射，促进结肠尤其是降结肠的蠕动。方法：①按摩 10 分钟后，若未能排除大便，再将涂过润滑剂的示指（戴上指套或手套）伸入肛门约 2cm 轻柔而快速地做环状运动并缓慢牵伸肛管，诱导排便反射，并用力排便。每次刺激时间持续 1 分钟，间隔 2 分钟后可以再次进行。②15 分钟后，如果未能排便，再重复按摩腹部、手指直肠刺激训练。

6）灌肠：小剂量药物灌肠 15 分钟后即会出现肠蠕动，如开塞露连接吸痰管小剂量灌肠可减少自主神经反射障碍的发生，适用于 T_6 以上脊髓损伤病人。

7）盆底部肌肉运动：病人平卧，双下肢并拢，双膝屈曲稍分开，轻抬臀部,深吸气,缩肛、提肛、呼气、放松,双下肢功能障碍病人可协助抬臀。重复10~20次,每日练习4~6次。

（2）弛缓性大肠型:此类病人S_2~S_4脊髓神经无控制肛门外括约肌的能力,大肠瘫软无力,没有反射作用,大肠无法自己排空大便,有时还需借手指把直肠内粪便挖出。其训练方法如下:①每日按计划中的时段,坐在马桶上,方便用力。若不能坐起的病人,可以在床上垫一塑料袋或防水垫,然后取左侧卧位。②顺着结肠的方向,由右向左,按摩腹部15分钟。闭气,腹部向下用力,像以前排便一样,借腹内压力使大便从直肠排出。③若15分钟仍未排便,戴上手套（或指套）用润滑剂润滑示指。示指轻柔伸入肛门内,小心地将手指所能触及的粪便挖出,手指应尽量深入直肠上方。④排便后擦净,检查卫生纸是否沾有血迹,若有血迹,可能表示大便太硬,直肠黏膜破损或有痔疮。双手用肥皂或洗衣液及水洗干净,以免细菌污染到食物或其他东西。

四、康复教育

1. 告知病人及家属肠道康复的注意事项

（1）手指直肠刺激易引发自主神经反射障碍,注意监测病人血压。

（2）经常性灌肠不仅使痔疮发生率升高,还可导致灌肠依赖、肠穿孔、结肠炎、电解质平衡紊乱等不良反应,应注意观察。

（3）进行排便训练时病人情绪一定要放松,避免紧张。整个训练过程中需要有耐心和毅力,要坚持几周甚至数月,不要因为暂时效果不佳而停止训练。经过训练,大部分病人1~2周就可达规律性排便习惯。

（4）病人出现严重腹泻时,要注意对肛门周围皮肤的保护,防止因粪便刺激皮肤发生破溃。

（5）最好不要使用便盆,若病人肢体无知觉,易造成压力性损伤。使用开塞露塞肛时,注意塑料瓶剪口要光滑,防止割伤。

（6）注意病人的隐私,需使病人有单独的环境。

（7）排便训练的时间要符合病人生活规律,并根据病人情况进行调整。一般而言,病人若细心体会,常会找出属于排便的讯号,使排便自然,但须注意,训练成功仍不可忽视饮食、水分、时间及运动的重要,以免再度造成排便紊乱。

（8）定时评价排便情况和观察肠道康复训练效果,并记录排便情况。发现异常现象及时处理和报告。

2. 指导病人进食清淡易消化食物,保证每日水分摄入,以保持大便通畅。

第十节　辅助器具的使用指导

一、概述

1. 定义　辅助器具是指病、伤、残病人使用的,用于防止、补偿、减轻或抵消残疾的各种产品、器具、设备或技术系统的总称。

2. 分类　辅助器具分为 10 主类,122 次类,622 种辅助器具。①用于治疗和训练的辅助器具;②矫形器和假肢;③生活自理和防护辅助器具;④个人移动的辅助器具;⑤家务管理辅助器具;⑥家庭和其他场所使用的家具和配件;⑦通讯、信息和讯号辅助器具;⑧产品和物品管理辅助器具;⑨用于环境改建的辅助器具和设备,工具和机器;⑩用于休闲娱乐辅助器具。

3. 配备流程　功能评估,辅助器具处方,选配前训练,制作或选购,辅助器具使用训练。

4. 常用辅助器具介绍

（1）假肢:是为截肢者恢复原有的肢体形态和功能,弥补肢体缺陷,代偿丧失的肢体部分功能而制造装配的人工肢体。要使假肢发挥其良好的功能不仅要在截肢后保持良好的残肢条件,还要使病人有良好的心理状态,以及在装配假肢后进行功能训练,这些都需要医护人员的紧密配合才能完成。按照不同的分类方法,假肢的分类可概括为以下 6 种:①按结构分为壳式假肢和骨骼式假肢;②按安装时间分为临时假肢和正式假肢;③按驱动假肢的动力来源分为自身力源假肢和外部力源假肢;④按假肢组件化情况分为组件式假肢和非组件式假肢;⑤按假肢的主要用途分为装饰性假肢(如装饰性假手)和功能性假肢(如功能性假手);⑥按假肢的制造技术水平分为传统假肢和现代假肢。

（2）矫形器具:是用于人体四肢、躯干和其他部位,通过力的作用以预防、矫正畸形,增强其正常支持能力,治疗骨关节、肌肉及神经疾患,并代偿其功能的一类支具、器械的总称。分为上肢矫形器、下肢矫形器和脊柱矫形器 3 大类。

（3）辅助行走器具:可分静态及动态两种,静态的有倾斜台和平行杆,动态的有助行器、拐杖、手杖和轮椅。

1）倾斜台:倾斜台是一张平面式的台子,尾端装有足踏板,边缘有束缚带 2~3 条,有手动式或电动式两种。其可自水平位置调整到垂直位置,可每日逐渐增加倾斜度数,倾斜度的调整完全依病人忍受直立的程度而定。倾斜台是用于久卧病床的病人接受行走训练前的理想工具。

2）平行杆:行走训练常自平行杆开始,因此平行杆对于初学站立和行走的病人相当实用。

3）助行器：助行器是一方框形、四脚架的铝制辅助行走器具,适用于初期的行走训练,为准备使用拐杖（手杖）的练习,用于下肢无力但无双腿瘫痪、一侧麻痹或截肢病人。助行器宜在平地上使用,上下楼梯则不合适,但有许多行动迟缓的老年人或有平衡问题的病人,视助行器为一永久的依靠。

4）腋拐：腋拐是最常见的一种辅助行走器具,根据病人情况选用适合于病人、高度可调整的腋拐。掌握正确的使用方法,可预防姿势不良、步态不稳和腋窝臂神经丛受压的发生。

5）手杖：是一种轻便易于携带的助行器,不但可以分担一些身体的重量,而且也有相当的稳定性。适用于头晕和暂时性失去平衡的病人,一侧病痛或无力的病人。手杖另有一种三脚架或四脚架,对于稳定性更有效,但此类型手杖仅适用于平地行走,不能上下楼梯,脑卒中后偏瘫病人在接受行走训练的过程中常用到。

6）轮椅：轮椅对于身体残障或软弱无力的病人是一种重要的辅助行走工具,坐轮椅,可避免久卧病床之苦,可处理日常生活,增加活动空间,有助调节身心,甚至乘坐轮椅工作、旅行、游玩等。目前,根据不同残损的部位及残留的功能,轮椅分为普通轮椅、电动轮椅和特殊轮椅。特殊轮椅根据不同的需要又分为站立轮椅、躺式轮椅、单侧驱动式轮椅、电动式轮椅和竞技式轮椅。

（4）自助具：帮助病人能够省力、省时地完成一些原来无法完成的日常生活活动,增加生活独立性的辅助装置,称为自助具。包括生活自助具、个人卫生用具、洗澡用具等。

二、康复护理评估

1. 评估病人一般情况、病史、心理状况、体格检查、ROM、肌力、目前使用矫形器的情况。

2. 评估病人运动功能障碍程度。

3. 评估所需辅助器具 ①若独立、安全→交付使用→随访；②若环境限制→环境改建→交付使用→随访；③若不能独立→家属指导→交付使用→随访。

三、康复护理措施

（一）假肢的使用及保养

1. 正确穿戴假肢 先在残肢上套1层光滑的尼龙袜,然后套上1~2层棉线袜套,用来吸汗和填补残肢与接受腔之间的空隙,再套上内衬套,最后穿入接受腔内,如果是壳式假肢或插入式大腿假肢,还要系上膝上环带或大腿假肢悬吊带。

2. 穿戴临时假肢训练指导　①穿戴假肢方法的训练：一般术后3周即可指导病人穿戴临时假肢，若为小腿假肢，残肢要穿袜套。当残肢萎缩，接受腔变松时，需要增加袜套的层数（一般不超过3层）。大腿假肢的穿戴方法是利用一块绸子将残肢包裹，残肢插入接受腔后，绸子的尾端通过接受腔底部的气孔，牵拉绸子使残肢完全进入接受腔底部，最后将绸子拉出。②站立位平衡训练：开始在平衡杠内进行训练，先是双下肢站立平衡训练，然后进行健肢侧单腿站立平衡训练，再进行假肢侧单腿站立平衡训练。只有当假肢侧单腿站立平衡良好时才能进行迈步训练，要求假肢侧单腿站立能保持一定的时间，1次以5~10秒为标准。③迈步训练：开始在平衡杠内进行，双足间隔保持在10cm左右，从假肢侧迈步，过渡到假肢侧站立，然后到健肢的迈步训练。由双手扶杆到单手扶杆，由双杠内到双杠外。④步行训练：在完成迈步训练以后，在平衡杠内进行交替迈步训练，由平衡杠内到杠外，由单手扶杠到完全单独步行训练，还要进行转弯、上下阶梯及过障碍物的训练。也可用拐杖或步行器辅助步行。应该坚持每日5~6小时的各种训练。

3. 穿戴永久性假肢的训练指导　一般要求在穿戴永久性假肢前康复训练已基本完成。

（1）穿戴永久假肢的条件：残肢成熟定型是最基本的条件；同时经过临时假肢的应用，残肢弹力绷带的缠绕，残肢已不肿胀，皮下脂肪减少，残肢肌肉不再继续萎缩，连续应用临时假肢2周以上残肢无变化，接受腔适配良好不需要再修改接受腔。

（2）训练情况：当经过穿戴临时假肢后的各种康复训练已达到基本目的和要求，如上肢能完成ADL的基本动作项目，下肢具备基本的行走功能，不但要能向前行走，而且还能向后退及向两侧横行，会左右转变等。此外，还要纠正各种异常步态。①上肢假肢的训练：前臂假肢训练内容包括穿脱假肢、前臂伸屈、肌电手开关、腕关节被动伸屈和旋前旋后等。上臂假肢训练内容除了完成前臂操纵训练内容外，再加上肘关节的铰链的伸屈和开锁训练。首先从熟悉假肢和控制系统开始，然后训练手部开闭动作和抓握不同形状和大小的物体。对单侧截肢者，先要进行利手交换训练，使原来不是利手的健肢变成功能性更强的利手，而假手主要是起辅助手的作用；对双侧上肢截肢，假肢的功能训练就要更加困难和复杂，训练要求所达到的标准也相对高得多。②下肢假肢的训练：主要目的是负重和改善步态，其训练内容有：穿脱假肢、平衡站立、单侧支撑、关节活动度、平地行走、上下楼梯或台阶、在斜坡和崎岖不平的路上行走、从地上拾物、灵活性训练、倒地后站起、搬动物体、对突然意外做出快速反应等能力的训练。让截肢者面对镜子观看自己用假肢行走的步态，强调对各种异常步态的矫正,如:侧倾步态、外展步态、步幅不均、划弧步态等。

4. 假肢的保养和维护　包括接受腔、结构件、装饰外套的维护。

（1）接受腔的维护:①保持接受腔内面的清洁。应每日晚上睡前将接受腔内面擦拭干净,可用手巾浸淡肥皂水擦拭,然后自然晾干。②接受腔内的衬套、衬垫等应经常用毛巾浸药皂擦洗、晾干。③如果接受腔某处压痛残肢时,可采用挖空压痛部位的衬垫或用毛毡填起压痛部位周围的办法解决。④当感到接受腔松弛时先采用增加残肢袜套(最多不超过3层)的方法解决,如仍过松,可在接受腔四壁粘贴一层毛毡解决。必要时,更换新的接受腔。⑤每日可用布沾上中性洗涤剂或水擦拭接受腔内部,使之清洁干燥,接受腔内套也应每日清洗交替使用;使用皮革接受腔不宜放置在潮湿的地方。

（2）结构件的维护:①假肢的关节及结合部分若产生松动,会影响使用性能和出现响声,因此应经常检查膝、踝轴螺丝及皮带的固定螺丝、铆钉,及时紧固。②金属轴不灵活或发生响声时,要及时加注润滑油。受潮后应及时干燥,并注油防锈。③壳式上肢假肢的日常维护只需擦拭表面,骨骼式的在使用松动时应找专业人员维修。④索控式、电动上肢假手、假肢的维护:如出现操作障碍时应向专业人员寻找原因,更换部件和维修。电池电压不应低于额定电压。

（3）装饰外套的维护:①装饰手部装置的保养和维修:手套不宜与墨水、油性彩笔、油垢和油漆等接触,弄脏立即用肥皂和洗衣粉清洗,忌用汽油,不宜用染色品触摸假手,不要放在高温、日光照射的地方,不宜钩取重物和谨防锐器刮划伤假手。②骨骼式大腿假肢泡沫装饰外套的膝关节前部分最宜破裂,使用者应注意在出现小的破裂时就及时加以粘补维修。可采用内面粘贴布条的方法增强。另外,如果穿短腰的袜子,小腿的袜口部分易被橡皮筋勒破。

（二）矫形器的使用指导及护理

1. 使用前指导及护理　①核对矫形器处方:根据医嘱开出的矫形器处方,核对使用的目的、要求、品种、材料、固定范围、体位、作用力的分布、使用时间等项目。②心理护理:护士必须首先接受病人的残障,并了解病人对残障的心理反应,以真诚关心的态度来面对他,使之感受到他是全然被接受的个体,学习如何与残障共生,充分调动其积极性,主动配合功能训练。③做好矫形器使用前的肢体功能锻炼的准备工作:矫形器使用前一定要进行增强肌力训练,改善关节活动范围和功能协调、消除水肿的锻炼,为使用矫形器创造较好的条件。一般来说,截肢后要使用假肢的病人,一般在截肢后4~6周进行假肢的准备工作,并接受3~4周的步态训练(此项为下肢截肢病人)和功能性运动训练(如上下斜坡、站起坐下、上下楼梯及跌倒爬起训练等)。④配合矫形器的设计、测量、取模、制造等。

2. 使用时指导及护理　①矫形器正式使用前,要进行试穿(初检),了解矫形器是否达到处方要求及对线是否正确、动力装置是否可靠,并进行相应的调整。②教会病人穿脱矫形器及穿上矫形器后如何进行一些功能活动。③训练后,再由专业人员负责检查矫形器的装置是否符合生物力学原理,是否达到预期的目的和效果,了解病人使用矫形器后的感觉和反应,这一过程称为终检。终检合格后方可交代病人正式使用。④对需长期使用的病人,应每3个月或半年随访1次,以了解矫形器的使用效果及病情变化,必要时进行修改和调整。

(三)辅助行走器具

可分静态及动态两种,静态的有倾斜台和平行杆,动态的有助行器、拐杖、手杖和轮椅。

1. 倾斜台训练时的注意事项　训练逐渐适应由卧到坐、由坐到站。训练期间注意测量病人的脉搏,若是脉搏加快,则表示病人目前直立的高度尚不合适。

2. 平行杆训练指导　①调节合适的高度:平行杆的高度调整是以病人站立时,手握扶杆,手腕背屈、手肘弯曲 25° ~30° 为宜,宽窄度则以合适病人行动为适。②其一端应装设一面镜子,以使病人能看到自己的姿势、步态等,有助于训练的进展。

3. 助行器的使用指导　①先以双手分别握住助行器两侧的扶把手,提起助行器使之向前移动 25~30cm 后,迈出健侧下肢,再移动患肢跟进,如此反复前进。②若是病人有一侧肢体已被截肢,或是下肢仅有一侧能够负重,此时使用助行架行走时,病人将助行架先向前移动 25~30cm 的距离,然后双手抓握住扶把用力,使双手分别承担一些身体的重量,并向下压助行架,以健肢支撑身体用力迈出一大步。③注意事项:助行架宜在平地上使用,上下楼梯则不合适;使用助行架前要加强手臂的肌力训练,使之强壮有力。

4. 腋拐的使用指导

(1)腋拐长度测量的方法:①病人平躺,仰卧,自腋窝前皱皮襞处量到脚跟,再加5cm。②病人站立,自腋窝前皱皮襞下 5cm 量到足底外缘,再加15cm。③病人的身高减去 41cm。

(2)康复人员在指导病人如何使用腋拐时,首先要注意告诉病人拐杖的起始位置及落点处。腋拐的正确起始位置是指拐杖底部对准双脚大脚趾头,向前 15~20cm,再向外左右各 15~20cm,即是起点处。

(3)正确的操作拐杖包括将身体的重量交于手掌,手腕背屈、手肘弯曲

25°~30°,腋横把应离腋窝两指,但须紧靠胸廓以求使拐杖稳固。持拐杖行走时身体略向前倾,使身体的重心置于拐杖与身体之间,同时要抬头向前看,切不可一直看向地面或是直盯着双脚的移动。

(4)健壮的双臂是使用拐杖行走的必要条件,病人切不可将身体的重量加于腋窝,或架在腋横把上休息,拐杖腋横把应与腋窝保持两指的距离,因腋窝下的神经血管很多,有可能被压伤。如果病人诉说有臂膀或手指发麻情形,或有手握无力感时,护士应立即警觉到有可能是使用拐杖不当所引起的症状,应立即告知其主治医师。

(5)拐杖行走的步态:主要有四点式步态、三点式步态、两点式步态、迈摆式步态与摆荡式步态。①四点式步态:适用于老人或下肢软弱者,是一种安全而缓慢的步态。每一次仅移动一个点,始终保持四个点在地面,如左拐一右脚一右拐一左脚,如此反复(图6-18)。②三点式步态:适用于年轻、上臂健壮有力的病人,一侧下肢功能正常,能够负重,另一侧下肢无法负重时使用,是一种快速移动的步态。方法是拐杖配合患肢行进,健肢再跟进(图6-19)。③两点式步态:适用于一侧病痛肢体需要拐杖以减轻负重,减少疼痛刺激;或是在练习四点式步态良好以后,可改为此种步态行走。它由四点式步态演变而来,近乎人类正常行走步态。方法是右拐与左脚同时迈出,再左拐与右脚齐出(图6-20)。④迈摆式步态与摆荡式步态:适用于下肢完全瘫痪,无法呈交互移动的病人(如下半身瘫痪者),上臂和肩膀健壮有力,平衡功能好时,方可使用,是快速移动前进的一种步态。这两种步态类似,但不同之处是前者双手抓握拐杖,身体重量交付双手,用力一撑,身体荡出,使双脚落点在拐杖之间,同一齐线上,此种步态可减少腰部及髋部肌肉受力;而后者则是落点始终在拐杖的前面(图6-21)。

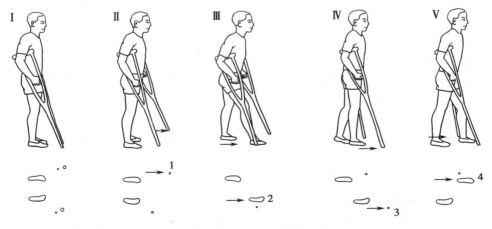

图6-18　四点式步态

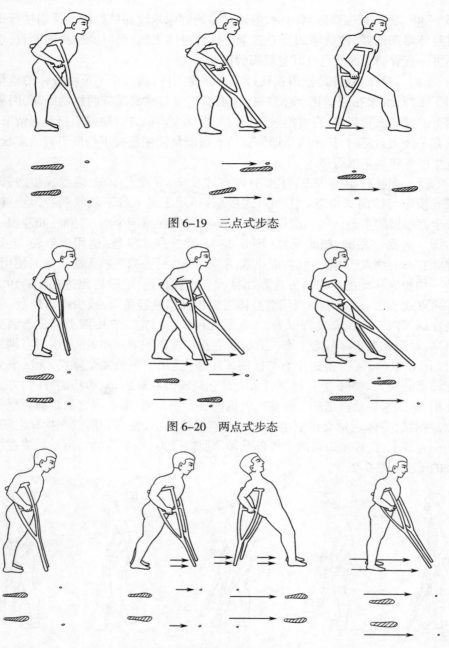

图 6-19 三点式步态

图 6-20 两点式步态

图 6-21 迈摆式步态与摆荡式步态

（四）手杖的使用指导

1. 调节合适的手杖长度 自然站立，股骨大转子到地面的高度即为手杖的长度;或自然站立,屈肘 30°~40°,腕背伸约 25°,小趾前外侧 15cm 处到手掌面的距离,即为手杖的长度。

2. 手杖应握于健侧,因手杖和患肢同出,将身体的部分重量分担到手杖,以减轻患肢的负重。

3. 手杖步行方式 常用的有两点支持步行和两点一点交替支持步行。具体如下:①两点支持步行:步行顺序是手杖→患腿→健腿。这种步行方式由于总是有两点接触地面,稳定性比较好,但步行速度比较慢,多用于步态训练早期、长期卧床病人开始起床活动时以及老年病人。②两点一点交替支持步行:步行顺序是手杖和患腿先同时迈出,然后迈健腿。这种步行的特点是手杖和患腿始终共同支撑体重,减少了患腿负重,且步行速度比较快,但需要持杖者有较好的平衡能力。

(五)轮椅使用指导

1. 轮椅的选择 在选择轮椅时要注意尺寸是否合适,避免皮肤磨损、擦伤及褥疮。为了满足特殊病人需要可进行特殊设计,如增加手柄摩擦面,车闸延伸,防滑装置,防震装置,扶手安装臂拖,轮椅桌方便病人吃饭、写字等。

(1)轮椅座位的标准宽度:病人坐上轮椅后,双大腿与扶手之间应有 2.5~4cm 间隙,约 2 指宽。

(2)轮椅座位的标准长度:正确的长度是病人坐下之后,坐垫的前缘离膝后 6.5cm,约 4 指宽。

(3)靠背高度:靠背的上缘应在腋下 10cm 左右,约手掌宽。

(4)扶手高度:在双臂内收情况下,前臂放置在扶手背上,肘关节屈曲约 90° 为正常。

2. 轮椅的使用

(1)轮椅的打开与收起:打开轮椅时,双手掌分别放在座位两边的横杆上(扶手下方),同时向下方用力即可打开。收起时,先将脚踏板翻起,然后,双手握住坐垫中央两端,同时向上提拉。

(2)自己操纵轮椅。

1)向前推:操纵前先将刹车松开,身体向后坐下,眼看前方,双上肢后伸,稍屈肘,双手紧握轮环的后半部分。推动时,上身前倾,双上肢同时向前推并伸直肘关节,当肘完全伸直后,放开轮环,如此反复进行。对于一侧肢体功能正常,另一侧肢体功能障碍的病人(如偏瘫),或一侧上下肢骨折病人,利用健侧上下肢同时操纵轮椅方法如下:先将健侧脚踏板翻起,健足放在地上,健手握住手轮。推动时,健足在地上向前踏步,与健手配合,将轮椅向前移动。

2)上坡时保持上身前倾,重心前移。如果上坡时轮椅后倾,很容易发生轮椅后翻。

3）大轮平衡技术：是指在小轮悬空离地大轮支持的情况下，保持轮椅平衡，不致摔倒的一种技术。这种技巧对越过环境障碍帮助极大，如上下台阶或人行道，分准备、起动、保持平衡3个步骤。①准备：病人端坐轮椅中，头稍后仰，上身挺起，双上肢后伸，肘稍屈，手紧握轮环，拇指放在轮胎上。②起动：先将轮环向后拉，随后快速向前推，此时小轮便会离地。③保持平衡：根据轮椅倾斜方向，调整身体和轮环，如果轮椅前倾，上身后仰，同时向前推轮环，如果轮椅后倾，上身前倾，同时向后拉轮环。

（3）轮椅转移：具体参考本章第一节。

（4）推轮椅技巧：具体如下。

1）后倾轮椅：推者双手握住推柄，一只脚放在后倾杆上，后倾时双手向下按压，同时脚向下踏。在后倾的过程中，双手承受的重量逐渐减少，当轮椅后倾斜超30°时，双手负重最小，这个位置称为平衡点。

2）上下台阶：①推上台阶：先把轮椅推到台阶旁，正对台阶，后倾轮椅至平衡点；把脚放回地上，向前推轮椅至大轮接触台阶，用脚控制后倾杆，使方向轮轻落到台阶上；推者双手用力将轮椅拉起并滚上台阶。②推下台阶：与推上台阶正好相反。

3）上下楼梯：推轮椅上下楼梯至少需要两人帮助才能完成。一般强壮有力者在轮椅后，手握推柄；另一人在轮椅前，面向病人。如果脚踏板是固定的，手可以握住脚踏板；如果脚踏板是活动的，可以一手握住支架的横梁，一手握住直柱。不可抓捏活动的扶手或脚踏板，以免在抬轮椅上、下楼的过程中扶手或脚踏板突然松开，出现意外。

（六）自助具

根据使用目的不同，可以分为以下几类：

1. 生活自助具　包括方便穿衣、穿鞋袜等用具。

（1）穿衣：①穿衣棍：用木棒制成，一端装上倒钩，另一端装上胶塞，使外衣、T恤衫易于脱离肩部，适于关节活动受限者使用。②魔术扣：可以代替T恤、外衣的纽扣，方便手指不灵活者穿衣。③系扣钩：适合手指功能障碍者使用。

（2）穿鞋袜：①穿袜用具：用一张硬壳纸或软胶及两条绳带制成，也可购买。适合大腿关节不灵活或不能举臂者使用。②穿鞋用具：鞋拔适用于弯腰不方便者使用。③弹性鞋带：穿鞋时能松开和收紧，不必经常松紧鞋带。

2. 个人卫生用具　包括方便洗漱、大小便等用具。

（1）长柄发梳、长柄海绵或牙刷：将梳子或牙刷绑上木条作手柄即可。适合上肢关节活动受限者使用。

（2）指甲刷：底部粘两个吸盘，能固定在台上，适合单手活动者使用。

（3）轮椅式便池：座位铺有软垫，其下方有便盆，需如厕时可移开座位上的木板，座位下的便盆即可使用。

（4）加高坐厕板：使大腿关节屈伸有困难者易于坐下和起立。坐板可直接安放在厕所上，易于清洁。

（5）坐便椅：包括带轮、不带轮、折叠式及两用的坐便椅。

3. 洗澡用具　主要是方便洗澡的用具。

（1）双环毛巾：将毛巾两端加于双环，适合双手抓握功能较差的病人使用。

（2）长臂洗澡刷：适合上肢关节活动受限者。

（3）肥皂手套：适于手抓握功能较差的病人使用。

（4）防滑地胶：置于湿滑的地方可防止摔倒。

（5）洗澡椅：垫了海绵的椅，提供舒适的座位，并可疏水，高度可调整。

4. 饮食用具　包括方便进食和饮水的用具。

（1）餐具：①防漏碟边：防漏的碟边放于碟上，食物不会漏出来。适合单手操作者使用。②免握餐具：套在手掌中使用，适合手指不能握物者。③加大手柄餐具：可捆上海绵或套上加粗手柄，适合手抓力量不够者使用。

（2）杯及吸管固定：①双耳杯：适合单手稳定性和协调性较差病人使用。②吸管固定器：将固定器置于杯沿，角度可随意调整，适合协调能力较差的病人使用。③轮椅夹杯及台面：轮椅夹杯是指夹在轮椅扶手上的杯，方便需要推动轮椅的人士使用。轮椅台面固定在轮椅扶手上，便于瘫痪病人在轮椅上进食，书写等活动。

5. 转移助具　包括方便病人上下楼梯、出行等的用具。

（1）扶手：可安放在厕所、走廊、楼梯旁，便于行动不便者扶持。

（2）绳梯：可安在床头便于瘫痪病人起床使用。

（3）帆布扶手装置：可安放在床上，瘫痪病人起床则抓握使用。

（4）转移滑板：可放在轮椅与床间、浴缸内协助瘫痪病人转移。

（5）轮椅：现代轮椅重量轻，容易折叠和打开，便于交通和旅行，手控能力好。电动轮椅可用手控外，还可通过轻微的头部运动、声音、吸吮及吸气作用来控制，某些手动和电动轮椅可直立。

6. 家居用品主要是方便病人家具生活的用品。

（1）稳定板：用木板和针钉制成，加置防滑胶垫于底部，可协助单手活动者在瓜果削皮时使用。

（2）单手托盘：表面附有防滑胶垫，使盛载的东西不会倾倒。

（3）水龙头开关器：帮助手部有缺陷者开关水龙头。

（4）长臂拾物器：使用者从地上拾物时，无需弯腰；坐在轮椅上的病人，无需站起拾物。

7. 书写辅助用具 主要是方便病人书写的用品。

（1）加粗笔：可用橡皮圈绑上笔杆，或卷上泡沫胶，或在笔杆上穿上一块乳胶，或穿上练习用的高尔夫球，或穿上小横杆，或用弹性布条固定，或用黏土成型固定柄。既可加粗，又可方便握持有困难的病人使用。

（2）免握笔：将笔套在附于自动粘贴带上的小带中，再绑于手掌上，可帮助手指软弱者使用。

（3）电子交流辅助设备：例如，指触式屏幕，即随便指一下就可被传感器翻译，身体很小的移动就可在屏幕上选择 1 个字或 1 个字母。小型手提式计算机还有内在的打字机和声音输出，键盘也可根据病人的需要进行调节。

四、康复教育

1. 调整拐杖长度及高度，检查底部有无橡皮垫或有无破损。

2. 选择适当的拐杖行走步态。示范拐杖行走步态时，动作宜慢，并讲解清楚注意事项和重点。

3. 告知病人不可将双臂架于拐杖腋横把上。

4. 告知病人休息、坐下和站起时拐杖的操作和处理方法：首先选择有扶手的座椅，准备坐入座椅前，将拐杖由腋下交合到一只手中，另一只手则抓握座椅扶手、屈肘，使身体徐徐入椅内，由坐而站时，顺序恰好相反。

5. 指导病人上下楼梯时拐杖行走的操作方法：上楼梯时，健肢先上，拐杖和患肢留在原阶，下楼梯时，患肢和拐杖先下，然后健肢下，一手抓握栏杆，一手持拐杖上下楼梯会更安全。有一口令可帮助学习者牢记出腿的顺序："健肢先上天堂，患肢先下地狱"。

（谭晓菊 赵兴娥）

第七章　常见神经疾病病人康复护理

第一节　脑卒中的康复护理

一、概述

1. 定义　脑卒中（cerebral apoplexy stroke）又称脑血管意外（cerebral vascular accident，CVA）是指由于各种原因引起的急性脑血液循环障碍导致的持续性（>24小时）、局限性或弥漫性脑功能缺损。它以起病急骤和局灶性神经功能缺失为特点，不是独立疾病的诊断，而是包括了一组具有共同特征的疾病。

2. 病因　包括①血管壁病变：高血压脑小动脉硬化、脑动脉粥样硬化及血管的先天发育异常和遗传性疾病等导致的血管壁病变。②心脏病：各种心脏相关疾病引起的栓子脱落是心源性脑梗死的主要病因。③血流动力学因素：如高血压、低血压、血容量改变等。④血液成分异常：高血液黏度、血小板减少或功能异常、凝血或纤溶系统功能障碍。

3. 危险因素　分为两类：①可干预因素：高血压、心脏病、糖尿病是脑血管病发病最重要的危险因素，还有高脂血症、血液黏度增高、吸烟、酗酒、肥胖、口服避孕药、饮食因素等。②不可干预因素：年龄、性别、种族和家庭遗传性等。

4. 分类

（1）根据神经功能缺失持续时间：不足24小时称短暂性脑缺血发作，超过24小时称脑卒中。

（2）根据脑卒中病理机制和临床表现不同：分为出血性脑卒中（脑实质内出血、蛛网膜下腔出血）和缺血性脑卒中（脑血栓形成、脑栓塞，统称脑梗死）。

5. 诊断

（1）脑出血：50岁以上有高血压病史者，在情绪激动或体力活动时突然发病，迅速出现不同程度的意识障碍及颅内压增高症状，伴偏瘫、失语等体征，应考虑为本病，CT等检查可明确诊断。

（2）蛛网膜下腔出血：在活动或情绪激动时突然出现头痛、呕吐、脑膜刺激征阳性，CT检查显示蛛网膜下腔内高密度影，脑脊液检查为均匀一致血性，可明确诊断；若能行 DSA 检查，可明确病因。

（3）缺血性脑卒中：中老年病人，有高血压、高血脂、糖尿病等病史，发病前有短暂性脑缺血发作史，在安静休息时发病为主，症状逐渐加重，发病时意识清醒，而偏瘫、失语等神经系统局灶体征明显等，诊断一般不难，结合头部CT 及 MRI 检查可明确诊断。

6. 主要功能障碍

（1）运动功能障碍：最常见、最严重的功能障碍，由锥体系统受损引起，是致残的重要原因。运动功能障碍多表现为一侧肢体不同程度的瘫痪或无力，即偏瘫。运动功能的恢复一般经过软瘫期、痉挛期、恢复期 3 个时期。

（2）言语 – 语言障碍：发病率高达 40%~50%。脑卒中后言语 – 语言障碍包括失语症和构音障碍两个方面。

1）失语症：失语症是指由于脑部损伤使原已获得的语言能力受损或丧失的一种言语 – 语言障碍综合征，也是优势大脑半球损害的重要症状之一。主要表现为对语言表达和理解能力障碍，对文字阅读和书写能力障碍，高级信号活动的障碍（如计算困难、乐谱阅读困难等）。常见类型有：运动性失语、感觉性失语、传导性失语、命名性失语、经皮质运动性失语、经皮质感觉性失语、完全性失语等。

2）构音障碍：构音是把语言符号通过声音表达出来的过程，正常由呼吸运动、发声运动和调音运动 3 部分共同协调完成。上述过程出现障碍而表现出的发音困难，发音不准，吐字不清，声响、音调、速度及节律异常，鼻音过重等言语特征改变，即为构音障碍。

（3）吞咽障碍：最常见的并发症之一。脑卒中后吞咽障碍一般为认知期、口腔准备期、口腔期、咽期和食管期单独或同时发生的障碍。吞咽障碍的病人易发生吸入性肺炎或因进食不足出现营养不良、水电解质平衡紊乱。

（4）感觉障碍：约 65% 的病人有不同程度和不同类型的感觉障碍。感觉障碍主要表现为痛温觉、触觉、运动觉、位置觉、实体觉和图形觉减退或丧失。

（5）认知障碍：①意识障碍：意识程度常分为清醒、嗜睡、昏睡、浅昏迷、深昏迷等。②注意力障碍：当进行一项工作时，不能持续注意，常是脑损伤的后遗症。注意力代表了基本的思维水平，这个过程的破坏对其他认知领域有负面影响。③记忆力障碍：脑损伤后最常见的主诉，表现为不能回忆或记住受伤后所发生的事件，但对久远的事情回忆影响不大。④推理 / 判断问题障碍：大面积脑损伤后，将出现高水平的思维障碍。表现为分析和综合信息困难、抽象推理能力降低、判断差、解决问题能力差。⑤执行功能障碍：许多脑损伤病人难以选择并执行与活动有关的目标，不能组织解决问题的办法。⑥失认症：是指因脑损伤致病人在没有感觉功能障碍、智力减退、意识不清、注意力不集中的情况下,不能通过感觉辨认身体部位和熟悉物体的临床症状。⑦失用症:是由于脑损伤致病人在无智能障碍、理解困难、感觉障碍、运动障碍、肌强直及共济失调的情况下,不能准确执行有目的的动作。

(6)心理障碍:病人常见的心理障碍为抑郁、焦虑和情感障碍。

(7)日常生活活动能力障碍:病人由于运动功能、言语功能、摄食和吞咽功能、感觉功能、认知功能等多种功能障碍并存,导致日常生活活动能力严重障碍。

(8)其他障碍:①面神经功能障碍:主要表现为额纹消失,口角歪斜及鼻唇沟变浅等表情肌运动障碍。核上性面瘫表现为睑裂以下表情肌运动障碍,可影响发音和饮食。②误用综合征:病后治疗方法不当可引起关节肌肉损伤、骨折、肩髋疼痛、痉挛加重、异常痉挛模式和异常步态、尖足内翻等。③废用综合征:长期卧床,可引起压力性损伤、肺部感染、肌萎缩、骨质疏松、体位性低血压、肩手综合征、心肺功能下降、异位骨化等。④延髓麻痹:分真性和假性延髓麻痹,以后者多见。

二、康复护理评估

1. 运动功能评估

(1)痉挛评估:痉挛是上运动神经元损伤的特征之一,脑卒中偏瘫病人的患侧各肌群均有不同程度的痉挛,上肢表现为典型的屈肌模式(或称屈肌优势),下肢表现为典型的伸肌模式(或称伸肌优势)。充分了解偏瘫病人痉挛模式对于病人的评价和治疗非常重要(表7-1),而痉挛多是根据关节被动运动时的阻力程度来进行评估,临床上常采用改良的 Ashworth 痉挛评估量表。

表 7-1　典型的痉挛模式

内容	表现
头部	头部旋转向患侧屈曲,使面朝向健侧
上肢	肩胛骨后缩,肩带下降,肩关节屈曲、内收、内旋,肘关节屈曲伴前臂旋前,腕关节屈曲并向尺侧偏斜,手指屈曲、内收,拇指屈曲内收
躯干	向患侧屈曲并旋后
下肢	患侧骨盆旋后、上提,髋关节伸展、内收,膝关节伸展,踝关节跖屈、内翻
足趾	屈曲、内收、偶有伸展

(2)Brunnstrom6 阶段评估法:是评价脑卒中偏瘫肢体运动功能最常用的方法之一。根据脑卒中恢复过程中的变化将手、上肢及下肢运动功能分为6

个阶段或等级。精细观察肢体完全瘫痪之后,先出现共同运动,以后又分解成单独运动的恢复过程,但其只是一种定性或半定量的评估方法(表 7-2)。

表 7-2　Brunnstrom6 阶段评估法

阶段	上肢	手	下肢
1	无任何运动	无任何运动	无任何运动
2	仅出现协同运动模式	仅有极细微屈伸	仅有极少的随意运动
3	可随意发起协同运动	可作钩状抓握,但不能伸指	在坐和站位上,有髋、膝、踝协同性屈伸
4	出现脱离协同运动的活动:肩 0°,屈肘 90°时,前臂可旋前、旋后;肘伸直时肩可前屈 90°;手背可触及腰骶部	能侧捏及松开拇指,手指有半随意的小范围伸展活动	坐位可屈膝 90°以上,足可后滑到椅子下方,在足跟不离地的情况下能使踝背屈
5	出现相对独立于协同运动的活动;肘伸直时肩可外展 90°;肘伸直,肩前屈 30°~90°时,前臂可旋前旋后;肘伸直,前臂中立位,上肢可举过头	可作球状或圆柱状抓握,手指同时伸展,但不能单独伸展	健腿站,患腿可先屈膝后伸髋,在伸膝下作踝背屈(重心落在健腿上)
6	活动协调近于正常,手指指鼻无明显辨距不良,但速度比健侧慢(≤5 秒)	所有抓握均能完成,但速度和准确性比健侧差	在站立位可使髋外展到抬起该侧骨盆所能达到的范围;坐位下伸直膝可内外旋下肢,能合并足内外翻

(3)平衡功能评估:具体参考第四章第二节。

2. 感觉功能评估　即评估病人的痛温觉、触觉、运动觉、位置觉、实体觉和图形觉是否减退或丧失。

3. 言语功能评估　主要是通过交流、观察、使用通用量表以及仪器检查等方法,了解被评者有无言语–语言障碍,判断其性质、类型及程度,确定是否需要进行言语治疗以及采取何种治疗和护理方法。

4. 吞咽功能评估。

5. 认知功能评估　常用的方法有简易精神状态检查量表、洛文斯顿作业疗法认知评估成套试验记录表和电脑化认知测验等。

6. 心理评估　评估病人心理状态、人际关系与环境适应能力,了解有无抑郁、焦虑、恐惧等心理障碍,评估病人的社会支持系统是否健全有效。

7. 日常生活活动能力评估。

8. 生活质量评估　应用世界卫生组织生活质量评估量表（WHOQOL-100量表）、健康状况 SF-36 及生活满意度量表等对病人生活质量进行评估。

9. 辅助检查　MRI、CT 和 B 超等头颅影像学检查。

三、康复护理措施

一般应在病人生命体征稳定、神经症状不再发展后 48 小时开始康复治疗。由于蛛网膜下腔出血和脑栓塞近期再发的可能性较大，对未行手术治疗的蛛网膜下腔出血病人，应观察 1 个月左右才可谨慎开始康复训练。脑栓塞病人康复训练前，如已查明栓子来源并给予了相应处理，在向病人家属交代相关事项后再开始康复训练。

1. 软瘫期　指发病 1~3 周内（脑出血 2~3 周，脑梗死 1 周左右），病人意识清楚或轻度意识障碍，生命体征平稳，但患肢肌力、肌张力均很低，腱反射也低。在不影响临床抢救、不造成病情恶化前提下，康复护理措施应早期介入。早期介入的目的是预防并发症以及继发性损害，同时为下一步功能训练做准备。

（1）抗痉挛体位：一般每 2 小时更换 1 次抗痉挛体位，以防产生压力性损伤、肺部感染以及痉挛。

（2）肢体被动运动：主要目的是预防关节活动受限，促进肢体血液循环和增强感觉输入。病人病后 3~4 日病情较稳定后，对患肢所有的关节都做全范围的关节被动运动，先从健侧开始，然后参照健侧关节活动范围再做患侧。

（3）主动运动：软瘫期的所有主动训练都是在床上进行的，主要原则是利用躯干肌的活动以及各种手段，促使肩胛带和骨盆带的功能训练。

1）翻身训练：为了预防压力性损伤和肺部感染，尽早使病人学会向两侧翻身。

2）桥式运动：进行翻身训练的同时，必须加强病人伸髋屈膝肌的练习，可有效防止站立时因髋关节不能充分伸展而出现臀部后凸所形成的偏瘫步态。具体如下：①双侧桥式运动：帮助病人将两腿屈曲，双足在臀下平踏床面，让病人伸髋将臀抬离床面。如患髋外旋外展不能支持时，则帮助将患膝稳定、抬臀。②单侧桥式运动：当病人能完成双侧桥式运动后，可让病人伸展健腿，患腿完成屈膝、伸髋、抬臀的动作。③动态桥式运动：为了获得下肢内收、外展的控制能力，病人仰卧屈膝，双足踏住床面，双膝平行并拢，健腿保持不动，患腿做交替的幅度较小的内收和外展动作，并学会控制动作的幅度和速度。然后患腿保持中立位，健腿做内收、外展练习。

2. 痉挛期　一般肢体的痉挛出现在软瘫期 2~3 周后并逐渐加重，持续 3 个月左右。此期康复护理的目标是通过抗痉挛的姿势体位来预防痉挛模式和控制异常的运动模式，促进分离运动的出现。

（1）抗痉挛训练：大多数病人患侧上肢以屈肌痉挛占优势，下肢以伸肌痉挛占优势。

1）卧位抗痉挛训练：采取 Bobath 式握手上举上肢，使患侧肩胛骨向前，患肘伸直。仰卧位时双腿屈曲，Bobath 式握手抱住双膝，将头抬起，前后摆动使下肢更加屈曲。此外，还可以进行桥式运动，也有利于抑制下肢伸肌痉挛。

2）被动活动肩关节和肩胛带：病人仰卧，以 Bobath 式握手，用健手带动患手上举，伸直和加压患臂。可帮助上肢运动功能的恢复，也可预防肩痛和肩关节挛缩。

3）下肢控制能力训练：卧床期间进行下肢训练可以改善下肢控制能力，为以后行走训练做好准备。①髋、膝屈曲动作训练：病人仰卧位，护士用手握住其患足，使之背屈旋外，膝关节屈曲，并保持髋关节不外展、外旋。待对此动作阻力消失后再指导病人缓慢地伸展下肢，伸腿时应防止内收、内旋。在下肢完全伸展的过程中，患足始终不离开床平面，保持屈膝而髋关节适度微屈。以后可将患肢摆放成屈髋、屈膝、足支撑在床上，并让病人保持这一体位。随着控制能力的改善，指导病人将患肢从健侧膝旁移开，并保持稳定。目的是抑制下肢伸肌异常运动模式的产生，促进下肢分离运动的出现。②踝背屈训练：当病人可以控制一定角度的屈膝动作后，以脚踏住支撑面，进行踝背屈训练。护士握住病人的踝部，自足跟向后、向下加压，另一只手抬起脚趾使之背屈且保持足外翻位，当被动踝背屈抵抗逐渐消失后，要求病人主动保持该姿势。随后指导病人进行主动踝背屈练习。③下肢内收、外展控制训练：方法见动态桥式运动。

（2）坐位及坐位平衡训练：只要病情允许，应尽早采取床上坐位训练，以防止肺部感染、静脉血栓形成、压力性损伤等并发症，还可开阔视野，减少不良情绪。

1）坐位耐力训练：开始坐起时可能发生体位性低血压，故应首先进行坐位耐力训练。坐位时不宜马上取直立坐位（90°），可先取 30°坚持 30 分钟并且无明显体位性低血压，再依次过渡到 45°、60°、90°。如已能坐位 30 分钟，则可以进行从床边坐起训练。

2）从卧位到床边坐起训练：具体参考第六章第一节。

3. 恢复期　早期患侧肢体和躯干肌力尚弱，还没有足够的平衡能力，恢复期应先进行平衡训练，然后再进行步行训练。

（1）平衡训练：平衡分 3 级：1 级为静态平衡；2 级为自动动态平衡；3 级为他动动态平衡。平衡训练包括左右和前后训练。

1）坐位平衡训练：①静态平衡训练：病人取无支撑下床边或椅子上静坐位，髋关节、膝关节和踝关节均屈曲 90°，足踏地或踏支持台，双足分开约 1 脚宽、双手置于膝上。护士协助病人调整躯干和头至中间位，当感到双手已不再用力时松开双手,此时病人可保持该位置数秒。然后慢慢地倒向一侧,要求病人自己调整身体至原位,必要时予以帮助。②自动动态平衡训练:静态平衡训练完成后,让病人自己双手手指交叉在一起,伸向前、后、左、右、上方和下方并有重心相应的移动。③他动动态平衡训练:即在他人一定的外力推动下仍能保持平衡。完成他动动态平衡训练后就可认为已完成坐位平衡训练,此后坐位训练主要是耐力训练。④患侧负重训练:偏瘫病人坐位时常出现脊柱向健侧侧弯,身体重心向健侧臀部偏移。注意事项:护士应立于病人对面,一手置于患侧腋下,协助患侧上肢肩胛带上提,肩关节外展、外旋,肘关节伸展,腕关节背伸,患手支撑于床面上。另一手置于健侧躯干或肩部,调整病人姿势,使病人躯干伸展,完成身体重心向患侧偏移,达到患侧负重的目的。

2)坐到站起平衡训练:病人负重能力加强后,可让病人独立做双手交叉、屈髋、身体前倾,然后自行站立。

3)站立平衡训练:静态站立平衡训练是在病人站起后,让病人松开双手,上肢垂于体侧,护士逐渐除去支撑,让病人保持站位。注意站位时不能有膝过伸。

(2)步行训练:病人达到自动动态平衡后,患腿持重达体重的一半以上,且可向前迈步时才可开始步行训练。

1)步行前准备:先练习扶持站立位,接着进行患腿前后摆动、踏步、屈膝、伸髋等活动,以及患腿负重,双腿交替前后迈步和进一步训练患腿平衡。

2)扶持步行:护士站在偏瘫侧,一手握住患手,掌心向前;另一手从患侧腋下穿出置于胸前,手背靠在胸前处,与病人一起缓慢向前步行,训练时要按照正确的步行动作步行,如有膝过伸和膝打软(膝突然屈曲)现象,应进行针对性膝控制训练。如出现患侧骨盆上提的画圈步态,说明膝屈曲和踝背屈差,应重点训练。

3)复杂步态训练:如高抬腿步,走直线,绕圈走,转换方向,跨越障碍,各种速度和节律的步行,训练步行耐力,增加下肢力量(如上斜坡),训练步行稳定性(如在窄步道上步行)和协调性(如踏固定自行车)。

4)上下楼梯训练:遵照健腿先上、患腿先下的原则,具体步骤如下:①上楼梯时,护士站在患侧后方,一手协助控制患膝关节,另一手扶持健侧腰部,帮助将重心转移至患侧,健足先登上一层台阶;健肢支撑稳定后,重心充分前移,护士一手固定腰部,另一手协助患腿抬起,髋膝关节屈曲,将患足置于高一层台阶。②下楼梯时,护士站在患侧,协助完成膝关节的屈曲及迈步。病人健手轻扶楼梯以提高稳定性,但不能把整个前臂放在扶手上。

(3)上肢控制能力训练:包括肘、腕、手的训练。

1)前臂的旋前、旋后训练:指导病人坐于桌前,用患手翻动桌上的扑克牌。亦可在任何体位让病人转动手中的一件小物件。

2）肘的控制训练：重点在于伸展动作上。病人仰卧，患臂上举，尽量伸直肘关节，然后缓慢屈肘，用手触摸自己的口、对侧耳和肩。

3）腕指伸展训练：双手交叉，手掌朝前，手背朝胸，然后伸肘，举手过头，掌面向上，返回胸前，再向左、右各方向伸肘。

（4）改善手功能训练：患手反复进行放开、抓物和取物品训练，纠正错误运动模式。

1）作业性手功能训练：通过编织、绘画、陶瓷工艺、橡皮泥塑等训练病人双手协同操作能力。

2）手的精细动作训练：通过打字、搭积木、拧螺丝等动作以及进行与日常生活有关的训练，加强和提高病人手的综合能力。

4. 后遗症期　一般病程经过大约 1 年左右，病人经过治疗或未经积极康复，会留有不同程度的后遗症，主要表现为肢体痉挛、关节挛缩畸形、运动姿势异常等。措施包括：

（1）进行维持功能的各项训练。

（2）加强健侧的训练，以增强其代偿能力。

（3）指导正确使用辅助器，如手杖、步行器、轮椅、支具，以补偿患肢的功能。

（4）改善步态训练，主要是加强站立平衡、屈膝和踝背屈训练，同时进一步完善下肢的负重能力，提高步行效率。

（5）对家庭环境做必要的改造，如门槛和台阶改成斜坡，蹲式便器改成坐便器，厕所、浴室、走廊加装扶手等。

5. 言语 – 语言障碍　言语和语言是沟通交流的重要手段，发病后尽早进行言语 – 语言训练。

6. 吞咽障碍　具体参考第五章第八节。

7. 认知功能障碍　认知功能障碍常常给病人生活带来许多困难，所以认知训练对病人的全面康复起着极其重要的作用。训练要与病人的功能活动和解决实际问题的能力紧密配合。

8. 心理和情感障碍　具体措施如下：

（1）建立良好的护患关系，促进有效沟通。

（2）运用心理疏导，帮助病人从认识上进行重新调整。

（3）认知行为干预：①放松疗法：教会病人自我行为疗法，如转移注意力、想象、重构、自我鼓励、放松训练等减压技巧，有助于减轻病人抑郁程度。②音乐疗法：对脑卒中后抑郁病人有较好的疗效，其中感受式音乐疗法因其简便易行而常被作为首选方法。通过欣赏旋律优美、节奏舒适的轻音乐引起病人注意和兴趣,达到心理上的自我调整。

9. 日常生活活动能力　早期即可开始,持之以恒的进行日常生活训练,争取能让病人自理生活,从而提高其生活质量。训练内容包括进食方法、个人卫生、穿脱衣裤鞋袜、床椅转移、洗澡等。

10. 常见并发症

(1) 肩关节半脱位:肩关节半脱位表现为肩部运动受限,局部有肌萎缩,肩峰与肱骨头之间可触及明显凹陷,预防措施如下:①矫正肩胛骨的姿势:予良好的体位摆放,同时鼓励病人经常用健手帮助患臂做充分的上举活动。②保持肩关节的正常活动范围:在无痛范围内做肩胛骨及上肢的被动活动,并尽早进行床上活动。③加强刺激肩关节周围起稳定作用的肌肉,促进其功能的恢复。④佩戴支具:在活动中不能牵拉患肩,肩关节及周围结构不应有任何疼痛,如有疼痛表明某些结构受到累及,可影响上肢功能的恢复,必须佩戴肩部吊带矫正。

(2) 肩 – 手综合征:多见于脑卒中后 1~2 个月,表现为突然发生的手部肿痛,下垂时更明显,皮温增高,掌指关节、腕关节活动受限等症状。肩 – 手综合征应预防为主,早发现、早治疗。预防措施如下:①早期应保持正确的坐卧姿势,避免长时间手下垂。②加强患臂被动和主动运动,以免发生关节的挛缩和功能丧失。尽量避免患手静脉输液。③对患侧手掌水肿者,可采用向心性气压治疗或线缠加压治疗,手部冷疗,类固醇制剂局部注射治疗。④理疗:对患肢进行理疗,如超声波、磁疗等疗法,可消炎、消肿及改善局部血液循环。

(3) 痉挛与挛缩:具体参考第五章第五节。

(4) 压力性损伤:具体参考第五章第二节。

(5) 下肢深静脉血栓:具体参考第五章第三节。

(6) 肺炎:脑卒中病人发生肺炎主要有吸入性肺炎和坠积性肺炎,前者可以通过治疗原发病和吞咽功能训练预防,后者可以通过呼吸功能训练、主动咳嗽和体位引流排痰以减少其发生。

(7) 偏瘫后要预防"废用综合征"和"误用综合征"。

1)"废用综合征":由于在急性期时担心早期活动有危险,而长期卧床,限制主动性活动的结果是使肌肉萎缩、骨质疏松、神经肌肉的反应性降低、心肺功能减退等,加之各种并发症的存在和反复,致使病人主动性活动几乎完全停止下来。时间一久,形成严重的"废用综合征"。因此,进行正确的康复护理训练,尽早应用各种方法促进患侧肢体功能的恢复,并随着病情的改善,逐渐增大活动量,同时加强营养,可使肌萎缩逐渐减轻。

2)"误用综合征":虽然认识到应较早的进行主动性训练,但由于缺乏正确的康复知识,盲目地进行上肢的拉力、握力和下肢的直腿抬高训练,早早地下地"行走",或进行踏功率车训练下肢肌力,结果是加重了抗重力肌的痉挛,严重地影响了主动性运动向随意运动的发展,而使联合反应、共同运动、痉挛的运动模式强化和固定下来,于是形成了"误用状态",它是一种不正确的训练和护理所造成的医源性症候群。因此,康复训练应循序渐进,以纠正错误的运动模式为主导,而不是盲目地进行肌力增强训练,才能早期预防"误用综合征"。

四、康复教育

1. 教育病人主动参与康复训练,并持之以恒;积极治疗原发病,指导病人有规律地生活。

2. 用药指导　耐心解释各类药物作用、不良反应及注意事项,指导病人遵医嘱用药。

3. 计划性指导　制订教育计划,通过宣传卡、健康教育处方和座谈会等方式,耐心向病人及家属讲解所患疾病有关知识、危险因素及预防措施,介绍治疗本病的新药物、新疗法,指导正确服药和进行功能训练等。

4. 随机指导　针对病人及家属不同时期的健康问题及心理状态进行非正式随机教育。

5. 示范性指导　通过早期给予体位摆放及肢体训练方法,逐步教会病人及家属协助积极进行自我康复训练。

6. 交谈答疑式指导　通过交谈将病人最渴望得到的相关知识讲述给病人、家属,从而使他们更积极参与康复护理中。

7. 出院指导　提高科学的护理和协助锻炼方法,强化对病人情感支撑,定期随访指导,鼓励职业康复训练。

第二节　颅脑损伤的康复护理

一、概述

1. 定义　颅脑损伤(traumatic brain injury,TBI)又称脑外伤,是一种常见的损伤,是指头颅和脑组织受到外来暴力撞击所遭受的外伤,除颅骨和脑组织直接受到损伤外,还常常并发颅内血肿、脑水肿、颅内压增高等。脑外伤发病率仅次于四肢损伤,但伤残率和病死率居首位,并与身体其他部位的损伤复合存在。

2. 分类　颅脑损伤分开放性和闭合性两种。

3. 病因　直接暴力或间接暴力作用于头部,主要见于交通事故、工伤、失足坠落、火器及利器伤等。

4. 主要功能障碍

（1）运动障碍：由于颅脑损伤后常发生广泛性和多发性损伤，可出现瘫痪、共济失调、震颤等，其中瘫痪可累及所有肢体，初期多为软瘫，后期多为痉挛。

（2）言语 - 语言障碍：常见的言语 - 语言障碍为言语错乱，其特点为词汇和语法的运用基本正确，但时间、空间、人物定向障碍十分明显，不配合检查，且意识不到自己的回答是否正确。另外还有失语（失读、失写）、构音障碍、言语失用等。

（3）认知障碍：病人常见的认知障碍有记忆障碍和知觉障碍。

（4）情绪行为障碍：病人常见焦虑、抑郁、情绪不稳定、攻击性、神经过敏等情绪障碍，亦可有冲动、幼稚、丧失自知力、类妄想狂、强迫观念等行为障碍。

（5）日常生活活动能力障碍：病人由于运动、认知等多种功能障碍并存，ADL 障碍较为严重。

（6）脑神经损伤：病人常有嗅神经、视神经、面神经、听神经等功能出现障碍，常见有偏盲或全盲、眼球活动障碍、面神经瘫痪和听力障碍等。

二、康复护理评估

1. 评估病人意识状态、颅脑损伤严重程度、四肢及关节活动度、肌张力、ADL、认知功能、吞咽功能、言语功能、排泄功能、步态分析和平衡功能等。

2. 评估病人情感和情绪、个性、压力与应对、角色与角色适应等。

3. 利用 MRI、CT 和 B 超等头颅影像学检查评估病人颅脑损伤程度。

三、康复护理措施

1. 体位护理　具体参考第六章第一节。

2. 运动功能训练

（1）保持关节活动度，抑制痉挛的发生发展。具体措施包括：①坚持对病人各个关节进行被动运动。②督促病人进行力所能及的主动运动。③瘫痪病人在床上一定要摆好体位，使之处于抗痉挛模式。

（2）尽早督促病人进行功能训练，其训练程序与方法应根据个体情况制订功能训练计划。

（3）对无法纠正运动功能障碍的病人，考虑给予矫形器、支具等辅助手段，使之尽可能地与正常运动水平接近。

3. 言语 - 语言功能训练　具体参考第五章第七节。

4. 认知功能训练

（1）记忆力训练：记忆是大脑对信息的接收、贮存及提取的过程，记忆恢复主要依赖于脑功能的恢复。训练原则为病人每次需要记住的内容要少，信息呈现的时间要长,两种信息出现的间隔时间也要长些。可采用记忆训练课(姓名和面容记忆、单词记忆、地址和电话号码记忆、日常生活活动记忆等)和记忆代偿训练(日记本、时间表、地图、清单、标签等)。

1)PQRST法:此法为一系列记忆过程的英文字母缩写。P:先预习(Preview)要记住的内容;Q:向自己提问(Question)与内容有关的问题;R:为了回答问题而仔细阅读(Read)资料;S:反复陈述(State)阅读过的资料;T:用回答的方式来检验(Test)自己的记忆。

2)编故事法:把要记住的内容按照病人的习惯和爱好编成1个小故事,有助于记忆,也可以利用辅助物品来帮助记忆,如日记本、记事本,鼓励病人将家庭地址、常用电话号码等记录于本上,并经常查阅。

(2)注意力训练:是指将精神集中于某种特殊刺激的能力。

1)猜测游戏:取1个玻璃球和2个透明玻璃杯,护士在病人注视下将一杯扣在玻璃球上,让病人指出有球的杯子,反复进行无误后,改用不透明的杯子重复上述过程。

2)删除游戏:在纸上写1行大写的英文字母如A、C、G、H、G、U、I,让病人指出指定的字母如C,成功删除之后改变字母的顺序再删除规定的字母,病人顺利完成后将字母写得小些或增加字母的行数及字数再进行删除。

3)时间感训练:要求病人按命令启动秒表,并于10秒时主动停止秒表,然后将时间逐步延长至1分钟,当误差<1~2秒时,让病人不看表,用心计算时间,以后逐渐延长时间,并一边与病人交谈一边让病人进行训练,要求病人尽量控制自己不因交谈而分散注意力。

(3)感知力训练:知觉障碍主要表现为失认症(单侧空间失认、疾病失认、Gerstmann综合征、视觉失认、身体失认等)和失用症(结构失用、运动失用、穿衣失用、意念性失用和意念运动性失用等)。可对病人进行各种物体的反复认识和使用、加强病人感觉输入等方式进行训练。

(4)解决问题能力的训练:解决问题的能力涉及推理、分析、综合、比较、抽象、概括等多种认知过程的能力。

1)指出报纸中的信息:取1张当地的报纸,让病人浏览后,首先问关于报纸首页的信息,如报纸名称、日期、大标题等。回答正确后,请病人找出文娱专栏、体育专栏或商业广告的所在版面。回答无误后,再训练病人寻找特殊信息,如某个电视台的节目预告、气象预报结果、球队比赛得分等。

2)排列数字:给病人3张数字卡,让他由高到低按顺序排好,然后每次给他1张数字卡,让其根据数字大小插进已排好的3张卡之间,正确无误后再增加给予数字卡的数量。在排列数字的同时,可询问病人有关数字的各种知识,如哪些是奇数、哪些是偶数、哪些互为倍数等。

3）物品分类：给病人 1 张列有 30 项物品的清单，要求病人按照物品共性进行分类，如哪些物品分属于家具、食物、衣服。如病人有困难，可给予帮助。训练成功后，可增加分类难度，如将食物细分为植物、动物、奶类、豆制品等。

5. 日常生活活动能力训练　具体参考第六章第五节。

6. 昏迷、持续性植物状态的促醒护理　重度颅脑损伤后通常有昏迷，约有一半病人当昏迷时间长于 6 小时以上，即不能恢复神志而死亡。促醒方法包括：

（1）听觉刺激：把病人当成正常人一样进行交谈，回忆往事和正在发生的事，多讲具有鼓励性、刺激性的语言。听熟悉的歌、各种广播和特制的录音带等。唱其最爱听的歌和讲述最难忘的事和物，4~6 次 / 日，每次持续10~20 分钟。

（2）抚摸刺激：在较为安静的环境中，病人的爱人、父母对病人头部和体表进行抚摸，并结合语言方面的抚慰和鼓励。

（3）冷热刺激：冰袋外包毛巾，在病人手掌、双腹侧快速轻擦，3~4 次 / 日，8~10 遍 / 次。

（4）疼痛刺激：在病人四肢敏感部位，如足底、十指等，以一定压力进行疼痛刺激，6 次 / 日，8~10 秒 / 次。

（5）情感分离与接触刺激：指导病人与其家人、亲戚、朋友进行接触刺激和分离刺激。

7. 心理护理　病人常表现出消沉、抑郁、悲观和焦虑，甚至会产生轻生念头及其他异常行为举止。护士应注意以下几点：①多与病人交谈，在情感上给予支持和同情，行动上设法为其改变困难处境；②对病人进行行为矫正疗法，通过不断的再学习，消除病态行为，建立健康行为，使病人能面对现实。学会放松，逐步消除恐惧、焦虑与抑郁；③鼓励病人尽可能做力所能及的事情，逐步学会生活自理；④对负性行为障碍的病人可采用代币法或负惩罚法；⑤对情绪行为障碍者，给予心理护理的同时，联合使用抗抑郁、焦虑药物，若危及病人自身和周围人的安全，常需用类似于对待精神病病人的约束办法和药物处理。

四、康复教育

1. 综合康复　指导病人采取综合措施进行全面康复，既要选择适当的运动疗法进行反复训练，又必须进行认知、心理等其他康复训练，并持之以恒。

2. 家庭参与，协作进行　把康复训练贯穿于家庭日常生活中去，保证病人在家庭中得到长期、系统、合理的训练。家属或陪护人员要掌握基本的训练方法和原则，了解训练的长期性、艰巨性及家庭康复的优点和意义。

3. 防止意外，定期随访　在训练过程中，陪护人员必须在旁指导，训练难度以病人能接受为原则,防止运动量过大导致虚脱。训练计划因人而异,定期门诊随访。

4. 指导预防并发症 对长期卧床病人,回归家庭后要让其亲属及家庭其他人员共同承担护理任务,教会家属正确的护理方法。防止压力性损伤、关节畸形、肌肉萎缩、感染等并发症的发生。

5. 按时服用药物,定期到医院检查,建立良好的家庭情感支持系统,增强病人战胜疾病的信心。

第三节　脑性瘫痪的康复护理

一、概述

1. 定义　脑性瘫痪(cerebral palsy,CP)简称脑瘫,由发育不成熟的大脑(产前、产时或产后)、先天性发育缺陷(畸形、宫内感染)或获得性(早产、低出生体重、窒息、缺血缺氧性脑病、核黄疸、外伤、感染)等非进行性脑损伤所致,患病率约为每 1000 活产儿中有 2.0~3.5 个。脑瘫的脑部病理改变主要是脑白质损伤、脑部发育异常。

2. 临床表现　主要为运动障碍,可伴有感觉、知觉、认知、交流和行为障碍,以及癫痫和继发性肌肉、骨骼问题。

3. 临床分型 按临床表现分为 6 型:痉挛型、不随意运动型、强直型、共济失调型、肌张力低下型、混合型;按瘫痪部位分为:单瘫、双瘫、三肢瘫、偏瘫、四肢瘫等。

(1)痉挛型四肢瘫:以锥体系受损为主,包括皮质运动区损伤。牵张反射亢进是本型的特征,四肢肌张力增高,上肢背伸、内收、内旋,拇指内收,躯干前屈,下肢内收、内旋、交叉、膝关节屈曲、剪刀步、尖足、足外翻,拱背坐,腱反射亢进、踝阵挛、折刀征和锥体束征等。

(2)痉挛型双瘫:症状同痉挛型四肢瘫,主要表现为双下肢痉挛及功能障碍重于双上肢。

(3)痉挛型偏瘫:症状同痉挛型四肢瘫,表现在一侧肢体。

(4)不随意运动型:以锥体外系受损为主,主要包括舞蹈性手足徐动和肌张力障碍,该型最明显特征是非对称性姿势,头部和四肢出现不随意运动,即进行某种动作时常夹杂许多多余动作,四肢、头部不停地晃动,难以自我控制。该型肌张力可高可低,可随年龄改变。腱反射正常、锥体外系征 TLR(+)和 ATNR(+)。静止时肌张力低下,随意运动时增强,对刺激敏感,表情奇特,挤眉弄眼,颈部不稳定,构音与发音障碍,流涎、摄食困难,婴儿期多表现为肌张力低下。

（5）共济失调型：以小脑受损为主，以及锥体系、锥体外系损伤。主要特点是由于运动感觉和平衡感觉障碍造成不协调运动。为获得平衡，两脚左右分离较远，步态蹒跚，方向性差。运动笨拙、不协调，可有意向性震颤及眼球震颤，平衡障碍、站立时重心在足跟部、基底宽、醉汉步态、身体僵硬。肌张力可偏低、运动速度慢、头部活动少、分离动作差。闭目难立征（＋）、指鼻试验（＋）、腱反射正常。

（6）混合型：具有两型以上的特点。多见于痉挛型与不随意运动型混合。

二、康复护理评估

1. 健康状态评估　①患儿一般情况：包括出生日期、出生体重、身长、头围、胎次、产次、胎龄等。②父母一般情况：包括年龄、职业、文化程度、有无烟酒嗜好等。③家族史：家族中有无脑瘫、智力低下、癫痫、神经管发育畸形病人，患儿母亲是否分娩过类似疾病的孩子，家族有无其他遗传病史等。④母亲孕期情况：有无妊娠并发症、外伤史、先兆流产史、孕早期病毒感染、接触放射线、服药史等。⑤母亲分娩情况：剖宫产还是顺产、是否难产、有无羊水堵塞、胎粪吸入等。⑥患儿生长发育情况：是否按时接种疫苗、是否到过疫区、居住环境周围有无污染等。

2. 评估病人躯体功能状况　如肌力、肌张力、关节活动度、站立和步行能力等。

3. 通过交流、观察或使用通用量表评估患儿有无言语－语言障碍。

4. 通过温、触、压觉的检查，也可通过询问家长，得知患儿是否不喜欢他人抚摸和拥抱，是否对各种感觉反应不灵敏，以评估病人感知觉状况。

5. 评估病人日常生活活动能力。

6. 评估患儿家长对患儿患病的反应，采取的态度和认知程度，以及家庭和社会支持系统情况。对不伴智力障碍的年长儿，评估其对患病的反应和接受程度。

7. 通过 MRI、CT 和 B 超等了解患儿脑瘫程度。

8. 通过智力发育障碍、癫痫、言语－语言障碍、视觉障碍、听力障碍，以及吞咽障碍等伴随症状及肌电图、脑电图等检查来评估患儿脑瘫程度。

三、康复护理措施

1. 训练方法

（1）运动疗法：包括头部控制能力训练、翻身训练、坐位训练、爬行训练、膝立位训练、行走训练，以及上肢和手部训练。按照小儿运动发展规律，自上而下,由近到远,从简单到复杂,逐项训练,循序渐进。

（2）作业疗法:脑瘫患儿日常生活活动训练是康复治疗中重要的组成部分。

1）进食训练:对咀嚼、吞咽困难的患儿,将食物喂到患儿口内时,要立即用手托起小儿下颌,促使其闭嘴。若食物不能及时吞咽,可轻轻按摩患儿颌下舌根部,以促进吞咽动作。

2）穿脱衣服训练:穿脱衣服时应注意患儿体位,通常坐着穿衣比较方便。一般瘫痪侧肢体先穿,后脱,通常先让患儿先学脱,后学穿。

3）如厕训练:2岁开始训练,便盆前面或两旁带有把手。养成定时大小便的习惯,学会控制大小便。学会表达需要大小便的要求和穿脱裤子、使用厕纸等。

4）卫生梳洗习惯:根据患儿年龄进行训练,让患儿认识五官等身体各部位名称,熟悉常用的梳洗工具并掌握正确使用方法。

（3）言语–语言障碍的矫治:首先保持正确的姿势,维持患儿头的正中位置,面对患儿眼睛的高度与其交谈。同时给予表扬和鼓励,需极大耐心并持之以恒。

（4）辅助器具:可根据需求配备坐姿矫正系统、立位辅助器具、移动用辅助器具。

（5）矫形器:可以预防或矫正畸形,增加关节稳定性;辅助与促进治疗效果;抑制肌肉痉挛和不随意运动,促进正常运动发育;支持体重;代偿丧失功能,改善整体活动能力。踝足矫形器在纠正脑瘫患儿尖足、提高下肢运动功能方面起到积极的作用。髋关节旋转矫正带配合踝足矫形器使脑瘫患儿步态有较大改善。

2. 体位护理 目的是为防止或对抗痉挛姿势的出现。

（1）头部及肩的控制:对于头部过伸,肩部向前突出的脑瘫患儿,要用两前臂压住患儿两肩,使肩向后,然后将两手放于患儿头的两侧轻轻向上抬起,并且要轻轻牵拉颈部使之伸长;对于坐位时表现的肩胛带内收,双上肢屈曲向后,头部过度伸展的患儿,将前臂从患儿颈部后面环绕过去,将肩部推向前、向内,头部就会变伸展为屈曲;若患儿表现为全身软弱无力,头抬起后不能保持正中位时,可将拇指放于患儿两侧胸的前面,其余四指在肩后紧握患儿的双肩,将双肩拉向前方,同时扶持住双肩。这样可使患儿抬起头,并能较轻松的保持这种姿势。

（2）患儿坐位良肢位:包括在椅子上和床上的正确坐位。

1）患儿在椅子上的正确坐位:脊柱与头颈成一直线,头略向前,背伸直,不向一侧倾斜,臀部靠近椅背,髋膝关节屈曲,膝超出足前,双腿轻分开,全足底着地。

2）患儿在床上正确的坐位：①手足徐动型患儿，最佳坐姿为屈曲患儿双下肢，使患儿形成一种腹部紧贴大腿的坐位，然后握住患儿的双肩，缓慢加压，同时将双肩向前向内推压，这样患儿可以伸出双手，在前面支撑身体或抓玩具。②痉挛型脑瘫患儿，注意控制髋关节屈曲状态，在患儿身后，用双上肢从患儿双腋下伸向大腿，扶住大腿内侧，将患儿拉向自己，使患儿躯干重量负荷于他自己的坐位支撑面上，并保持两下肢外展姿势。

（3）患儿睡眠良肢位：脑瘫患儿最佳睡眠体位是侧卧位，这样患儿容易将双手放在身体面前，利于伸展肘关节和促进上肢运动发展，并抑制角弓反张及头部、躯干和四肢非对称姿势。

（4）翻身活动训练：让患儿俯卧，用玩具在其前方吸引注意力，慢慢将玩具移至侧方，鼓励患儿侧向伸手拿玩具；此时再慢慢将玩具抬高，吸引患儿转身侧卧，甚至仰卧。

3. 脑瘫患儿的被抱姿势

（1）痉挛型患儿：应先把患儿屈曲，即把患儿双腿先分开，再弯起来，或者双手分开，头略微下垂，也可让患儿把头枕于抱者肩上。

（2）手足徐动型患儿：当将患儿抱起时，患儿双手不再是分开而是合在一起，双侧腿靠拢，关节屈曲后，尽量接近胸脯，维系好这一姿势后，将患儿抱于胸前，也可抱在身体一侧。

（3）共济失调型脑瘫患儿：在临床上合并有痉挛型或手足徐动型症状，对患儿抱法基本与前面一致。

4. 患儿的院内感染及安全管理　脑瘫患儿因康复治疗需要长时间护理，院内感染发生率高。应加强病区消毒隔离工作，防止医源性交叉感染，尽可能缩短住院康复治疗周期，减少院内感染发生。脑瘫患儿住院期间存在高热性惊厥和癫痫发作、损伤、坠床、误食和呼吸道阻塞等不安全因素，护士应强化安全管理意识，增设床档及扶手，患儿移动要有守护，以防摔伤、烫伤，提高安全工作的预见性。护士还要对患儿及家长进行安全教育，使家长掌握安全防范措施。

5. 情感和心理支持　偏瘫患儿普遍存在胆小、固执、任性、不合作、适应能力差等特点，容易产生自卑、嫉妒、不平衡心理等。康复护士应给予患儿更多关爱，对其运动、语言、智力等方面的功能障碍不歧视、不嘲讽，对患儿态度和蔼，亲切，耐心细致地照顾患儿，让其感受温暖和关爱。

四、康复教育

1. 向患儿家长介绍脑瘫的一般知识，包括病因、临床表现、治疗方法、预后等。

2. 教给家长患儿日常生活活动训练内容和方法,避免过分保护,采取鼓励性和游戏化的训练方式。

3. 告诉家长脑瘫患儿正确卧床姿势,侧卧位适合各种脑瘫患儿;在患儿卧床两边悬挂一些带声响或色彩鲜艳的玩具,让患儿经常受到声音和颜色的刺激,以利康复。

4. 教会家长如何正确抱脑瘫患儿,家长每次抱患儿时间不宜过长,以保证患儿有更多时间进行康复训练。

5. 告诉家长预防脑瘫发生的知识和措施,包括产前保健、围生期保健和出生后预防。

第四节 脊髓损伤的康复护理

一、概述

1. 定义 脊髓损伤(spinal cord injury,SCI)是指由外伤或疾病等因素引起的脊髓结构、功能的损害,导致损伤水平以下运动、感觉、自主神经功能障碍,是一种严重的致残性疾病。

2. 分类 脊髓损伤分为外伤性和非外伤性。

3. 病因 外伤性常因高空坠落、车祸、运动损伤导致脊髓受压甚至完全断裂。非外伤性主要因为脊髓炎症、肿瘤、血管性疾病等引起。

4. 主要功能障碍

(1)运动障碍:表现为肌力、肌张力、反射的改变。

1)下运动神经元损害:导致肌张力减退和肌无力,常使病人不能完成某些动作,表现为上肢无力而不能牢固握物及举臂乏力,足趾拖地,上下楼梯及起坐困难等。

2)上运动神经元损害:导致肢体肌张力增高和肌无力,所致的痉挛性无力常使病人易疲劳,行走时双下肢僵硬或行走笨拙。

3)严重的脊髓损伤:可导致某节段横贯性损害,表现为截瘫或四肢瘫。①四肢瘫:是指 T_1 及以上节段的脊髓神经组织受损而造成颈段以下运动和感觉的损害和丧失,包括上肢、躯干、下肢及盆腔器官的功能损害。②截瘫:是指胸1以下节段的脊髓损伤之后,造成运动和感觉功能的损害或丧失,上肢功能不受累,但根据具体的损伤水平,躯干、下肢及盆腔脏器可能受累。

(2)感觉障碍:主要表现为疼痛、感觉异常、感觉丧失、感觉分离。

1)疼痛:常为脊髓损害的早期症状,可分为根性、传导束性、脊柱性疼痛。包括:①根性疼痛:最常见,疼痛剧烈,常在夜间加重而致病人疼醒或不能入睡。②传导束性疼痛：呈弥漫烧灼样痛或钻痛。③脊柱性疼痛：疼痛多位于脊背深部肌肉，伴局部肌紧张，棘突压痛等。

2）感觉异常：呈麻木、蚁走感、凉感等。胸髓病变可出现束带感。

3）感觉丧失：触觉丧失发现较早，病人常感麻木。

4）感觉分离：大部分表现为痛觉、温度觉障碍，其他深感觉正常。

（3）膀胱和直肠功能障碍：①膀胱功能障碍：主要表现为尿潴留型、尿失禁型、潴留失禁混合型。脊髓损伤早期，膀胱无充盈感，呈无张力性膀胱，膀胱充盈过度时出现尿失禁；若膀胱逼尿肌无收缩或不能放松尿道外括约肌，从而产生排尿困难，造成膀胱内压增加和残余尿量增多，出现尿潴留。②直肠功能障碍：主要表现为顽固性便秘、大便失禁及腹胀。

（4）脊髓休克：指脊髓因外伤等原因与高级中枢失去联系后，损伤平面以下的脊髓暂时丧失功能，所有反射消失，肢体呈完全性迟缓性瘫痪，即损伤平面以下处于无反应状态。此期一般为 3~4 周。

（5）其他：颈髓损伤后，全身交感神经均被切断。表现为排汗功能和血管运动功能障碍，此时病人已失去调节体温的功能，体温随环境而下降。其他还出现 Guttmann 征（张口呼吸，鼻黏膜血管扩张水肿而发生鼻塞）、心动过缓、体位性低血压、皮肤脱屑、水肿、指甲松脆和角化过度。

二、康复护理评估

1. 脊髓损伤的神经功能评估

（1）损伤平面的评估：损伤平面的确定主要以运动和感觉损伤平面为依据。运动损伤平面和感觉损伤平面是通过检查运动关键肌的徒手肌力和感觉关键点的痛触觉来确定（表 7-3）。

表 7-3　损伤水平的确定

运动水平	感觉水平
C_2	枕骨粗隆
C_3	锁骨上窝
C_4	肩锁关节顶部
C_5 屈肘肌（肱二头肌和肱桡肌）	前肘窝外侧
C_6 伸腕肌（桡侧伸腕肌）	拇指近节背侧皮肤
C_7 伸肘肌（肱三头肌）	中指近节背侧皮肤
C_8 中指末节指屈肌（指深屈肌）	小指近节背侧皮肤

续表

运动水平	感觉水平
T_1 小指外展肌	前肘窝内侧
T_2	腋窝顶部
T_3	第 3 肋间锁骨中线
T_4	第 4 肋间（乳线）锁骨中线
T_5	第 5 肋间锁骨中线
T_6	第 6 肋间（剑突水平）
T_7	第 7 肋间锁骨中线
T_8	第 8 肋间锁骨中线
T_9	第 9 肋间锁骨中线
T_{10}	第 10 肋间（脐）
T_{11}	第 11 肋间（T_{10}~T_{12} 之间）锁骨中线
T_{12}	腹股沟韧带中点
L_1	T_{12}~L_2 之间的 1/2 处
L_2 屈髋肌（髂腰肌）	大腿前中部
L_3 伸膝肌（股四头肌）	股骨内髁
L_4 踝背伸肌（胫前肌）	内踝
L_5 趾长伸肌（足踇长伸肌）	足背第 3 跖趾关节处
S_1 踝跖屈肌（腓肠肌与比目鱼肌）	外踝
S_2	腘窝中点
S_3	坐骨结节
S_{4-5}	肛门周围

1）运动平面评估：运动平面是指身体两侧具有 3 级及以上肌力的最低脊髓节段，其上所有节段的关键肌功能须正常（MMT 为 5 级）。由于左右两侧的运动平面可能不一致，因此需要分别评估。但在某些脊髓平面，如 C_2~C_4、T_2~L_1、S_2~S_3，其相应肌节的肌力无法通过徒手检查获得，只能假定其运动平面与感觉平面相同，即若该节段的感觉功能正常，则运动功能亦

正常。

2）感觉平面评估：感觉平面是指身体两侧具有正常针刺觉（锐/钝区分）和轻触觉的最低脊髓节段。确定感觉平面时，须从 C_2 节段开始检查，直到针刺觉或轻触觉 <2 分的平面为止。由于左右两侧的感觉平面可能不一致，因此需分别评估。

（2）损伤程度的评估：根据 ASIA 的损伤分级，过了脊髓休克期的脊髓损伤可以进行评估，判定最低骶节（S_4~S_5）有无残留功能（包括鞍区感觉保留和鞍区运动保留）。鞍区感觉保留是指身体两侧肛门皮肤黏膜交界处（S_4~S_5）感觉，包括轻触觉或针刺觉，或肛门深部压觉（DAP）保留（完整或受损）。鞍区运动保留是指肛门指诊时肛门处括约肌的自主收缩（表 7-4）。

表 7-4 ASIA 损伤分级

分级	损伤程度	临床表现
A	完全损伤	鞍区 S_4~S_5 无任何感觉和运动功能保留
B	不完全性感觉损伤	神经平面以下包括鞍区 S_4~S_5 无运动但有感觉功能保留，且身体任何一侧运动平面以下无 3 个节段以上的运动功能保留
C	不完全性运动损伤	神经平面以下有运动功能保留，且单个神经损伤平面以下超过一半的关键肌肌力小于 3 级（0~2 级）
D	不完全性运动损伤	神经平面以下有运动功能保留，且单个神经损伤平面以下至少有一半以上（一半或更多）的关键肌肌力大于或等于 3 级
E	正常	所有节段的感觉和运动功能均正常，且病人既往有神经功能障碍，则分级为 E。既往无脊髓损伤者不能评为 E 级

（3）脊髓休克的评估：判断脊髓休克是否结束的指征之一是球海绵体反射，反射消失为休克期，反射的再出现表示脊髓休克结束。需要注意的是正常人有 15%~30% 不出现该反射，圆锥损伤时也不出现该反射。脊髓休克结束的另一指征是损伤水平以下出现任何感觉、运动或肌肉张力升高和痉挛。

2. 运动功能评估

（1）运动评分：脊髓损伤病人的肌力评估不同于单块肌肉，要综合评估。ASIA 采用运动评分法进行脊髓损伤的肌力评估（表 7-5）。选择 10 块关键肌，评估时分左右两侧进行，采用 MMT 法测定肌力。

表 7-5 运动评分法

右侧的评分	平面	关键肌	左侧的评分
5	C_5	肱二头肌	5
5	C_6	桡侧伸腕肌	5
5	C_7	肱三头肌	5
5	C_8	中指指深屈肌	5
5	T_1	小指外展肌	5
5	L_2	髂腰肌	5
5	L_3	股四头肌	5
5	L_4	胫前肌	5
5	L_5	长伸肌	5
5	S_1	腓肠肌	5

最高分 100 分，左右侧各 50 分。评分越高肌肉功能越佳。NT 表示无法检查，如果任何因素妨碍了检查，如疼痛、体位、失用、石膏等，则该肌肉的肌力被认定为 NT。

（2）痉挛评估：临床上多采用改良的 Ashworth 量表。

3. 感觉功能评估 采用 ASIA 的感觉指数评分来评估感觉功能。选择 $C_2 \sim S_5$ 共 28 个节段的感觉关键点，分别检查身体两侧的痛觉（针刺觉）和触觉（轻触觉）。2 分 = 正常或完整（与面颊部感觉类似），1 分 = 异常改变（感觉受损、部分感知和感觉过敏），0 分 = 感觉缺失，NT= 无法检查。故一侧一种感觉最高得 $2 \times 28 = 56$ 分，左右两侧 2 种感觉最高得 $2 \times 2 \times 56 = 224$ 分。分数越高表示感觉越接近正常。脊髓损伤神经学分类国际标准见图 7-1。

4. ADL 评估 截瘫病人可用改良的 Barthel 指数（modified Barthel index, MBI）评估，四肢瘫病人可用四肢瘫功能指数（quadriplegic index of function, QIF）来评估。

5. 心理 – 社会状况评估 脊髓损伤病人因有不同程度的功能障碍，会产生严重的心理负担及社会压力，正确评估病人及家庭对疾病和康复的认知程度、心理状态、家庭及社会支持程度，对疾病康复有直接影响。

6. 功能恢复预测 对完全性脊髓损伤的病人，可根据其不同的损伤平面预测其功能恢复情况（表 7-6）。

7. 其他 对脊髓损伤的病人，还需进行神经源性膀胱和神经源性直肠的评估、性功能障碍的评估、心肺功能的评估、心理障碍的评估。

病人姓名 ______________________

检查者姓名 ______________________ 检查日期/时间 ______________________

ASIA AMERICAN SPINAL INJURY ASSOCIATION

脊髓损伤神经学分类国际标准

ISCOS

运动

关键肌

两侧分别记录

	R	L	
C_5			屈肘肌
C_6			伸腕肌
C_7			伸肘肌
C_8			指屈肌（中指远端指间）
T_1			指展肌（小指外展）

上肢总分（最大） □ + □ = □ （25）（25）（50）

评价：

	R	L	
L_2			屈髋肌
L_3			伸膝肌
L_4			踝背伸肌
L_5			拇长伸肌
S_1			踝跖屈肌

（VAC）肛门自主收缩 是/否 □

下肢总分（最大） □ + □ = □ （25）（25）（50）

感觉

感觉关键点

	轻触觉 R	轻触觉 L	针刺觉 R	针刺觉 L
C_2				
C_3				
C_4				
C_5				
C_6				
C_7				
C_8				
T_1				
T_2				
T_3				
T_4				
T_5				
T_6				
T_7				
T_8				
T_9				
T_{10}				
T_{11}				
T_{12}				
L_1				
L_2				
L_3				
L_4				
L_5				
S_1				
S_2				
S_3				
S_{4-5}				

总分（最大） { □ + □ → = □ 轻触觉（最大：112） ; □ + □ = □ 针刺觉（最大：112）

（56）（56）（56）（56）

□（DAP）肛门深部压觉（是/否）

0=缺失
1=改变
2=正常
NT=无法检查

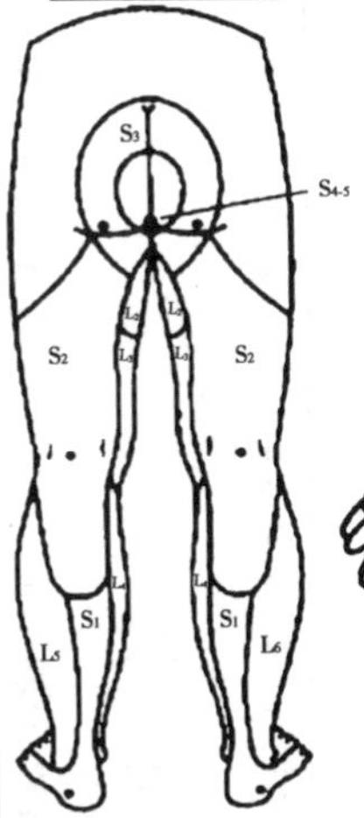

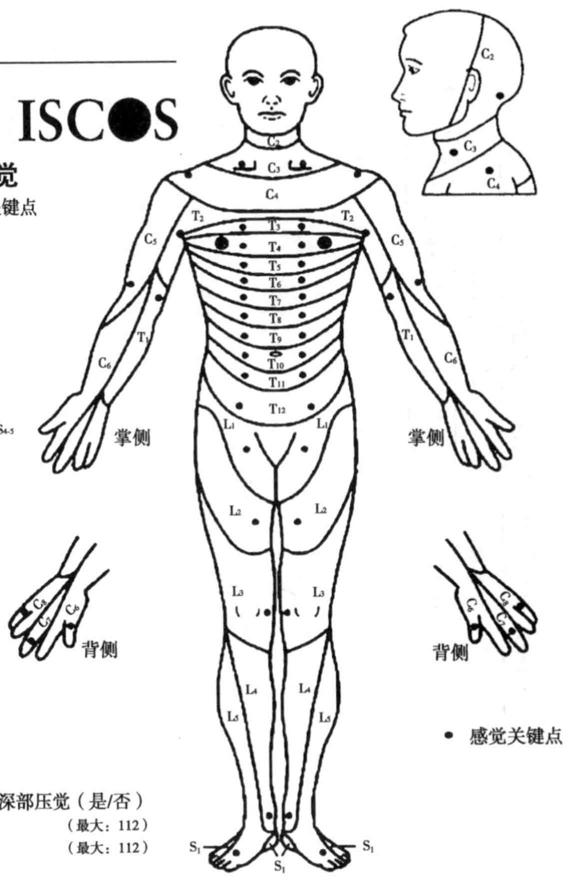

神经平面 功能正常的最低节段		R	L	单个神经平面 □	完全还是不完全？ 不完全=S_{4-5}任何感觉或运动功能保留 □	部分保留带（适用于完全损伤）有神经支配的最低节段		R	L
	感觉				ASIA残损分级（AIS） □		感觉		
	运动						运动		

本表可以进行复制，但未经ASIA委员会许可，不得进行修改。

图 7–1 脊髓损伤神经学分类标准

表 7-6 损伤平面与功能恢复的关系

损伤平面	不能步行	轮椅依赖程度			轮椅独立程度		独立步行
		大部分	中度	轻度	基本独立	完全独立	
C_1~C_3	√						
C_4		√					
C_5							
C_6				√			
C_7~T_1					√		
T_2~T_5						√	
T_6~T_{12}							√①
L_1~L_3							√②
L_4~S_1							√③

注：①可进行治疗性步行；②可进行家庭性步行；③可进行社区性步行。

三、康复护理措施

1. 急性期康复护理措施　急性期是指伤后 6~8 周,主要问题是脊柱骨折不稳定,咳嗽无力,呼吸困难,脊髓休克。此期主要防止并发症,其次维持关节活动度和肌肉的正常长度,进行肌力和耐力训练,为过渡到恢复期治疗做准备。

（1）体位摆放：急性期卧床阶段正确的体位摆放,不仅有利于损伤部位的愈合,而且有利于预防压力性损伤、关节挛缩的发生。

（2）被动运动：被动运动可促进血液循环,保持关节和组织的最大活动范围。防止关节畸形、肌肉挛缩。病人受伤后就应该开始,病人处于休克期时,每日进行两次被动运动,休克期后每日 1 次,并靠自己的力量保证充分的关节活动度。对外伤和脊柱骨折导致的脊髓损伤,脊柱稳定性差的病人,对影响脊柱稳定的肩、髋关节应限制活动;颈椎不稳定者,肩关节外展不超过 90°;为避免加重胸腰椎的损伤,屈髋不宜超过 90°。由于病人没有感觉,应避免过度过猛的活动,以防关节软组织的过度牵张损伤。

（3）主动运动：加强病人肢体残存肌力的训练,可以提高机体的运动功能,增强日常生活能力,为病人重返社会奠定基础。四肢瘫病人主动运动的重点是三角肌、肱二头肌和斜方肌的下部。

（4）体位变换：脊髓损伤病人应根据病情变换体位,每 2 小时变换 1 次。体位变换时注意维持脊柱稳定性,可由 2~3 人轴线翻身,避免拖、拉、拽等动作。对四肢瘫病人应特别注意轴线翻身,维持脊柱稳定性,避免造成二次损伤。

（5）呼吸及排痰训练:颈髓或高位胸段脊髓损伤的病人伤后存在不同程度的呼吸功能障碍,可导致呼吸衰竭。

（6）膀胱和肠道功能的处理

1）脊髓损伤后1~2周内多采用留置导尿或耻骨上造瘘的方法。保证每日摄水量在2500~3000ml,引流袋低于膀胱水平以下,且翻身、转移时需卡住尿管,防止尿液反流,预防尿路感染。

2）待病情稳定后,尽早拔除尿管,行尿流动力学检查或简易膀胱容量压力测定,必要时实行间歇导尿术。间歇导尿期间应注意饮水计划,坚持写排尿日记,达到低膀胱内压储尿,规律排尿,促进膀胱恢复,保护肾脏的目的。

3）当残余尿量<100ml,或残余尿:自解尿=1:3,并达1周左右时间时,可停止间歇导尿。

4）神经源性肠道:具体参考第六章第九节。

2. 恢复期康复护理措施 在恢复期（3个月后）,康复护士应配合PT师、OT师,监督、保护、辅导病人去实践已学到的日常生活动作,不脱离整体训练计划,指导病人独立完成功能训练。

（1）增强肌力,促进运动功能恢复:脊髓损伤病人为了应用轮椅、拐杖或自助器,在卧床或坐位时要重视肌力的训练。上肢针对肩带肌、胸大肌、三角肌、肱二头肌、肱三头肌、肱桡肌,屈伸腕肌,屈伸手指肌群及握力训练。躯干部针对背肌、腹肌进行强化训练。下肢针对腰方肌、髂腰肌、股四头肌、胫前肌、长伸肌、腓肠肌、臀大肌、臀中肌等进行训练。一般0~1级行被动活动、肌肉电刺激及生物反馈治疗;2~3级行较大范围的辅助、主动及器械性运动;3~4级行抗阻运动。

（2）垫上训练:病人垫上训练主要是针对躯干、四肢的灵活性、力量及功能性动作的训练。包括垫上翻身、垫上胸肘支撑、垫上双手支撑及垫上移动等。

（3）坐位训练:脊髓损伤病人多采用长坐位和端坐位进行平衡维持训练。应在康复医师的指导下协助病人进行坐位训练,包括静态平衡训练和动态平衡训练。

1）静态平衡训练:病人取长坐位,在前方放一姿势镜,病人和护士可随时调整坐位的姿势。当病人在坐位能保持平衡时,再指示病人将双上肢从前方、侧方抬起至水平位。

2）动态平衡训练:护士可与病人进行抛球、传球训练,不但可加强病人的平衡能力,也可强化病人双上肢、腹背肌的肌力及耐力。

（4）转移训练:包括帮助病人转移和独立转移训练,是脊髓损伤病人必须掌握的技能，在协助病人进行转移训练前，护士应先演示、讲解，并协助病人完成训练。前方转移时将轮椅与床成直角，上床时轮椅距床 30cm，锁住轮椅，将双侧下肢移到床上，然后将轮椅向前驱动，靠床再锁住，双手利用支撑动作将身体挪到床上，下床时动作相反。

（5）站立训练：病情较轻的病人经过早期坐位训练后，无直立性低血压等不良反应即可在康复治疗师指导下进行站立训练，训练时应注意协助病人保持脊柱稳定性，协助佩戴腰围训练站立活动。

（6）步行训练：伤后 3~5 个月，已完成上述训练，可佩戴矫行器完成步行训练。尽早开始步行训练可防止下肢关节挛缩，减少骨质疏松，促进血液循环。先在平行杠内站立，再行平行杠内行走训练。可采用迈至步、迈越步、四点步、二点步等方法训练，平稳后移至杠外训练，用双拐来代替平行杠，方法相同。

（7）日常生活活动能力训练：指导和协助病人床上活动、就餐、洗漱，更衣、排泄、移动、使用家庭用具等，训练前应协助病人排空大小便。

（8）假肢、矫形器、辅助器具的使用：具体参考第六章第十节。

（9）心理康复护理：具体参考第五章第十节。

3. 并发症护理　并发症包括下肢深静脉血栓、呼吸系统感染、泌尿系感染、压力性损伤、疼痛、异位骨化、自主神经反射障碍、痉挛、体温调节障碍、心血管功能障碍、性功能障碍等。在此主要叙述体温调节障碍和心血管功能障碍的护理。

（1）体温调节障碍：脊髓损伤后体温调节中枢对于体温的调节作用失去控制，因而可以出现变温血症，即体温受环境温度的影响而变化。病人可出现体温过低或过高。预防及治疗措施为：①注意在气温变化时病人适当增减衣物。病人外出时尤其要注意保暖。②保持皮肤干燥，防止受凉。麻痹肢体由于散热障碍，所以会出现麻痹平面以上出汗，而平面以下受寒的情况。③过度出汗：交感神经系统过度兴奋，要注意是否发生自主神经反射障碍，最常见的诱因是膀胱或直肠充盈。④天气炎热时要注意散热。高热时药疗效果不佳，一般以物理降温为主。⑤原因不明的发热首先要考虑是否发生感染。病人由于感觉障碍，所以发热常常是感染最早或唯一的表现，此时应针对感染进行治疗。

（2）心血管功能障碍：胸段平面以上的损伤可以导致心血管功能障碍，主要为交感神经调节失控和相应的副交感神经改变。常见的心血管并发症有：

1）心律失常：常见心动过缓、室上性心律失常、原发性心脏骤停。主要预防措施为：①维持呼吸，保证血氧含量，避免低氧血症。②减轻心脏负荷，包括心理治疗、止痛、减少应激、注意排便和排尿时的用力程度。③保持足够的血容量,维持水电解质平衡,定时测定液体出入量,保证重要器官灌注和心脏功能。④避免刺激迷走神经,吸痰或处理气管插管时动作轻柔,可先吸氧,然后吸痰;随时备用阿托品,以防心动过缓;翻身轻柔,避免过分刺激;发现心律失常或原先有心脏病病史者应该进行连续心电监护;针对心律失常遵医嘱选择适当的药物治疗。

2)体位性低血压:常见于损伤后刚开始恢复活动时。主要预防措施:可以逐步抬高床头,并逐步延长坐的时间。腹部可以采用弹力腹带,减少腹腔血液淤滞,采用起立床逐步训练直立体位,避免焦虑情绪。在轮椅坐位时,腰前倾有助于缓解体位性低血压;必要时采用药物保持心脏收缩力和血管张力,如多巴胺等,防止低血压。

四、康复教育

1. 饮食调节　制订合理膳食计划,保证维生素、纤维素、钙及各种营养物质的合理摄入。

2. 自我护理　教会病人和家属在住院期间完成"替代护理"到自我护理的过渡,重点是教育病人学会如何自我护理,避免发生并发症。住院期间要培养病人养成良好的卫生习惯,预防呼吸系统、泌尿系统感染,教会家属注意环境卫生。病人出院后要定期复查,防止主要脏器发生并发症。掌握二便管理方法,学会自己处理二便,高位脊髓损伤病人的家属要学会协助病人处理二便问题。

3. 心理调试　教育病人培养良好的心理素质,正确对待自身疾病,相信经过系统康复治疗后,以良好的心态去面对困难和挑战,充分利用残存功能去代偿致残部分功能,尽最大的努力去独立完成各种生活活动,终将成为一个身残志不残、对社会有用的人。

4. 家庭无障碍环境　帮助家庭和工作单位改造环境设施,如:①出入口的屋内外地面宜相平,若有高度差时,应用坡道连接,坡度不超过5°。②门最好采用推拉门或自动门,门开启的净宽≥0.8m。③调整床和坐便池的高度,便于轮椅转换动作。④家庭卫生间宽度不能≤0.8m,卫生间的门与坐便器距离≥1.2m,在便池邻近的墙上安装承受身体重量的安全抓杆。⑤厨房用具的台面需要调低,水龙头开关要求装有长柄,易开关,方便使用。⑥浴室内轮椅面积≥1.2m×0.8m,邻近墙面应装有安全抓杆。⑦床旁、厨房、沙发、饭桌旁均安装扶手,以利于完成转移动作。⑧家用电器带有遥控装置,可使用专门设计的"环境控制系统"。

第五节 周围神经病损的康复护理

一、概述

1. 定义 周围神经病损(peripheral neuropathy)是指周围神经干或其分支因病损导致其组织的运动、感觉或自主神经结构或功能障碍。

2. 分类 传统分为神经痛和神经病两大类。

(1)神经痛:指受累的感觉神经分布区发生剧痛,而神经传导功能正常,神经递质无明显变化,如三叉神经痛。

(2)神经病:泛指周围神经的某些部位由于炎症、中毒、缺血、营养缺乏、代谢障碍、外伤等引起的一组疾病和损伤,属炎症性质者习惯上称为神经炎;而周围神经丛、神经干或其分支受到外力作用而发生挤压伤、牵拉伤、挫伤、撕裂伤、锐器伤、火器伤、医源性损伤等称为周围神经损伤。

3. 主要功能障碍

(1)肢体畸形:当周围神经完全受损时,由于与麻痹肌相对的正常肌肉的牵拉作用,使肢体呈现特有畸形。如上臂桡神经损伤后,使手呈现典型的垂腕和垂指畸形。

(2)运动功能障碍:神经完全受损后,损伤神经所支配的肌肉呈迟缓性瘫痪,主动运动、肌张力和反射均消失。但在运动神经不完全损伤情况下,多数表现为肌力减退。

(3)感觉功能障碍:周围神经损伤后,其分布区的触觉、痛觉、温度觉、振动觉和两点辨别觉可完全丧失或减退,表现为麻木、刺痛、灼痛、感觉过敏等。在神经不完全受损情况下,神经支配区感觉丧失程度不同;在神经恢复过程中,神经支配区感觉恢复的程度不同。

(4)自主神经反射障碍:周围神经受损后,由交感神经纤维支配的血管舒缩功能、出汗功能、营养性功能发生障碍。开始时出现血管扩张、汗腺停止分泌,表现为皮温升高、潮红和干燥。2周后血管发生收缩,皮温降低,皮肤变得苍白。

(5)反射功能障碍:深、浅反射减弱或消失,早期偶有深反射亢进。

二、康复护理评估

1. 运动功能评估

(1)评估皮肤是否完整、肌肉有无萎缩、肿胀、肢体有无畸形、步态和姿势有无异常。

（2）评估肌力和关节活动范围。

（3）评估运动功能恢复情况：英国医学研究院神经外科学会将神经损伤后的运动功能恢复情况分6级，这种评估方法适用于高位神经损伤（表7-7）。

表7-7 周围神经损伤后的运动功能恢复等级

恢复等级	评级标准
0级（M0）	肌肉无收缩
1级（M1）	近端肌肉可见收缩
2级（M2）	近、远端肌肉均可见收缩
3级（M3）	所有重要肌肉均能做抗阻力收缩
4级（M4）	能进行所有运动，包括独立的和协同的运动
5级（M5）	完全正常

2. 感觉评估 根据病例特点询问有无主观感觉异常。同时还应评估感觉障碍的分布、性质和程度。

（1）感觉功能评估：包括触觉、痛觉、温度觉、压觉、两点辨别觉、图形辨别觉、皮肤定位觉、位置觉、运动觉等。当神经不完全损伤时，神经支配区的感觉丧失程度不同。目前临床多采用英国医学研究会（BMRC）1954提出的评估标准。

（2）感觉功能恢复评估：英国医学研究神经外伤学会将神经损伤后的感觉功能恢复情况分6级（表7-8）。

表7-8 周围神经损伤后的感觉功能恢复等级

恢复等级	评级标准
0级（S0）	感觉无恢复
1级（S1）	支配区皮肤深感觉恢复
2级（S2）	支配区浅感觉和触觉部分恢复
3级（S3）	皮肤痛觉和触觉恢复，且感觉过敏消失
4级（S3）	感觉达到S3水平外，两点辨别觉部分恢复
5级（S4）	完全恢复

（3）自主神经功能测定：可根据自主神经反射障碍的表现进行评估。

3. 日常生活活动能力评估 常用Barthel指数量表进行ADL评估。

4. 电生理学评估 对神经损伤的部位、程度和损伤神经恢复情况准确判断,需要周围神经电生理学检查作为辅助的检查手段。包括神经肌电图、直流－感应电检查或强度－时间曲线检查,神经传导速度测定等。

三、康复护理措施

1. 早期康复护理措施

(1)保持良肢位:应用矫形器、石膏托等将受损肢体的关节保持功能位。

(2)受损肢体主动、被动运动:由于肿胀、疼痛等原因,周围神经损伤后常出现关节的挛缩和畸形,受损肢体各关节早期应做全方位的被动运动。若受损范围较轻,需进行主动运动。

(3)受损肢体肿痛的护理:抬高患肢,弹力绷带压迫,做轻柔向心按摩与被动运动,热敷、温水浴、红外线等方法可改善局部血液循环,减轻组织水肿与疼痛。

(4)受损部位保护:由于受累肢体的感觉丧失,无力对抗外力,易继发外伤。对受损部位应加强保护,如戴手套、穿袜子等。如出现外伤,可选择适当物理方法,如紫外线、超短波、微波等温热疗法,但需慎重,避免造成感觉丧失部位烫伤。

2. 恢复期康复护理措施 急性期约 5~10 日,炎症水肿消退后,进入恢复期。此期重点是促进神经再生,保持肌肉质量,增强肌力,促进运动、感觉功能恢复。

(1)神经肌肉电刺激疗法(NES):电刺激虽不能防止肌肉萎缩,但却可延迟病变肌萎缩的进展。电流引起收缩时,病人应同时尽力主动收缩该肌,这样功能恢复会更好。

(2)肌力训练:肌力训练包括增强最大肌力和增强肌力耐力。增强最大肌力宜采取等长运动法,而增强肌力耐力宜采取等张运动法。

(3)作业疗法:根据功能障碍的部位与程度,肌力与耐力情况,进行相关的作业治疗。上肢周围神经病损者进行编织、打字、泥塑等操作;下肢周围病损者进行踏自行车、缝纫机等。

(4)ADL 训练:进行肌力训练时,注意结合日常生活活动训练。如洗脸、梳头、穿衣、踏自行车等,增强身体灵活性和耐力,从而达到生活自理、提高生活质量的目的。

(5)感觉功能训练:周围神经病损后,出现的感觉障碍主要有麻木、灼痛、感觉过敏、感觉缺失等。

1)局部麻木感、灼痛:有非手术治疗和手术治疗。前者包括药物(镇静、镇痛剂、维生素)、交感神经节封闭(上肢作星状神经节、下肢作腰交感神经节封闭)、物理疗法(TENS、干扰电疗法、超声波疗法、磁疗、激光照射、直流电药物离子导入疗法、电疗法等）。对非手术治疗不能缓解者,可以选择手术治疗,而对保守治疗无效和手术失败者,可采用脊髓电刺激疗法。

2）感觉过敏:采用脱敏法。①漩涡浴:开始时慢速,再逐渐加快,每次15~30分钟。②按摩:先在皮肤上涂按摩油,做环形按摩。③用各种不同质地不同材料的物品刺激,如毛巾、毛毯、毛刷等。④振动方法。⑤叩击方法,如用叩诊锤叩击敏感区以增加耐受力。

3）感觉丧失:在促进神经再生的治疗基础上,采用感觉重建方法治疗。用不同物体放在病人手中而不靠视力帮助,进行感觉训练。

（6）心理护理:护士可通过宣教、咨询、示范等方式减轻或消除病人心理障碍,使其发挥主观能动性,积极进行康复治疗。

四、康复教育

1. 指导病人学会日常生活活动自理,肢体功能障碍较严重者,应指导病人如何进行生活方式的改变,如单手穿衣、进食等。

2. 教会病人在日常生活活动中,注意保护患肢,防止再损伤。

3. 外出或日常活动时,避免他人碰撞患肢,必要时佩戴支具使病人保持功能位。

4. 指导并鼓励病人在工作、生活中尽可能多用患肢,将康复训练贯穿于日常生活活动中,促进功能早日恢复。

第六节　帕金森病的康复护理

一、概述

1. 定义　帕金森病（Parkinseon's disease, PD）又称震颤麻痹（paralysis agitans）,是中老年常见的神经系统变性疾病,以静止性震颤、运动徐缓、肌强直和姿势反射异常为临床特征,主要病理改变是黑质多巴胺（dopamine, DA）能神经元变性和路易小体形成。而高血压、脑动脉硬化、脑炎、外伤、中毒、基底核附近肿瘤以及吩噻嗪类药物等所产生的震颤、强直等症状,称为帕金森综合征。

2. 主要功能障碍

（1）运动功能障碍:包括震颤性功能障碍、强直所致的功能障碍等。

1）震颤性功能障碍:震颤是多数PD病人最为常见的首发症状,常表现为静止性震颤,多数病人在活动中也有震颤,多从一侧上肢远端开始,呈现有规律的拇指对掌和手指屈曲的不自主震颤,类似"搓丸"样动作。具有静止时明显震颤,动作时减轻,入睡后消失等特征。随病程进展,震颤可逐步侵及下颌、唇、面和四肢。

2）强直所致的功能障碍:强直引起主观上的全身僵硬和紧张,多从一侧上肢或下肢近端开始,逐渐蔓延至远端、对侧和全身肌肉。这也是PD病人常见的主诉,但是在病人的主诉与强直程度之间不一定平行。强直限制了病人的活动程度,在早期即出现明显笨拙,病人心理上有残疾感。后期病人全身肌肉的僵硬成为主要问题,逐渐发展,最终呈现木僵,甚至植物状态。

3）运动迟缓:病人随意动作减少、减慢。多表现为开始的动作困难和缓慢,如行走时启动和终止均有困难。

4）步态异常:早期走路拖步,迈步时身体前倾,行走时步距缩短,上肢协同摆动的联合动作减少或消失;晚期由坐位、卧位起立困难。迈步后碎步,往前冲,越走越快,不能立即停步,称为"慌张步态"。

5）姿势不稳定:PD病人逐渐发展的肌张力增高引起颈、躯干和肢体的屈曲性姿态,上臂保持在躯干的两侧,肘和腕轻度弯曲,与前冲或后冲相关的平衡缺失,病人缺乏正常的姿势反射,姿势障碍是PD病人的一个特征性表现,这是引起病人行走中容易跌倒的主要原因。由于在起步时病人的躯干、髋部不能协调地向前或向左摇摆而引起的"僵步现象"。

6）冻结现象:它的特征是动作的起始或连续有节奏的重复性动作困难,这是引起PD病人运动功能障碍的一个重要问题。

（2）认知功能障碍:随着疾病的进展,逐渐出现认知功能损害。具体表现为抽象思维能力下降,洞察力及判断力差,理解和概括形成能力障碍,对事物的异同缺乏比较,言语表达及接受事物能力下降,以及学习综合能力下降。视空间能力障碍是PD病人最常见的认知功能障碍,早期即可出现,发生率高达93%,表现为观察问题能力及视觉记忆下降、图像记忆下降、缺乏远见、预见和计划性,结构综合能力下降,视觉分析综合能力、视觉运动协调能力和抽象空间结合技能减退;记忆障碍;智力障碍等。

（3）言语 – 语言障碍:语言是一种高度复杂的讲话机制参与的活动,受人的呼吸、唇、舌、下颌运动的影响。由于PD肌肉的强直和协调功能异常,多数病人逐渐出现言语 – 语言障碍而影响正常的生活交流。多数病人被语言问题所困惑,常出现语言浑浊、缺乏语调、节奏单调等。还会出现音量降低、语调衰减、单音调、音质变化、语速快、难以控制的重复和模糊发音等症状。

（4）精神和心理障碍:震颤和渐进的运动迟缓引起病人在社会中的窘迫心理;异常的步态、易跌倒、语言和发音困难等将增加病人的精神压力和严重的残疾;病人害怕将出现生活自理能力的缺失。在PD的长达数年的病程中,病人表现出一种较典型的人格类型。病人脑内黑质细胞进行性变性,脑内多巴胺减少,势必造成病人的智能和行为改变。病人常表现出抑郁、幻觉、认知障碍、痴呆等表现。

（5）吞咽障碍:PD病人喉部肌肉运动功能障碍,导致吞咽困难,表现为不能很快吞咽,进食速度减慢,食物在口腔和喉部堆积,当进食过快时会引起呛咳。

（6）膀胱功能障碍:膀胱功能障碍的问题很常见,尿流动力学研究发现主要原因是逼尿肌的过度反射性收缩和外括约肌的功能丧失。当逼尿肌不能克服膀胱的排出阻力时,病人有类似前列腺肥大的表现,虽然有这样的表现,但是做前列腺切除的效果不明显,而且术后有20%病人出现尿失禁。

二、康复护理评估

1. 运动功能评估

（1）关节活动度测量:关节活动度是指远端骨所移动的度数,即关节的远端向着或离开近端运动,远端骨所达到的新位置与开始之间的夹角。关节活动度测量远端骨所移动的度数,而不是两骨之间所构成的夹角。常用的仪器通常为:通用量角器、电子量角器、指关节测量器等。

（2）肌力:常采用徒手肌力检查法来评估肌肉的力量。

（3）肌张力:多数采用 Ashworth 量表或改良 Ashworth 量表。

（4）平衡能力。

（5）步行能力。

2. 认知功能评估 应用本顿视觉形状辨别测验、线方向判断测验、人面再认测验、视觉组织测验等评估视空间能力;采用韦氏记忆量表评估病人的记忆力和智力。

3. 言语－语言障碍评估 评估言语－语言障碍主要通过交流、观察、使用量表以及仪器检查等方法,了解被评者有无言语－语言障碍、类型及程度。

4. 精神和心理障碍评估

（1）常用的智力评估量表:有简明精神状态检查法和韦氏智力量表。

（2）情绪评估:常用 Beck 抑郁问卷、自评抑郁量表、抑郁状态问卷及汉密尔顿抑郁量表等评估病人是否有抑郁状态。常用焦虑自评量表、汉密尔顿焦虑量表等评估病人是否有焦虑。

5. 吞咽困难评估 反复唾液吞咽试验和饮水试验等。

6. 膀胱功能障碍评估 病人有无尿潴留、尿失禁和尿路感染的症状和体征。

三、康复护理措施

1. 运动功能障碍

（1）上肢锻炼：上肢锻炼包括触摸下颚、胸部、头向后翘、头向右转向右看和向左转向左看，右肩向下，右耳向右肩上靠，左侧重复，慢慢地大范围的旋转头部，然后换方向。下颚前伸内收各保持 5 秒。伸直手臂，高举过头向后，双手向后在背部扣住，往回拉，将手放在肩上，试用面部去接触肘部、双肘分开、挺胸，以上动作各 10 秒。手臂置于头上，肘关节弯曲，左手抓住右肘，右手抓住左肘，身体向两侧弯曲，以上每项练习 3~5 次。

（2）下肢锻炼：下肢锻炼包括站立，曲身弯腰向下，手扶墙。右手抓住右脚向后拉，然后左腿重复。面向墙壁站立，双腿稍分，双膝紧靠，手掌贴墙，身体前倾，感觉小腿肌肉牵拉。双腿呈"V"型坐下，头先后靠右腿、中间和左腿。以上每个位置维持 5~10 秒，每项练习 3~5 次。

（3）躯干锻炼：躯干锻炼包括双脚分开，双膝微曲，右臂前伸，向对侧交叉。平躺在地板上，一侧膝关节曲向胸前，另一侧重复。再双侧同时重复。平躺在地板上，双臂抱住双膝，缓慢地将头伸向膝关节。双手置于头下，一腿伸直，另一腿弯曲，交叉向身体的对侧，另一侧重复。俯卧，腹部伸展，腿与骨盆紧贴地板，用手臂上撑维持 10 秒。俯卧，手臂双腿同时高举。以上动作维持 10 秒，每项练习重复 3~5 次。

（4）重心锻炼：先进行从坐位到立位的重心移动训练和平衡训练，在关节活动度内让病人移动重心引起体位反应和防御反应。

（5）行走锻炼：步行时让病人思想放松，尽量迈大步。向前走时让病人抬高脚，脚跟着地，尽可能两脚分开，背部挺直，让病人摆动双臂，目视前方，并让病人抬高膝部跨过想象中的障碍物。

2. 认知功能障碍　认知功能障碍常常给病人带来很多不便，所以认知训练对病人的全面康复起着极其重要的作用。

3. 言语－语言障碍

（1）音量锻炼：目的是增加吸气的频率，限制呼气时所讲出的单词的数量。正常的讲话是中间适当的时候有停顿呼吸，而帕金森病人对呼吸肌肉活动控制的能力降低，使得在单词之间就停顿，做频繁的呼吸，训练时要求病人在停止呼吸以前，必须以常规的组词方式讲完一定数量的单词。

1）感知呼吸的动作：双手放在腹部，缓慢吸气和呼气，感觉腹部运动，重复几次。

2）吸气练习：吸气然后呼气，呼气时保持发元音的声音（啊、哦、鹅等）并计算每次发音的持续时间，要求能平衡发音 10~15 秒。

3）发音感受：把手放在离嘴12cm远的地方感受讲话的气流。用力从1数到10,在每个数字之间呼吸。

4）朗读字词：首先深呼吸,再分别讲出下列词语的每一个字：读／一本／书,刷／牙,刀／和／叉,幸／运,一帮／男孩,朗读词组,注意每次读说词组前先吸气并做短暂的停顿。如幸运、一碗汤、上床、写字等。

5）练习呼吸控制：分节读出下列短语：到吃午饭／的时间了,在院子里／读书,我们需要／更多帮助。

（2）音词练习：①每次发音前先吸气,然后发"啊"或"de,po"音,从轻逐渐调高声音至最大,重复数次"o"。②在不同音级水平上重复一些简单的词语。③连续讲下列词语两遍,第一遍音稍低,第二遍声音大而有力：安静／安静,别看／别看,走近点／走近点。④练习读句子,注意句中的疑问句,关键词等重复读"o"。

（3）清晰发音锻炼：①舌运动练习：舌头重复的伸出和缩回,舌头在两嘴角间尽快的左右移动,舌尖环绕上下唇做环形运动,舌头伸出,尽量用舌尖触及下颌,然后放松,重复数次,尽快准确的说出"啦－啦－啦""卡－卡－卡""卡－拉－卡",重复数次。②唇和上下颌的练习：缓慢的反复做张嘴闭嘴动作,上下唇用力紧闭数秒钟,再放松；尽快的张嘴和随之用力闭嘴,重复数次；尽快地说"吗－吗－吗－吗……",休息后再重复。

4. 精神和心理障碍　PD病人早期多有忧郁心理,回避人际交往,拒绝社交活动,整日沉默寡言,闷闷不乐。随着病情进展,病人生活自理能力逐渐下降,会产生焦虑、恐惧,甚至绝望心理。护士应细心观察病人心理反应,鼓励病人表达并注意倾听他们的心理感受,与病人讨论身体状况改变所造成的影响、不利于应对的因素,及时给予正确的信息和引导。鼓励病人尽量维持过去的兴趣和爱好,多与他人交往；指导家属关心体贴病人,为病人创造良好的亲情氛围,减轻他们的心理压力。告诉病人本病病程长,进展缓慢,治疗周期长,而疗效的好坏常与病人精神情绪有关,鼓励他们保持良好心理。

5. 吞咽困难　指导病人进行鼓腮、伸舌、撅嘴、龇牙、吹吸等面肌功能运动,可以改善面部表情和吞咽困难,协调发音。进食和饮水时保持坐位和半卧位,注意力集中,并给予病人充足的时间和安静的进食环境,不催促、打扰病人进食,对于流口水过多的病人可以使用吸管吸食流质。对于咀嚼能力和消化功能减退的病人应给与易消化、易咀嚼的细软、无刺激性软食或半流食,少量多餐。对于咀嚼能力差和吞咽障碍者应选用稀粥、面片、蒸蛋等精细制作的小块食物或黏稠不易反流的食物,并做好相应护理,防止经口进食引起误吸、窒息或吸入性肺炎。协助和指导病人进行吞咽困难的相关康复训练。

6. 膀胱功能障碍　对于尿潴留病人可指导病人精神放松,腹部按摩、热敷以刺激排尿;膀胱充盈无法排尿时在无菌操作下给予留置导尿或间歇导尿。尿失禁病人注意皮肤护理,必要时留置导尿,并应注意正常排尿功能重建的训练。

四、康复教育

1. 用药指导　告知病人及家属本病需要长期或终身服药治疗,让病人了解常用药物种类、用法、注意事项、疗效及不良反应的观察与处理。告诉病人长期服用药过程中可能会突然出现某些症状加重或疗效减退,让病人及家属了解服药过程中的"开 – 关现象"以及应对方法。

2. 康复训练　鼓励病人维持兴趣和爱好,坚持适当的运动和体育锻炼,做力所能及的家务劳动可以延缓身体功能障碍的发生和发展,从而延长寿命,提高生活质量。

3. 照顾者指导　PD 为慢性进行性加重的疾病,为一种无法根治的疾病,病程长达数年或数十年。家庭成员身心疲惫,经济负担加重,容易产生无助感。医护人员应关心病人家属,倾听他们的感受,理解他们的处境,尽力帮他们解决困难,走出困境,以便给病人更好的支持。指导照顾者关心体贴病人,协助进食、服药和日常生活照顾;督促病人遵医嘱正确服药,防止错服、漏服;细心观察,积极预防并发症并及时识别病情变化。

4. 皮肤护理　病人因震颤和不自主运动,出汗多,易造成皮肤刺激和不舒适感,皮肤抵抗力降低,应勤洗勤换,保持皮肤卫生;中晚期病人因运动障碍,卧床时间增多,应勤翻身、勤擦洗,防止局部皮肤受压和改善全身血液循环,预防压力性损伤。

5. 安全护理　外出时需人陪伴,尤其是精神智能障碍者其衣服口袋内要放置写有病人姓名、住址和联系电话的"安全卡片",或佩戴手腕识别牌,以防丢失。

6. 就诊指导　定期门诊复查,动态了解血压变化和肝肾功能、血常规等指标。当病人出现发热、外伤、骨折或运动障碍、精神智能障碍加重时及时就诊。

（王文丽　刘雪群）

第八章 常见肌肉骨骼疾病 / 手术方式病人康复护理

第一节 颈椎病康复护理

一、概述

1. 定义 颈椎病（cervical spondylosis）是颈椎、椎间盘、韧带退行性改变及其继发病理改变累及神经根、脊髓、椎动脉、交感神经等周围组织结构，并出现相应临床表现的一种综合征。颈椎病多见于青壮年或老年人群，40~60 岁为高发年龄，男性多于女性，C_4~C_5 和 C_5~C_6 为好发部位。

2. 病因 机体衰老、慢性劳损、外伤、先天性椎管狭窄、先天性颈椎畸形、不适当的运动等都是导致颈椎病的发病因素。

3. 临床表现 典型症状为颈、肩、背、上肢疼痛，甚至四肢麻木，可伴有头痛头晕、耳鸣耳聋、视物不清等。

二、康复护理评估

1. 神经根型颈椎病评估 日本学者田中靖久等人的评价方法较为全面且实用，值得借鉴，其正常值为 20 分，见表 8-1。

2. 脊髓型颈椎病评估（表 8-2），正常值 17 分。

3. 肌力、肌张力评估 对易受累的肌肉，如胸锁乳突肌、大鱼肌等进行肌力评估，并与健侧相比。

4. 感觉评估 对手部及上肢的感觉障碍分布区的痛觉、温度觉、触觉及深感觉等进行检查。

三、康复护理措施

1. 颈部制动 根据病人病情佩戴颈托对疾病治疗和康复都是非常有利的。但长期使用可引起颈背部肌肉萎缩、关节僵硬，不利于颈椎病康复。所以佩戴时间不宜过久，且在应用期间要经常进行体育锻炼，在症状逐渐减轻后及时去除颈托。

表 8-1　神经根型颈椎病评价表

项目		评分	项目		评分
主诉与症状	A. 颈肩部的疼痛与不适		体征	A. 椎间孔挤压实验	
	a. 没有	3		a. 阴性	3
	b. 时有	2		b. 颈肩痛(+)颈椎运动受限(-)	2
	c. 常有或有时严重	1		c. 颈肩手痛(+)颈椎运动受限(-)或颈肩痛(+)颈椎运动受限(+)	1
	d. 常很严重	0		d. 颈肩手痛(+)颈椎运动受限(+)	0
	B. 上肢疼痛与麻木			B. 感觉	
	a. 没有	3		a. 正常	2
	b. 时有	2		b. 轻度障碍	1
	c. 常有或有时严重	1		c. 明显障碍	0
	d. 常很严重	0		C. 肌力	
	C. 手指疼痛与麻木			a. 正常	2
	a. 没有	3		b. 轻度减退	1
	b. 时有	2		c. 明显减退	0
	c. 常有或有时严重	1		D. 腱反射	
	d. 常很严重	0		a. 正常	1
				b. 减弱或消失	0
工作和生活能力	A. 正常	3	手的功能	A. 正常	0
	B. 不能持续	2		B. 仅有无力、不适而无功能障碍	-1
	C. 轻度障碍	1		C. 有功能障碍	-2
	D. 不能完成	0			

表 8-2　脊髓型颈椎病评价表

项目	评分	项目	评分
Ⅰ. 上肢运动功能		Ⅲ. 感觉	
不能自己进食	0	A. 上肢:严重障碍	0
不能用筷子但会用勺子进食	1	轻度障碍	1
手不灵活但是能用筷子进食	2	正常	2
用筷子进食及做家务有少许困难	3	B. 下肢:(0~2 同上肢)	
无障碍但有病理反射	4	C. 躯干:(0~2 同上肢)	
Ⅱ. 下肢运动功能		Ⅳ. 膀胱功能	
不能行走(卧床不起)	0	尿闭	0
用拐可在平地行走少许	1	尿潴留,使劲排尿	1
可上下楼,但要扶扶梯	2	排尿异常(尿频,排不尽)	2
行走不稳,也不能快走	3	正常	3
无障碍但有病理反射	4		

2. 卧硬板床 指导病人急性期卧硬板床休息,保持颈椎生理曲度。

3. 睡枕合理 枕头必须具备两点,即科学的高度和舒适的硬度。一般以仰卧时头枕于枕上,枕中央在受压状态下高度 8~15cm 为宜。侧卧时,枕头高度以病人肩峰至同侧颈部的距离为宜,置于肩以上,使头部与床平行,颈椎保持中立位,这样可保持颈部肌肉平衡。

4. 纠正不良姿势 纠正生活、工作中的不良姿势,防止慢性损伤,对颈椎病的防治显得尤为重要,长期伏案工作者,应定时改变头部体位。

5. 颈椎操锻炼 加强对颈部肌肉的强化练习,增强其功能运动,以保持颈椎具有较好的稳定性。颈椎操 4 个动作按节律反复进行,主要是练习颈部伸屈与侧弯功能,每个动作可做 2 个 8 拍(按做操口令)。每日可进行 1~2 次。

(1)仙鹤点头:先做预备姿势(立正姿势,两脚稍分开,两手撑腰)。练习时低头看地,以下颌能触及胸骨柄为佳,还原至预备姿势,动作宜缓慢进行,以呼吸 1 次做 1 个动作为宜。

(2)犀牛望月:预备姿势同上,练习时缓慢抬头,双目仰望天空,还原至预备姿势,呼吸 1 次做 1 个动作。

(3)金龟摆头:预备姿势同上,练习时头颈向左侧弯,左耳尽力靠向左肩,还原至预备姿势,头颈向右侧弯,右耳尽力靠向右肩,还原。动作要配合呼吸,缓慢进行。

(4)金龙回首:预备姿势同上,练习时头左右旋转,先用头部旋转,再以颌部尽力接触肩峰,还原。

6. 按摩 通常在颈椎牵引后进行按摩较合适,按摩一般在病人坐位下进行,按摩范围应包括整个颈部及病侧肩背部、足底,神经根型还应包括患侧上肢。按摩方法是用拇指指尖或指腹,也可用第 2 指或第 3 指关节,以数毫米幅度移动。力度最初较轻,渐渐增强,以稍有痛感为宜,按摩时间可自行选择。最好是每日早晚各 1 次,每次 10~30 分钟,坚持 2 周以后一般颈椎病病人即可见效。

7. 颈椎牵引护理 颈椎牵引是目前治疗颈椎病最常用且有效的方法,枕颌带牵引法是目前最常用的方法,可采用坐位或卧位。也使用电动牵引器、电动牵引床。

(1)牵引方式:可分为持续性牵引和间歇性牵引。持续性牵引在整个过程中始终保持牵引力;间歇性牵引则在牵引过程中有几次牵引力的减小。年龄大、病情重者多选后者。

(2)牵引体位:常用体位为坐位、仰卧位。仰卧位可使 C_4~C_7 椎间隙后部增宽更为明显,且颈部肌肉不用支持头部重量,舒适度好,角度也易调节。坐位牵引位置不易稳定、角度变化亦小,但却有牵引无摩擦力的优点。

（3）牵引角度：牵引角度有屈曲位、后伸位、中立位。颈椎屈曲位时牵引可以使椎间隙和椎间孔增大，颈后软组织伸展，适用于颈椎病椎间隙狭窄和椎间孔变形的病人，屈曲 15° 是保持颈椎生理曲度变直而不出现反弓的最大角度，故前屈以不超过 15° 为宜；后伸位牵引适用于颈椎生理曲度改变的病人，目的在于恢复生理曲度正常；中立位牵引可用于各种类型，但针对性较差。

（4）牵引力量：牵引力量以达到颈椎椎间隙增大而不引起肌肉、关节损伤为目的。从 5kg 开始，可逐日递增 0.5kg，最大重量不可超过 15kg。

（5）牵引时间：一般为 20~30 分钟。牵引重量与持续时间可做不同组合，一般牵引重量较大时持续时间较短，牵引重量较小时持续时间较长。时间过长易造成肌肉和韧带静力性损伤。

四、康复教育

1. 避免诱发因素　诱发因素除外伤外，还有落枕、受凉、过度疲劳、强迫体位工作、姿势不良及咽喉部炎症、高血压、内分泌紊乱等疾病，故平时应尽量避免上述诱发因素。

2. 防止外伤　设法避免各种生活意外及运动损伤，如乘车中睡觉，急刹车时易造成颈椎损伤。坐车时尽量不要打瞌睡，劳动或走路时要防止颈椎闪、挫伤。在头颈部发生外伤后，应及时去医院早诊断、早治疗。

3. 矫正不良姿势　纠正工作、生活中的不良姿势。预防慢性损伤，除工间或业余时间作平衡运动外，还可根据不同年龄和体质条件选择一定的运动项目，进行增强肌力和体质的锻炼。另外一些规律性的长期运动项目，如散步、慢跑等亦有助于预防颈椎病的再复发。

第二节　肩周炎康复护理

一、概述

1. 定义　肩周炎（periarabduation of shoulder）是肩关节周围炎的简称，是肩关节周围软组织病变而引起的肩关节疼痛和运动功能障碍综合征。多见于 50 岁左右中老年人，因而有"五十肩"之称，女性多于男性，左侧多于右侧。

2. 病因　确切病因至今尚不十分清楚，部分病人可有局部外伤史或某些诱因，如慢性劳损、局部受湿受寒等，或继发于肩部软组织及全身性疾病。

3. 临床表现　可分为 3 个阶段：

（1）第Ⅰ期（急性发病阶段）：是由于炎症、疼痛引起反射性肌肉痉挛等为主要病理变化，而无软组织粘连等不可逆转的病理改变。临床表现以疼痛和肩关节功能障碍为主要特征。

（2）第Ⅱ期（急性发病过程迁延至慢性发病阶段）：此时肩部疼痛的症状减轻。但由于关节周围软组织在炎症反应以后发生挛缩、增生、肥厚和粘连等，严重限制了肩关节活动，所以此期为软组织发生器质性病理改变的阶段。

（3）第Ⅲ期（炎症过程自行消退）：病理变化停止发展，所有症状得到缓解，如果能坚持锻炼，功能可逐渐得到一定恢复，否则功能往往不会自行恢复。

二、康复护理评估

本病的评估主要侧重于疼痛程度评估以及肩关节 ROM 测量。这里推荐采用 Rewe 肩功能评估（表 8-3）。

表 8-3 Rewe 肩功能评估标准

项目	评分
Ⅰ疼痛	
ⅰ.无疼痛	15
ⅱ.活动时轻微疼痛	12
ⅲ.在 ⅰ 的基础上活动时疼痛增加	6
ⅳ.活动时中度或严重的疼痛	3
ⅴ.严重疼痛，需依靠药物	0
Ⅱ稳定性	
ⅰ.正常：肩部在任何位置都坚强而稳定	25
ⅱ.肩部功能基本正常，无半脱位或脱位	20
ⅲ.肩部外展、外旋受限，轻度半脱位	10
ⅳ.复发性半脱位	5
ⅴ.复发性脱位	0
Ⅲ功能	
ⅰ.正常功能：可以进行所有的日常生活和体育娱乐活动；可提重 12kg 以上；可游泳、打网球和投掷等	25

项目	评分
ⅱ.中等程度受限:可进行一般的日常生活活动;可游泳和提重 6~8kg:可打网球,但打垒球受限	20
ⅲ.头上方的工作中度受限:提重物中度受限(<4kg);田径运动中度受限;不能投掷和打网球;生活自理能力差(如洗脸、梳头等活动,有时需要帮助)	10
ⅳ.明显功能受限:不能进行通常的工作和提物;不能参加体育活动;没有帮助,不能照顾自己的日常生活活动	5
ⅴ.上肢完全残疾	0
Ⅳ运动	
ⅰ.外展 151°~170°	15
ⅱ.前屈 120°~150°	12
91°~119°	10
61°~90°	7
31°~60°	5
<30°	0
ⅲ.内旋　拇指触至肩胛角	5
拇指可触及骶尾部	3
拇指可触及股骨粗隆	2
拇指可触及股骨粗隆以下	0
ⅳ.外旋(上臂放在一侧)	
80°	5
60°	3
30°	2
<30°	0
ⅴ.肌力(与对侧肩部对比,可用徒手、拉力器或 Cybex)	
正常	10
良好	6
一般	4
差	0

三、康复护理措施

1. 生活护理　工作要劳逸结合,注意局部保暖,在空调房中时,不要坐在冷风口前,保护肩关节不受风寒,夏季夜晚不要在窗口、屋顶睡觉,防止肩关节长时间地受冷风吹袭。

2. 运动治疗　医疗体育锻炼是肩周炎康复的基础。急性期指导病人行握拳、伸指、分合手指、腕屈伸环绕、前臂旋转、肘屈伸、耸肩和肩带后伸的主动练习。

（1）Condman 钟摆运动（图 8-1）：本项运动适用于第 I、III 期的病人,既可通过运动改善关节腔内滑液流动,改善关节活动范围,减轻疼痛,又可预防肩周炎后期的粘连。运动方法是身体前屈 90°,健肢支撑于桌子上,患肢下垂向前后、内外、划圈摆动,幅度由小到大,手握重物,逐步增加负重（1-3-5kg）。每次 20~30 分钟,每日 1~2 次。

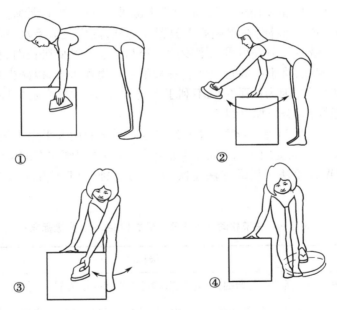

图 8-1　Condman 钟摆运动
①持重松弛;②前后摆动;③左右摆动;④环绕摆动

（2）体操棒练习：预备姿势是病人持体操棒于体前,两手抓握棒的距离尽可能大些,分腿直立。为防止以肩带活动代替肩关节活动可用压肩带。

1）方法：①前臂上举,以健臂带动患臂,缓慢作前上举,重复 15~30 次;②患侧上举,以健臂带动患臂缓慢作患侧的侧上举,重复 15~30 次;③作前上举后将棒置于颈后部,并还原放下,重复 15~30 次;④双臂持棒前平举,作绕圈运动,正反绕圈各重复 15~30 次;⑤将棒置于体后,双手分别抓握棒两端,以健臂带动患臂作侧上举,重复 15~30 次;⑥将棒斜置于体后,先患侧手抓上端,健侧手抓下端,以健臂带动患臂向下作患肩外旋动作,重复 15~30 次,然后换臂,健侧手抓上端,患侧手抓下端,健侧臂上提作患肩内旋动作,重复 15~30 次。其他还可选用滑轮装置,健臂辅助患肩做屈、伸、旋转活动等。

2)注意事项:①上述动作范围宜逐渐增大;②如一动作完成后感肩部酸胀不适,可稍休息后再作下一动作;③每一动作均应缓慢,且不应引起疼痛。上述锻炼方法宜 1 日多次进行,如在家时,可因地制宜,根据以上原则和要领进行锻炼。

3. 保护肩关节 在同一体位下避免长时间患侧肩关节负荷,如患肢提举重物等;维持良好姿势,减轻对患肩的挤压;维持足够关节活动度范围和肌力训练;疼痛明显时要注意患侧肩关节休息,防止有过多运动,同时避免再次发生疲劳性损伤;疼痛减轻时,可尽量使用患侧进行 ADL 技能训练。

4. 良肢位 仰卧时在患侧肩下放置一薄枕,使肩关节呈水平位。该体位可使肌肉、韧带及关节获得最大限度的放松与休息。健侧卧位时,在病人胸前放置普通木棉枕,将患肢放置上面。一般不主张患侧卧位,以减少对患肩的挤压。避免俯卧位,因为俯卧位既不利于保持颈、肩部的平衡及生理曲度,又影响呼吸道通畅,应努力加以纠正。

5. 关节松动术(表 8-4) 对于关节疼痛明显的病人采用Ⅰ级手法,既有关节疼痛又有活动受限者采用Ⅱ、Ⅲ级手法,而关节僵硬或挛缩但疼痛不显著者,则采用Ⅳ级手法。松动疗法每次治疗 20 分钟,每日或隔日 1 次,10 日为1 疗程。

表 8-4 关节松动术手法分级标准(Matland 分级标准)

等级	评级标准
Ⅰ	在病人关节活动的起始端,小范围、节律性地来回松动关节
Ⅱ	在病人关节活动允许的活动范围内,大范围、节律性来回松动关节,但不接触关节活动起始和终末端
Ⅲ	在病人关节活动允许的活动范围内,大范围、节律性来回松动关节,每次均接触到关节活动的终末端,并能感到关节周围软组织的紧张
Ⅳ	在病人关节的终末端,小范围、节律性地来回松动关节,每次接触到关节活动的终末端,并能感觉到关节周围软组织的紧张

四、康复教育

1. 治疗原发病　指导病人积极治疗原发病,如颈椎病、类风湿性关节炎、骨质疏松症等。

2. 保护肩关节　防止肩关节受寒、过劳、外伤。尽量减少使用患侧手提举重物,以免造成进一步疲劳性损伤。

3. 合理膳食　禁忌生冷寒凉食物;禁喝烈酒、浓咖啡、浓茶;禁吃海产品,防关节处形成尿酸结晶;不吃或少吃辛辣刺激性食物。多食富含丰富蛋白质与胶原蛋白的食物;除此之外,还应多吃些富含维生素 D 及钙质的食物。

4. 坚持运动训练　教会病人有效医疗体育锻炼的做法,如 Condman 钟摆运动、体操棒练习等。

5. 改变病人对疼痛的认知　改变病人对疼痛的认知和处理过程来帮助病人学习自我控制和处理疼痛的能力。

第三节　腰椎间盘突出症康复护理

一、概述

1. 定义　腰椎间盘突出症(lumbar disc herniation, LDH)又称腰椎纤维环破裂症,指由于椎间盘变性、纤维环破裂、髓核组织突出刺激和压迫马尾神经或神经根所引起的一种综合征,是腰腿痛最常见的原因之一。常发病于30~50 岁,L_4~L_5 和 L_5~S_1 节段的腰椎屈曲或伸展活动范围最大,因而发生腰椎间盘突出的风险较高。随年龄增大,L_2~L_5 发生突出的危险性增加。

2. 病因　发病因素有退行性病变、长期震动、外伤、过度负荷、吸烟、寒冷、肥胖等。

3. 临床表现　依据突出程度、方向的不同临床表现可有较大差异,典型症状是腰痛,一侧下肢放射性疼痛或麻木。腰痛常发生于腿痛之前,也可两者同时发生。腰部活动障碍、脊柱侧弯、异常温度感等。体征是腰椎或其椎旁有压痛;一侧或双侧腰肌紧张;直腿抬高试验及加强试验阳性、屈颈挺腹加压试验阳性、沿一侧坐骨神经分布区有感觉异常等。

二、康复护理评估

1. 日常生活活动能力及生活质量评估　可用腰痛评价表(表 8-5)评估病人日常生活活动能力、症状、体征等。

2. 疼痛程度评估　可采用视觉疼痛评分法来评价各种疼痛。

表 8-5　腰痛评估表

项目	评分
1. 主观症状（最高 9 分）	
（1）腰痛（3 分）	
无	3
偶有轻度腰痛	2
频发静止痛或偶有严重腰痛	1
常有剧烈腰痛	0
（2）下肢痛和（或）麻木（3 分）	
无	3
偶有轻度下肢痛和（或）麻木	2
频发轻度下肢痛和（或）麻木，或偶有严重下肢痛和（或）麻木	1
频发剧烈下肢痛和（或）麻木	0
（3）步行能力（3 分）	
正常	3
步行 500m 以上发生疼痛、麻木和（或）肌无力	2
步行 500m 以内发生疼痛、麻木和（或）肌无力	1
步行 100m 以内发生疼痛、麻木和（或）肌无力	0
2. 临床检查（6 分）	
（1）直腿抬高试验（包括加强试验）（2 分）	
正常	2
30°~70°	1
<30°	0
（2）感觉障碍（2 分）	
正常	2
轻度	1
明显	0
（3）运动障碍（肌力）（两侧肌力均减弱时以严重一侧为准）	
正常（5 级）	2
轻度肌力减弱（4 级）	1
重度肌力减弱（0~3 级）	0

续表

项目	评分		
3. 日常生活作用（最高分 14 分）	重	轻	无
（1）睡觉翻身	0	1	2
（2）站立	0	1	2
（3）洗漱	0	1	2
（4）身体前倾	0	1	2
（5）坐（1 小时）	0	1	2
（6）举物、持物	0	1	2
（7）步行	0	1	2
4. 膀胱功能（最高 0 分）（应除外尿路疾患）			
正常	0		
轻度排尿困难（尿频、排尿延迟）	−3		
重度排尿困难（残尿感、尿失禁）	−6		

注：评分结果：<10 分，差；10~15 分，中度；16~24 分，良好；25~29 分，优。根据治疗前后评分可分别计算出改善指数和改善率。

三、康复护理措施

1. 休息与活动

（1）制动及卧床休息：剧烈疼痛时应卧硬板床休息，做好日常生活护理。

（2）佩戴背部支架或腰围：卧床时取下腰围。根据腰背肌力缩短佩戴腰围时间，长时间佩戴腰围可致腰背部肌肉力量减弱和萎缩，反而加重腰背疼痛。

（3）正确的上下床姿势：仰卧位，先将身体小心地向健侧侧卧，双侧膝关节取半屈曲位，用位于上位的手抵住床板，同时用下方的肘关节将半屈的上身支起，以这两个支点用力坐起，然后再手撑于床板，用臂力使身体离床，同时半屈髋、膝关节移至床边，然后再用拐杖等或是在家属帮助下站立。

（4）正确下蹲拾物方法：先靠近物体，患腿在前、健腿在后，健腿微屈身体重心下移，腰部保持直立蹲下拾物。

（5）正确提物姿势：从地面提起重物正确的动作应当像举重运动员提起杠铃时一样，先下蹲，腰部保持直立位，然后双臂握紧重物后起立。转身时，以脚为轴，身体和物体一起转动，不可旋转腰部，移动双腿搬运到指定地点，再保持腰部直立蹲下放物。

（6）专人陪护防跌伤：老年人、病情重的病人应 24 小时陪护，预防跌倒。

2. 运动疗法　可增强腰背部肌肉力量,增强脊柱稳定性。运动疗法应在疼痛得到初步缓解的基础上进行,运动疗法强度应以不明显增加疼痛为宜。一般每日进行 2~3 组运动训练,每组每个动作 10~20 次,开始时动作幅度应小,次数可逐渐增加。

（1）伸肌训练:

1）病人取俯卧位:①双上肢后伸,上胸部及伸直的双下肢缓慢同时离床,做背伸运动,维持 5~10 秒后缓慢恢复俯卧。该训练为最常用方法,适用于青壮年病人,老年或肥胖病人难以完成该组训练。②病人双下肢伸直交替做后伸上举动作或双下肢固定不动,上身逐渐向后做背伸运动。这种训练疗效不及上述训练,但适合老年或肥胖病人训练。

2）病人取仰卧位:①五点支撑法:以双足、双肘及头为支撑点,用力使躯干及下肢离床,做脊柱和髋关节过伸训练。此种方法疗效较好,为仰卧法中常用方法,但老年或合并颈椎疾患的病人应慎用此方法。②四点支撑法:以双足、双肘为支撑点,用力使躯干及下肢离床,做脊柱和髋关节过伸锻炼。此方法避免了颈椎受力,弥补了上述方法的不足,但疗效较之稍差。

3）腰背肌等长收缩训练:病人取仰卧位,收缩腰背肌,挺胸挺腹,但肩部及臀部不离床面,每次 5~10 秒,每组 10~20 次。

（2）屈肌训练:病人急性期不适合屈肌训练。功能锻炼应遵循以下原则:①以不诱发神经根症状加重原则;②个体化原则;③渐进性和长期性原则,具体方法如下:

1）腹肌训练:腹肌训练有助于腰痛及椎间盘突出病人腹压的维持,减少腰椎的负载和增加腰部稳定性(图 8-2)。腹肌训练时仰卧位屈髋屈膝使腰前凸减少,然后头肩离床,手触膝,使腹肌持续等长收缩 5~10 秒或以后平卧。根据病人训练后疼痛改变情况决定每组训练次数,一般一组训练 10~20 次,每次训练 2~3 组。

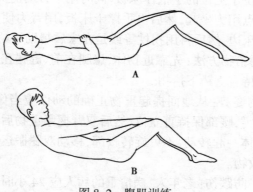

A

B

图 8-2　腹肌训练

2）威廉姆斯体操：病情允许每日应反复进行 1~3 组，每种动作应进行
10~40 次／组，年轻人可做 40 次，年长者可减少。每个动作在运动终末可维持
3~5 秒，每个动作间隙可休息 3~5 秒，一般从 5 次开始。

（3）悬吊训练（sling exercise therapy，SET）：悬吊运动治疗包括诊断
和治疗系统。诊断系统涉及神经肌肉控制能力测定，通过在开链运动和闭
链运动模式下不断增加运动负荷来实现。治疗系统包括肌肉松弛、增加
关节活动范围、牵引、训练稳定肌系统、感觉运动的协调训练、渐进抗阻训
练等。

3. 牵引　通常有骨盆牵引、自身体重悬挂牵伸等方法。对腰椎间盘突出
症而言，牵引之外力可使腰椎间盘内压下降，突出的髓核因椎间盘中心负压而
暂时回纳，一旦外力去除之后，即使髓核再度突出，也可能改变原突出物与神
经根的相对位置关系，达到解除根性压迫，消除症状体征的目的。牵引中及牵
引后应注意预防牵引反应。

4. 手法按摩　手法按摩的机制主要是恢复脊柱的力学平衡。特别适用
于腰椎间盘突出症等。但针对不同病因，应采用适宜的手法。

5. 理疗　急性期可选用局部冰敷消肿止痛，亚急性期可用温热疗、治疗
性超声、直流药物离子导入疗法、低中频电疗、高频电疗、EMG、生物反馈等。

四、康复教育

1. 建立良好的日常生活习惯　应选硬板床；每日坚持做腰部治疗性体操
或游泳等；饮食上摄入足够维生素、钙等预防便秘；肥胖者应适当减肥；注意
腰部保暖，避免受凉。

2. 保持正确坐、立、行姿势　坐位时身体靠向椅背，并在腰部衬垫一软
枕；站立时尽量使腰部平坦伸直、收腰、提臀；行走时抬头、挺胸、收腹，利用
腹肌收缩支持腰部。避免长时间固定同一姿势或重复同一动作。

3. 节能技术　充分利用杠杆原理，学习省力姿势动作，如搬动重物时尽
量采取屈膝屈髋下蹲，避免直腿弯腰搬物。同时，重物应尽量靠近身体，缩短
阻力臂。

4. 避免外伤　避免在腰椎侧弯及扭转时突然用力，不能避免时，也应先
做热身运动，以增强脊柱抗负荷能力。

5. 佩戴腰围　腰部劳动强度过大的工人、长时间开车的司机应佩戴腰
围保护腰部。

6. 避免突然负重　日常生活或工作中在没有充分准备下，突然负重使腰
部负荷增加，易引起髓核突出，告知病人搬运重物时谨记使用爆发力。

第四节 脊柱侧凸症康复护理

一、概述

1. 定义 脊柱侧凸症（scoliosis）是一种进展性的脊柱侧向弯曲并常伴有椎体回旋和肋骨变形的疾病。

2. 分类 根据发病原因不同可分为特发性脊柱侧凸和先天性脊柱侧凸，以前者最常见。

3. 临床表现

（1）疼痛：青少年脊柱侧凸常没有症状，而成年病人常主诉腰背部疼痛。

（2）畸形：轻度脊柱侧凸外观上可出现腰背部不对称，两侧肩胛骨不等高。严重者可导致胸廓旋转畸形、胸廓下沉、上身倾斜、躯干缩短、步态异常等。

（3）肺功能障碍：成人先天性脊柱侧凸病人肺功能障碍较特发性脊柱侧凸病人多见，其主要原因是前者肺组织发育受到限制，肺功能损害程度与脊柱侧凸度数大小成正比。

二、康复护理评估

1. 通过体格检查观察胸椎是否有生理后凸的减小或前凸。

2. 通过神经系统检查了解病人是否有皮下肿块、血管瘤、脂肪瘤、黑痣、毛发和局部皮肤凹陷等。注意观察背部中线皮肤部位是否有色素病变，同时仔细检查腹壁反射和双下肢肌力、感觉、反射和可能存在的病理反射或局部肌群麻痹。

3. 通过 X 线检查、CT、MRI 等确定畸形类型、病因、部位、大小、柔软度以及病人骨成熟度。

三、康复护理措施

1. 治疗性锻炼 包括改善姿势、增加柔韧性、增强腹肌在维持姿势中的位置、矫正肌力的不平衡、改善呼吸运动等。锻炼方法包括如下几种：

（1）姿势训练：目的是减少腰椎和颈椎前凸程度来伸长脊柱。①骨盆倾斜训练：通过骨盆倾斜运动减少腰椎前凸。通过腹肌收缩使骨盆前壁部上提，同时臀部肌和大腿后肌群收缩使后壁下降。②姿势对称性训练：病人通过控制意识，保持坐、立位躯干姿势挺拔对称；可在直立位作上肢外展，高举前屈，腰背肌前屈、后伸、双足交互抬起，以及进一步在俯卧位锻炼腰背肌，在仰卧位锻炼腹肌以及下肢肌。

（2）矫正侧凸：训练时可让病人取仰卧位,对胸段侧凸的病人让患儿凸侧的手提 1~2kg 的重物,在身体一侧作上举活动。腰段侧凸的病人让患儿凸侧的下肢在踝部负荷 1~2kg 的沙袋,作直腿抬高运动。卧位下运动可以消除脊柱的纵向重力负荷,放松脊柱各关节,增加脊柱活动度。进行矫正体操训练时,要求动作平稳缓慢,充分用力,准确到位,并至少保持 5 秒,每次练习20~30 分钟,每日坚持训练 2~3 组。

（3）改善呼吸运动：具体步骤如下：①病人仰卧,屈髋屈膝。②指导病人有意识地限制胸廓活动。③病人吸气时腹部应隆起,可用视觉或用手去检查,而且在腹部加沙袋可加强这种腹部隆起。④病人吸气时腹部尽量回缩。⑤逐渐把胸腹式呼吸相结合,缓慢的腹式吸气后,胸廓完全扩张。随着呼气过程,腹部回缩,胸廓恢复。⑥进行慢吸气和慢呼气锻炼,呼气时间为吸气时间的两倍。⑦胸腹式呼吸锻炼先在仰卧位进行,然后在坐位,最后在立位下进行。

2. 穿戴矫形器具护理

（1）穿戴时间：初始穿戴时,应从第 1 日穿 2~3 小时,逐渐增加穿戴时间,1 周左右穿戴适应并调整到位后,则每日至少穿戴 22~23 小时,余下 1~2 小时做矫正体操,清洁皮肤和矫形器。

（2）复查：初始穿戴 1 个月后复查,进行调整；以后每 3~6 个月复查 1 次,密切观察,随时调整,一直穿戴到骨龄成熟。一般女孩穿到 18 岁,男孩穿到20 岁。

四、康复教育

1. 保持正确姿势　家长应教育患儿任何时候都要保持正确姿势,最好不要卧位或半卧位看电视。进食时保持双上肢平衡,防止一边肩高一边肩低。看书写字应注意坐椅与书桌的高度,要端坐学习；患儿书包应以双肩背带书包为宜。

2. 加强体育锻炼　引导督促患儿积极参加体育锻炼,增强胸腰部及胸背部肌力和韧带张力,从而加强脊柱活动度,如做广播操、跳舞、游泳等,使身体各部肌肉均衡发展。

3. 体格检查　对于新生儿要严格仔细地进行体格检查,提高先天性脊柱侧凸的发现率,婴幼儿做好预防保健,提高早期诊断率,一旦发现应及时纠正,避免继续发展。

第五节 四肢骨折康复护理

一、概述

1. 定义 骨折（fracture）是指骨或骨小梁完整性和连续性发生断离，往往还伴有肌肉、肌腱、神经、韧带的损伤。造成骨折的因素有许多，外力造成的骨折较为多见。

2. 临床表现

（1）锁骨骨折：骨折所致的畸形和肿胀通常比较明显。典型体征是患肩不敢活动，骨折部位压痛，病人贴胸扶住患侧上肢。

（2）肱骨干骨折：指肱骨外科颈以下 1~2cm 至肱骨髁上 2cm 之间的一段管状骨的骨折。多见于成年人，骨折好发于骨干的中段，其次为下段，中下 1/3 交界处骨折易并发桡神经损伤。骨折后上臂可有缩短、成角畸形、异常活动和骨擦感。合并桡神经损伤，可出现"垂指、垂腕"征，腕关节、各手指掌指关节不能背伸，伸拇指障碍、前臂旋后障碍，手背桡侧伴皮肤感觉减退，特别是虎口区感觉减退或消失。

（3）肱骨外科颈骨折：受伤后表现为肩部疼痛、肿胀、瘀斑、上肢活动障碍，肱骨近端明显压痛。

（4）肱骨髁上骨折：常发生于儿童，常有肘部疼痛、肿胀、皮肤瘀斑或张力性水泡，肘部向后凸成半屈位，局部压痛明显，手触之有骨擦音及骨折端，呈严重的屈曲型骨折，折端可能穿透皮肤，外磨形成开放性骨折，常容易合并血管神经损伤及肘内翻畸形。

（5）前臂双骨折：可因直接暴力或间接暴力所致，青少年多见。伤后前臂肿胀、疼痛，活动明显受限，严重的前臂畸形，局部压痛，可触及骨擦感及骨折端，拍 X 线片可以明确骨折部位、类型及移位程度。

（6）髋部骨折与脱位：伤后病人出现髋部疼痛、不能站立、肢体活动困难、患肢呈内收、外旋短缩畸形。伴有腹股沟中点处压痛、下肢纵向叩击痛。

（7）股骨干骨折：具有一般骨折的共性表现，包括疼痛、局部肿胀、成角畸形、异常活动、肢体功能受限及纵向叩击痛或骨擦音。如合并有神经、血管损伤，足背动脉可无搏动或搏动轻微，伤肢有循环异常表现，也可有浅感觉异常或远端被支配肌肉肌力异常。

（8）髌骨骨折：是膝部最常见骨折，髌骨骨折的最大影响是膝关节伸膝装置失去连续性和髌骨关节动作不协调。

（9）胫骨平台骨折：常见症状是患膝疼痛、肿胀，膝关节保持在屈曲位，任何伸膝动作均可导致剧痛。病人常不能用患肢行走,体检可发现有张力性关节腔积血,并有明显活动受限。

（10）胫腓骨骨折:胫骨位置浅表,伤后局部症状明显,包括伤肢疼痛伴肿胀,活动受限,小腿畸形等。

（11）踝部骨折:局部肿胀、压痛和功能障碍是踝关节骨折主要临床表现。

（12）跟骨骨折:伤后足在数小时内迅速肿胀,皮肤可出现水泡或血泡、疼痛。

二、康复护理评估

1. 评估病人疼痛程度、关节活动度及日常生活活动能力等。
2. X 线检查明确骨折部位、类型、移位情况。

三、康复护理措施

1. 锁骨骨折

（1）体位护理:局部固定后,宜睡硬板床,取半卧位或平卧位,避免侧卧位,以防外固定松动。平卧时不用枕头,可在两肩胛间垫窄枕,使两肩后伸外展。在患侧胸壁侧方垫枕,以免悬吊的患肢肘部及上臂下垂。离床活动时用三角巾或前臂吊带将患肢悬吊于胸前,双手叉腰,保持挺胸、提肩姿势,可缓解对腋下神经、血管的压迫。

（2）患肢观察:观察上肢皮肤颜色是否发白或青紫,温度是否降低,感觉是否麻木。如有上述现象,可能系"8"字绷带包扎过紧所致。应指导病人双手叉腰,尽量使双肩外展后伸,如症状仍不缓解,应报告医生适当调整绷带,直至症状消失。"8"字绷带包扎时禁忌做肩关节前屈、内收动作,以免腋部血管神经受压。

（3）功能锻炼:①第 1 周:做伤肢近端与远端未被固定的关节所有轴位上的运动,如握拳、伸指、分指、屈伸、腕绕环、肘屈伸、前臂旋前、旋后等主动练习,幅度尽量大,逐渐增大力度。②第 2 周:增加肌肉收缩练习,如捏小球、抗阻腕屈伸运动。③第 3 周:增加抗阻的肘屈伸与前臂旋前、旋后运动。④外固定物去除后第 1~2 日:患肢用三角巾或前臂吊带悬挂胸前站立位,身体向患侧侧屈,做肩前后摆动;身体向患侧侧屈并略向前倾,做肩内外摆动。应努力增大外展与后伸的运动幅度。⑤外固定物去除后第 3~7 日:开始做肩关节各方向和各轴位的主动运动、助力运动和肩带肌的抗阻练习,如双手握体操棒或小哑铃,左右上肢互助做肩的前上举、侧后举和体后上举,每个动作 5~20 次。⑥外固定物去除后第 2 周:增加肩外展和后伸主动牵伸,即双手持棒上举,将棍棒放颈后,使肩外展、外旋,避免做大幅度和用大力的肩内收与前屈练习。

⑦外固定物去除后第3周：增加肩前屈主动牵伸，肩内外旋牵伸，双手持棒体后下垂将棍棒向上提，使肩内旋。

2. 肱骨外科颈骨折

（1）体位护理：维持患肢于外展位，避免患肢前曲或后伸。仰卧位时，要将患肢垫高使患侧肩与躯干平行以保持该体位。无论是三角巾悬吊或手法复位后外展架固定，只要病人全身情况允许，日间均应下床活动。

（2）症状护理：使用外展架后如出现明显不适，如疼痛、肿胀、麻木等症状时，须查明原因，并进行处理。如肢体肿胀伴有血液循环障碍时，应检查石膏固定是否过紧，必要时拆开固定物，解除压迫。

（3）功能锻炼：当日即可在前臂吊带内进行手指的握拳、伸指及腕关节屈曲和背伸练习。伤后2~3周，当疼痛、肿胀减轻后，练习肩部前屈后伸动作，还可用健肢托住患肢前臂做耸肩、肩关节外旋与内旋练习。活动范围以无患肩疼痛为限。外展型骨折禁忌患肩外展；内收型骨折禁忌患肩内收。4~6周后解除外固定，可全面练习肩关节的活动，徒手练习以下动作：①肩关节的环转运动：病人弯腰90°，患肢自然下垂，以肩为顶点做圆锥形旋转运动，顺时针和逆时针在水平面上划圆圈，开始范围小，逐渐扩大划圈范围。②肩内旋运动：将患侧手置于背后，用健侧手托扶患侧手去触摸健侧肩胛骨。③肩内收、外旋运动：患侧手横过面部去触摸健侧耳朵。④肩外展、外旋运动：用患侧手触摸头顶后逐渐向对侧移动，患侧手越过头顶触到对侧耳朵及枕部。⑤肩外展、内旋、后伸运动：反臂摸腰，用患侧手指背侧触摸腰部。⑥肩外展、上举运动：病人正面或侧身对墙而立，患手摸墙，用手指交替沿墙上爬直到肩关节上举完全正常。⑦肩上举、外展、内旋运动：利用滑轮，用健肢帮助患侧肩作上举、外展、内旋活动。⑧肩上举、外展、前屈及后伸运动：利用木棒，使健肢帮患侧完成肩关节运动。

3. 肱骨干骨折

（1）体位护理：U形石膏托固定时可平卧，患侧肢体以上肢抬高垫垫高，肘部屈曲90°，前臂稍旋前，保持复位的骨折不移动。悬垂石膏固定2周内只能取坐位或半卧位，以维持其下垂牵引作用。但下垂位或过度牵引易引起骨折端分离，特别是中、下1/3处横行骨折，其骨折远端血供差，可致骨折延迟愈合或不愈合，需予以注意。

（2）患肢观察：①夹板或石膏固定者，观察伤口及患肢血运情况，如有无患肢青紫、肿胀、剧痛等。②伴有桡神经损伤者，应观察其感觉和运动功能恢复情况。③如骨折远端皮肤苍白、皮温低，且摸不到动脉搏动，在排除夹板、石膏固定过紧因素外，应考虑有肱动脉损伤可能。④如前臂肿胀严重，皮肤发绀、湿冷，则可能有肱静脉损伤。

（3）功能锻炼：骨折部位不同，功能锻炼方式不同。

1）早、中期：骨折固定后立即进行上臂肌肉早期舒缩活动，可加强两骨折端在纵轴上的压力，以利于愈合。握拳、腕屈伸及主动耸肩等动作每日3次，并根据骨折部位，选择相应的锻炼方法。①肱骨干上1/3段骨折：骨折远端向外上移位，第8日站立位，上身向健侧侧屈并前倾30°，患肢在三角巾或前臂吊带支持下，自由下垂10~20秒钟，做5~10次。第15日增加肩前后摆动8~20次，做伸肘的静力性收缩练习5~10次，抗阻肌力练习，指屈伸、握拳和腕屈伸练习，前臂旋前、旋后运动。第22日增加患肢在三角巾或吊带支持下左右摆动8~20次。②肱骨干中1/3段骨折：骨折远端向上、向内移位，第8日站立位上身向患侧侧屈并前倾约30°，患肢在三角巾或前臂吊带支持下，自由下垂10~20秒，做5~10次；第15日增加肩前后摆动练习，做屈伸肘的静力性收缩练习5~10次。伴有桡神经损伤者，用弹性牵引装置固定腕关节功能位，用橡皮筋将掌指关节牵拉，进行手指的主动屈曲运动。在健肢的帮助下进行肩、肘关节运动，健手握住患侧腕部，使患肢向前伸展，再屈肘时后伸上臂。③肱骨干下1/3段骨折：此型骨折易造成骨折不愈合，更应重视早期锻炼。第3日患肢三角巾胸前悬吊位，上身向患侧侧屈并前倾约30°，做患肢前后、左右摆动各8~20次；第15日增加旋转肩关节运动，即身体向患侧倾斜，屈肘90°，使上臂与地面垂直，以健手握患侧腕部，作划圆圈动作。双臂上举运动，即两手置于胸前，十指相扣，屈肘45°用健肢带动患肢，先使肘屈曲120°，双上臂同时上举，再缓慢放回原处。

2）晚期：①去除固定后第1周可进行肩摆动练习，站立位上身向患侧侧屈并略前倾，患肢做前后、左右摆动，绕垂直轴做绕环运动。②第2周用体操棒协助进行肩前屈、后伸、内收、外展、内旋、外旋练习，并做手爬墙练习，用拉橡皮带做肩屈、伸、内收、外展及肘屈等练习，以充分恢复肩带肌力。

4. 肱骨髁上骨折

（1）体位护理：患肢采用石膏托于肘关节屈曲位固定，于患肢下垫枕，使其高于心脏水平，减轻肿胀。行尺骨鹰嘴持续骨牵引治疗时，取平卧位。

（2）肢体观察：有正中神经损伤时，注意观察神经功能恢复情况，并给予相应护理。由于肱动脉受压或损伤，或严重的软组织肿胀可引起前臂骨筋膜室综合征，如处理不及时，可引起前臂缺血性肌挛缩。当患儿啼哭时，应密切观察是否有"5P"征象：①剧烈疼痛（pain）：一般止痛剂不能缓解，晚期严重缺血后神经麻痹即转为无痛；②患肢苍白（pallor）或发绀；③肌肉麻痹（paralysis）：患肢进行性肿胀，肌腹处发硬，压痛明显；手指处于屈曲位，主动或被动牵伸手指时，疼痛加剧；④感觉异常（paresthesia）：患肢出现套状感觉减退或消失；⑤无脉（pulselessness）：桡动脉搏动减弱或消失。如出现上述表现,应立即松开所有包扎的石膏、绷带和敷料,并立即报告医生,紧急手术切开减压。

（3）功能锻炼:向患者及家长讲明功能锻炼的重要性,取得家长的重视、理解和合作。

1）早、中期:复位及固定后当日开始做握拳、伸指练习;第2日增加腕关节屈伸练习。患肢三角巾或前臂吊带胸前悬挂位,做肩前后、左右摆动练习;1周后增加肩部主动练习,包括肩屈、伸、内收、外展与耸肩,并逐渐增加其运动幅度。

2）晚期:骨折固定去除后增加关节活动范围的主动练习,包括肘关节屈、伸、前臂旋前和旋后。恢复肘关节活动度的练习,伸展型骨折着重恢复屈曲活动度,屈曲型骨折则增加伸展活动度。应以主动锻炼为主,被动活动应轻柔,以不引起剧烈疼痛为度,禁止被动反复粗暴屈伸肘关节,以免引起再度损伤或发生骨化性肌炎,加重肘关节僵硬。

5. 前臂双骨折

（1）体位护理:患肢维持肘关节屈曲90°,前臂中立位。适当抬高患肢,以促进静脉回流,减轻肿胀。

（2）患肢观察:由于前臂高度肿胀或外固定包扎过紧,或组织肿胀加剧以后造成相对过紧导致骨筋膜室综合征。如果病人出现"5P"症状,应立即拆除一切外固定,以免出现前臂缺血性肌挛缩这一更严重并发症。

（3）功能锻炼

1）早、中期:从复位固定后开始。2周内可进行前臂和上臂肌肉收缩活动。①第1日用力握拳,充分屈伸拇指,对指、对掌。站立位前臂用三角巾或前臂吊带悬挂胸前,做肩前、后、左、右摆动及水平方向的绕圈运动。②第4日开始用健肢帮助患肢做肩前上举、侧上举及后伸动作。③第7日增加患肢肩部主动屈、伸、内收、外展运动。手指抗阻练习,可以捏橡皮泥、拉橡皮筋或弹簧等。④第15日增加肱二头肌等长收缩练习。用橡皮筋做抗阻及肩前屈、后伸、外展、内收运动。3周内禁忌做前臂旋转活动,以免干扰骨折固定,影响骨折愈合;⑤第30日增加肱三头肌等长收缩练习,做用手推墙动作,使两骨折端之间产生纵轴向挤压力。

2）晚期:从骨折基本愈合,外固定除去后开始。①第1日做肩、肘、腕与指关节的主动运动。用橡皮筋做阻力的肩屈、伸、外展、内收运动,阻力置于肘以上部位。手指的抗阻练习有捏握力器、拉橡皮筋等。②第4日增加肱二头肌抗阻肌力及等长、等张、等速收缩练习。③第8日增加前臂旋前、旋后主动练习,助力练习,肱三头肌与腕屈伸肌群的抗阻肌力练习。有肩关节功能障碍时,做肩关节外旋与内旋牵引,腕关节屈与伸的牵引。④第12日增加前臂旋前、旋后的肌力练习,可用等长、等张、等速收缩练习等方法做前臂旋前、旋后的牵引。还可增加作业练习,如玩橡皮泥、玩积木、洗漱、进餐、穿脱衣服、如厕、沐浴等,以训练手的灵活性和协调性。

6. 桡骨远端骨折

(1)体位护理:予石膏托固定患肢前臂,平卧时以枕垫起;离床活动时用三角巾或前臂吊带悬挂于胸前。

(2)患肢观察:①维持有效固定:夹板和石膏固定松紧应适宜,特别是肿胀高峰期和消退后,应随时加以调整。过紧将影响患肢血液循环,过松则达不到固定作用。维持远端骨折段掌屈尺偏位,患肢抬高,减轻肿胀。②预防急性骨萎缩:急性骨萎缩的典型症状是疼痛和血管舒缩紊乱所致的皮肤改变,晚期可致手指肿胀、关节僵硬。一旦发生,治疗十分困难,应以预防为主。骨折后,早期应抬高患肢,加强功能锻炼。当出现疼痛、皮温升高或降低,多汗或脱毛等症状时,可进行对症处理,同时加强皮肤护理,防止溃疡形成。还可做理疗,必要时进行交感神经封闭。

(3)功能锻炼

1)复位固定:早期即应进行手指屈伸和握拳活动,以及肩、肘关节活动。由于远端骨折端常向背侧和桡侧移位,因此,2周内禁忌做腕背伸和桡侧偏斜活动,以防复位的骨折端再移位。2~3周行功能位固定后,进行腕关节背伸和桡侧偏斜及前臂旋转活动。4~6周全部固定解除后,可做腕关节屈、伸、旋转及尺、桡侧偏斜活动。

2)术后:①早、中期:手术当日或手术后次日,做肩部悬吊位摆动练习。术后2~3日后做肩、肘关节主动运动,手指屈伸,对指、对掌主动练习,逐日增加动作幅度及强度。术后第2周,做手握拳屈腕肌静力收缩练习。术后第3周增加屈指、对指、对掌抗阻练习,捏橡皮泥或拉橡皮筋;②晚期:开始腕部屈、伸主动练习,腕屈曲抗阻练习。3~4日后增加前臂旋前、旋后练习,两手相对进行腕关节屈伸练习,手掌平放于桌面向下用力,做腕关节背伸抗阻练习。1周后增加前臂旋转抗阻练习和腕背伸牵引。10日后增加前臂旋前牵引,2周后增加前臂旋后牵引。

7. 股骨颈骨折

(1)体位护理:①指导与协助维持患肢于外展中立位:患肢置于软枕或布朗架上,行牵引维持肢体位,并穿防旋鞋。忌外旋、内收,以免重复受伤加重骨折移位;不侧卧。尽量避免搬动髋部,如若搬动,需平托髋部与肢体。②在调整牵引、松开牵引套检查足跟及内外踝等部位有无压力性损伤时,均应妥善牵拉以固定肢体。并维持有效牵引效能,不能随意增减牵引重量。

(2)功能锻炼:骨折复位后,即可进行股四头肌收缩和足趾及踝关节屈伸等功能锻炼。3~4周骨折稳定后可在床上逐渐练习髋、膝关节屈伸活动。解除固定后扶拐不负重下床活动直至骨折愈合。

1）三翼钉内固定术：术后2日可坐起，2周后坐轮椅下床活动。3~4周可扶双拐下地，患肢不负重，防跌倒（开始下床活动时，须有人在旁扶持）。6个月后去拐，患肢可负重。

2）移植骨瓣和血管束术：术后4周内保持平卧位，禁止坐起，以防髋关节活动度过大，造成移植骨瓣和血管束脱落。4~6周后，帮助病人坐起并扶拐下床做不负重活动。3个月后复查X线片，酌情由轻到重负重行走。

3）股骨转子间或转子下截骨术：带石膏下地扶双拐，并用1根长布带兜住石膏腿挂在颈部，以免石膏下坠引起不适。

4）人工股骨头、髋关节置换术：向病人说明正确的卧姿与搬动是减少脱位等潜在并发症的重要措施，帮助其提高认识，并予以详细指导，以避免置换关节的外旋和内收而致脱位。

8. 股骨干骨折

（1）体位护理：抬高患肢。

（2）患肢观察：观察患肢末梢血液循环、感觉和运动情况，尤其对于股骨下1/3骨折病人，应注意有无刺伤或压迫腘动脉、静脉和神经征象。不能随意增、减牵引重量，以免过度牵引或达不到牵引效果。小儿悬吊牵引时，牵引重量以能使臀部稍稍悬离床面为宜，且应适当约束躯干，防止牵引装置滑脱至膝下而压迫腓总神经，保持有效牵引。

（3）功能锻炼：股骨干骨折内固定手术后，当日或第2日即可开始肌肉等长练习，以及踝部及足部运动练习，并尽早理疗，以帮助消肿、减少肌肉的纤维化和粘连，为以后良好功能恢复创造条件。术后第3日以后，疼痛反应消退，可开始在床上活动膝、髋关节，做髌骨上下、左右被动活动，可在膝关节下方加用枕垫，在增加膝屈曲度的体位下做伸膝练习，同时要定时取出枕垫，以防止枕垫时间过长髋关节屈曲挛缩。锻炼时可做髋、膝关节屈曲90°，肌肉练习以等张收缩为主，辅以等长收缩，其中，股四头肌等长和等张收缩极为重要。根据病人全身情况，伴随损伤和依从性，术后5~6日时可开始扶双腋拐或支架行走，合作性较好的病人都可部分负重，并于2~3周内逐渐增加负重量，在2个月左右开展至单手杖完全负重行走。

9. 髌骨骨折

（1）体位护理：抬高患肢稍高于心脏水平，以促进静脉回流，减轻肿胀。

（2）患肢观察：由于骨折后局部肿胀、关节腔内积液积血、外固定物包扎过紧等致疼痛厉害，表现为受压组织处或肢体远端剧烈疼痛，并伴有皮肤苍白、麻木、温度降低，严重时出现被动伸趾时疼痛加剧。处理：早期冷敷，加压包扎以减少局部出血,减轻肿胀;若为外固定包扎过紧,则松解外固定物,必要时,遵医嘱予以止痛剂。

（3）功能锻炼:①伤后疼痛稍减轻后,即应开始练习股四头肌等长收缩,每小时不少于 100 次,以防股四头肌粘连、萎缩、伸膝无力,为下地行走打好基础。如无禁忌,应随时左右推动髌骨,防止髌骨与关节面粘连。练习踝关节和足部关节活动。②膝部软组织修复愈合后,练习抬腿。伤口拆线后,如局部不肿胀、无积液,可带着石膏托扶双拐下地,患肢不负重。③4～6 周后,去除外固定,练习膝关节屈伸活动,如屈伸有困难时应辅以外力锻炼,主要的方法有弓步压腿、扶床下蹲、负重伸膝等。一般来说,由于较长时间固定,膝关节存在不同程度的功能障碍,应采取多种形式方法进行锻炼,如主动和被动、床上和床下、器械和非器械等锻炼方法相结合。

10. 胫骨平台骨折

（1）体位护理:抬高患肢,预防肢体外旋,以免损伤腓总神经。如为内侧平台骨折,尽量使膝关节轻度外翻;外侧平台骨折,尽量使膝关节轻度内翻。腘动脉损伤血管吻合术后给予屈膝位,以防血管再破裂。

（2）肢体观察:密切观察患肢末梢血液循环情况,警惕并发腘动脉损伤。一旦出现肢体苍白、皮温降低、足背动脉扪不到时,应立即报告医生,紧急处理。

（3）功能锻炼:原则是早锻炼、晚负重,以免因重力压迫使骨折再移位。术后第 2 日开始做股四头肌收缩和踝关节屈伸的锻炼,4～6 周后逐步做膝关节屈伸锻炼,骨折愈合后才开始负重行走。

11. 胫腓骨干骨折

（1）体位护理:抬高患肢,保持外固定松紧适度,防止因伤后肢体肿胀使外固定过紧,造成压迫而引起血液循环障碍。

（2）患肢观察:警惕小腿骨筋膜室综合征,胫骨上段骨折病人若出现下述情况,则提示有腓总神经损伤:①垂足畸形;②踝不能背伸,不能伸趾;③足背感觉消失。

（3）功能锻炼:术后当日开始练习足、踝和髁的主动活动度,做股四头肌、胫前肌、腓肠肌的等长练习。膝关节保持伸直中立位,防止旋转。避免平卧位练习直腿抬高,或屈膝位练习主动伸膝。

12. 踝部骨折

（1）体位护理:因踝部骨折肿胀较明显,应抬患侧小腿略高于心脏位置,以利肿胀消退。

（2）功能锻炼:经整复固定后,适当活动足趾并进行背伸运动。双踝骨折病人从固定第 2 周起,即可加大踝关节主动活动范围,但应禁止做旋转及内外翻运动。3 周后可让病人扶双拐负重活动。4～5 周后解除固定,改为扶单拐,逐渐增加负重量。骨折临床愈合后,应进行患肢负重下的各种功能活动,包括踝关节的内外翻运动和旋转运动,以尽快恢复踝关节功能。

13. 跟骨骨折

（1）体位护理:抬高患肢,促进血液回流,减轻肢体肿胀。

（2）功能锻炼:24 小时后开始主动活动踝关节,以预防关节僵硬及创伤性关节炎的发生。

四、康复教育

1. 活动量　功能锻炼应在医护人员指导下循序渐进地进行,运动范围由小到大,次数从少到多,时间由短到长,强度由弱到强,活动度以不感到疲劳,骨折部位不出现疼痛为度。

2. 恢复肢体生理功能　上肢应围绕手的握力进行活动,下肢应围绕恢复负重行走能力进行锻炼。但是功能锻炼不能干扰骨折的固定,更不能做不利于骨折愈合的活动。如外展型肱骨外科颈骨折不能进行上肢的外展运动;内收型肱骨外科颈骨折不能做内收运动;尺桡骨干骨折不能做前臂旋转运动;胫腓骨骨干骨折不能做下肢的内外旋运动。

3. 准确活动　有障碍的关节不用邻近关节来代替,要先恢复关节活动的范围、幅度及关节活动的顺利度,达到关节活动时没有阻碍,再开始恢复关节运动的质,如与理疗配合,在理疗后进行功能训练。

4. 加强营养　绝大部分骨折病人往往食欲下降,老年病人、体质较弱或心理承受能力差者明显,护理时应注重营养,必须积极补钙,同时还要补充维生素 D。

5. 心理调适　鼓励病人调适好心理状态,以积极的心态参与康复训练,以有利于功能的尽早恢复,并能重返社会。

第六节　手外伤康复护理

一、概述

1. 定义　手外伤(hand injury)是手部组织因外力作用造成的各种损伤,多为综合伤。常同时伴有皮肤、骨骼、关节、肌腱、神经和血管损伤,完全或不完全性断指、断掌和断腕等也有发生。

2. 病因　损伤原因有刺伤、锐器伤、钝器伤、挤压伤和火器伤。

3. 临床表现　手外伤后往往出现一组症状,包括疼痛、水肿、强直、无力、血管舒缩异常、骨质疏松、掌腱膜增厚等。

4. 主要功能障碍

（1）感觉功能下降：手部关节僵硬、瘫痪、肿胀、组织缺损、感觉障碍和协调障碍。

（2）运动功能下降：手指各指间关节活动受限、关节不稳、畸形、瘢痕挛缩、伤口长期不愈。

（3）生活自理能力和社会参与能力下降：主要表现为与手部活动有关的生活活动和社会参与能力均受到不同程度影响。

二、康复护理评估

1. 通过视诊观察手部皮肤营养状况，色泽、纹理、有无瘢痕、伤口、红肿以及手指有无畸形。

2. 运动功能

（1）肌力评估：通过徒手肌力检查、握力计、捏力计检查手和上肢肌肉肌力、握力、夹力等。

（2）关节活动度测定：可采用手指总主动活动度（total active movement，TAM）评价法来进行评价。评价内容具体如下：①优：屈伸活动正常 TAM>220°；②良：功能为健指的 75% 以上，TAM200°~220°；③中：功能为健指的 50%~75%，TAM180°~200°；④差：功能为健指的 50% 以下，TAM<180°。TAM 评估法能较全面地反应手指肌腱的功能，参照对比手术前后主动与被动活动则更有意义。

3. 评估病人感觉功能状况。

三、康复护理措施

1. 体位护理　手指应固定于功能位，即轻微握拳姿势，这种位置不仅利于各组织修复，而且可以防止手关节发生僵硬。避免将健指一同固定，手指受伤后，包扎或固定时一定仅限患指，不可将邻近健指一起固定，以免发生关节强直。

2. 控制肿胀、疼痛

（1）消除肿胀：主要采取以下措施：①抬高患肢：卧床时用枕头垫高患手、行走时采用三角巾或支具固定患肢，手必须高于肘部平面，以利于降低血管压力。②主动活动：前臂和手部肌肉有节奏的收缩和放松，利用"肌肉泵"的作用来促进静脉、淋巴的回流，减轻肿胀。③理疗：利用红外线照射患手、蜡疗、超声波、音频及中药浸浴、温泉水浸泡患手等方法加强患肢血液循环，增强血管通透性，减轻组织水肿。④压力治疗：采用弹力绷带缠绕、压力手套或指套配戴、向心性按摩，促进静脉回流。⑤冰疗：采用碎冰袋局部冰敷患手，向心性按摩促进静脉回流。加有碎冰的冰水中，水温 10℃ 或稍低，浸至不能耐受时取出擦干,稍后再浸入,总共约 3 分钟即可。肢体受冷后可继续产生较持久的温热效应,可在主动运动及被动牵伸前进行,对消肿止痛、解痉均有效。须注意的是,对皮肤感觉丧失及血液循环不良病人禁用。

(2)减轻疼痛:常用经皮神经电刺激疗法、低频脉冲治疗减轻疼痛;对顽固性疼痛也可使用药物及局部封闭治疗进行缓解。

3. 感觉训练 手外伤病人常伴有感觉减退、感觉缺失和感觉过敏等症状。应及时进行有效的感觉再训练,使病人的手在功能恢复中发挥最大潜能,感觉训练包括感觉缺失训练、感觉减退训练和脱敏训练,感觉缺失和感觉减退训练刺激是由重到轻,而脱敏训练是由轻到重。

(1)训练方法

1)感觉缺失或感觉减退训练程序:训练前感觉评估,要求病人在手上画出感觉缺失或减退区域。当保护觉恢复时,感觉训练程序(依次为保护觉训练、定位觉训练、形状觉训练、织物觉训练)即可开始。感觉训练后的评估,每月 1 次,训练时间不宜过长、过多,每日 3 次,每次 10~15 分钟为宜。①保护觉训练:包括针刺觉、深压觉、冷热觉,训练的目的是提高病人代偿能力。方法:首先用针刺、冷、热或深压刺激被训练区,让病人体会每一种感觉的特点,然后让病人按闭眼 – 睁眼 – 闭眼的过程反复训练。通过再训练,使病人重新建立感觉信息处理系统,恢复原有保护觉。②定位觉训练:当保护觉恢复时,即可开始。方法:用指尖或橡皮头敲击病人掌侧,让病人用健手指出敲击的部位,回答不正确时让病人睁眼学习,如此反复进行。③形状觉训练:在定位觉恢复后进行。形状觉训练方法与定位觉类似,让病人闭眼触摸不同大小、形状的木块并进行描述、比较,回答不正确时就睁眼再感觉一次,逐步恢复后再嘱病人触摸粗细相差极大的砂纸,再触摸粗细差别较小的砂纸。④织物觉的训练:让病人闭眼触摸和感觉不同的织物如毛皮、丝织品、羊毛、塑料等物件,如能正确说出,感觉训练可逐步结束。

2)脱敏训练程序:手外伤后常因神经病变等而触觉过敏,宜用脱敏疗法。先用较轻柔的物品,如毛、棉等轻轻摩擦过敏区 10 分钟或至皮肤麻木无感觉,1 小时后重复此项操作,适应该项刺激后再增加刺激物的粗糙程序,可用绒布、麻布等,最后用叩击和震动刺激。

(2)注意事项:①避免接触热、冷和锐器物品。②避免使用小把柄工具。③抓握物品不宜过大力。④避免长时间的使用患手。⑤使用工具的部位经常更换,预防某一部位的皮肤有过多的压力。⑥经常检查手部皮肤有无受压征象,如红、肿、热等情况。⑦假如感觉缺损区皮肤破溃,应及时处理伤口,避免组织进一步损伤。⑧良好的皮肤护理,保持无感觉区皮肤的柔软性及弹性,避免继发性损伤。

4. 功能训练

（1）手部软组织损伤：①指导病人进行伸腕、屈腕、桡偏和尺偏等练习。②指导病人屈曲 90°位并固定肘关节进行前臂旋前和旋后练习。③指导病人进行掌指关节和各指间关节的屈曲和伸展练习。④拇指的内收和外展，对指和对掌练习。⑤手工艺活动练习：如握小球、拾物、捏橡皮泥、写字、叠纸、篆刻、编制、绘图、画画等练习握力和捏力及进行简单的家务劳动。捡拾豆子或珠子、黏土塑形、陶土、和面、捏饺子、木刻、拼图、刺绣、手工艺、串珠子游戏、编织、弹琴、书法训练、打字等。可以改善手-眼协调性，增加手的灵巧性等。⑥利手交换练习：如健侧手写字、进食、洗衣、单手拧毛巾等，以提高 ADL 能力。

（2）手部骨折和关节脱位的功能锻炼：①手部骨折和关节脱位复位后一般用石膏、铝板功能位固定 3~4 周。固定期间积极屈伸活动正常手指，患手患指开始以被动活动为主，用健手辅助进行各关节的屈伸，活动量以不引起再损伤为限。待疼痛消失后变被动活动为主动活动，同时做不影响固定的腕部活动。②去除外固定后，指导病人做缓慢的主动屈伸活动，每次争取达到最大范围，如有关节屈伸障碍可用健手协助患指做被动活动，屈伸的幅度要大于主动活动的幅度。③未能正确进行功能锻炼，骨折愈合后出现关节僵硬、肌肉萎缩的病人，仍可按上述方法进行锻炼。

（3）手部肌腱损伤修复术后的功能锻炼：①术后 1~3 周，了解手术创口情况，消肿、止痛、抬高患肢；未伤指进行主动与被动相结合的运动训练，保持正常手指的功能。②术后 4~6 周，减轻肌腱与周围组织的粘连，分别行指深、指浅屈肌腱的运动，改善掌指关节和指间关节功能。被动运动训练以恢复手指的灵活性和协调性为目的，并可采用微波、热疗、频谱治疗。③术后 7~12 周，强化肌力，渐进性抗阻运动，增加肌腱的滑动性；双手协调性训练，矫正关节挛缩，也可用矫形支架进行被动训练。④手术 12 周以后，利用不同握法和握力进行功能训练，以帮助病人恢复动态工作能力（表 8-6）。

表 8-6　屈肌腱和伸肌腱术后康复护理

术后时间	屈肌腱修复术后	伸肌腱修复术后
第 1~3 周	1. 动力夹板维持腕屈曲、掌指关节屈伸、指间关节伸直 2. 轻柔被动屈曲远侧、近侧指关节（禁止主动屈指，被动伸指）	1. 夹板固定于腕伸直位，指间关节伸直，防止掌指关节屈曲 2. 在夹板控制范围内主动屈指，被动伸指（禁止被动屈指，主动伸指）
第 3 周	患指主动运动，但限制腕与掌指关节姿势，如应保持被动屈曲位	同上

术后时间	屈肌腱修复术后	伸肌腱修复术后
第 4 周	患指主动运动,不限制腕与掌指关节姿势	去除掌侧夹板,主动屈指练习,依靠弹力被动伸指
第 4~6 周	1. 动力夹板牵引同前 2. 被动屈曲各指关节,主动握拳 3. 腕中立位及掌指关节最大屈曲位练习伸指	同前几周
第 6~8 周	1. 去夹板,用腕支具,掌指关节充分运动 2. 主动肌腱滑动练习 3. 轻微 ADL 活动 4. 作业疗法 5. 伸展矫形器等	1. 去夹板,主动伸指练习。不练习时仍用夹板固定 2. 轻柔无阻力屈远指间关节练习,允许屈曲 25°~40°
第 8~12 周	使用防爪手夹板 进行恢复力量练习 心要时行支具使用训练	间断去除保护性夹板 开始抗阻力练习 按摩握拳等功能训练 准备恢复工作

（4）周围神经损伤修复术后功能锻炼

1）正中神经损伤:腕关节屈曲定位 3 周,随后逐渐伸展腕关节至正常位 4~6 周。用视觉代偿保护感觉丧失区。日常生活辅助器具的使用,如配戴对指夹板预防第 1 指蹼挛缩。

2）尺神经损伤:用视觉代偿保护手尺侧缘皮肤感觉丧失区。

3）桡神经损伤:使用腕关节固定夹板,维持腕关节伸直、拇指外展位,预防伸肌过伸位,协助手的抓握及松弛动作。

4）周围神经损伤的自我功能锻炼可参照手部软组织损伤的练习指导。

5. 控制瘢痕　手外伤后形成的瘢痕可使皮肤瘢痕挛缩,导致肌腱粘连、关节强直等一系列功能障碍。因此,控制瘢痕生长、减轻或消除功能障碍是康复的主要目的。

（1）压力:戴弹力手套、空气夹板（>3.3kPa）等局部直接加压。

（2）牵引:用热塑料夹板进行静力或动力性牵引,牵引重量应适度,以引起轻度酸胀痛为宜,时间为 15~20 分钟,每日多次,反复进行。

（3）按摩:应用揉捏、弹、拔等手法松解粘连。可以在手掌心放置软球进行锻炼,如捏皮球运动。

（4）主被动运动:可使轻度挛缩的纤维组织伸张,被动运动时要用力得当,动作缓和。

（5）物理因子治疗护理：电磁波、超短波、蜡疗等可使纤维组织温度升高,有利于组织的牵伸。在热疗后进行牵引、按摩则效果更明显。

6. 日常生活活动能力和作业训练　根据实际情况给予适当日常生活活动能力训练,如梳洗、书写、编织、剪纸、打结等训练手的灵活性、协调性,使患手恢复实用能力。当感觉功能不良时,应指导病人在生活和工作中如何保护;并可利用本体觉、温度觉与触觉的组合进行代偿性训练。

四、康复教育

1. 指导病人坚持长期功能锻炼,并告知在锻炼活动中应注意以下几个问题：①在日常生活工作中,手的屈指功能比伸指重要,所以要注重手的屈指练习；②注意活动掌指关节,只要掌指关节能够活动,伤手就有一定功能；③伤手不能过劳,更不能感觉疼痛；④每日锻炼之后,须将伤手用原来的石膏托固定；⑤训练计划根据活动有无进步来适时修订以适应手功能恢复的需要。

2. 采用工艺疗法,增加病人兴趣。在伤手活动进行到一定程度,指导病人做适当的游戏或者工艺,如用筷子做夹豌豆比赛、用指尖拾竹签、用手和手指捏黏土、塑泥人、绘画写字等。

第七节　截肢康复护理

一、概述

1. 定义　截肢（amputation）是指将坏死的、损毁的、患有严重疾病危及病人生命的、完全废用而有功能障碍的肢体部分或完全截除的治疗措施。

2. 主要功能障碍

（1）感觉及运动功能障碍：截肢后相应关节活动度下降,局部肿胀、疼痛、肌力下降、残肢畸形、肌肉挛缩。

（2）平衡能力下降：主要是下肢截肢后,重心不稳,站立与步态行走均有不同程度下降。

（3）生活自理和社会参与能力下降：术后因肢体缺如导致生活自理能力下降,如穿衣、洗漱、如厕、行走、吃饭、上下楼梯、大小便控制、轮椅转移等,不能参加正常的社交活动。

（4）心理障碍：截肢会带来不同程度的躯体残疾和缺陷,影响行走能力及形象,同时截肢后疼痛都会给病人带来焦虑和恐惧心理。

二、康复护理评估

1. 评估病人是否患有其他系统疾病，以及其肢体状况等。

2. 评估皮肤情况、有无残端畸形、残肢长度、残端形状、关节活动度、肌力检查、残端神经瘤等情况。

三、康复护理措施

1. 保持正确体位　为防止关节挛缩对使用假肢的影响，残肢必须保持抗挛缩体位。理想的大腿截肢后功能位是仰卧时髋关节保持伸展、中立位。侧卧时采取以患侧在上的卧位，使髋关节内收为宜，还可俯卧位。小腿的正确肢体位置应当保持膝关节伸直位。

2. 皮肤护理　截肢术后创面大，血液循环差，再加上弹力绷带缠绕，残肢皮肤通透性差，易出现水泡、汗疹、皮肤擦伤、细菌或真菌感染。一旦发生，将影响肢体的功能训练及假肢穿戴。因此要保持残肢皮肤清洁、干燥，具体做法为：①每日睡前清洗残肢，用干毛巾擦干；②残肢套应保持清洁、干燥，每日至少更换 1 次，如出汗多或有其他问题，应增加更换次数；③穿戴残肢套时一定要注意防止出现皱褶；④一旦残肢出现水泡、汗疹等应及时采取积极措施，局部外用药涂抹，暂时不穿戴假肢。

3. 末端承重及角化训练　为了加强术后残肢末端承重能力，用手掌进行拍打残肢和残肢末端；部分感觉过敏残肢进行脱敏治疗；用细粗布摩擦残端，待皮肤适应时，进一步采用沙袋与残肢皮肤相触撞、承重、逐步增加承重重量。

4. 功能训练

（1）关节活动度训练：尽早开始关节活动训练是避免关节发生挛缩畸形最行之有效的办法。关节活动度训练包括主动训练、主动–辅助训练、被动训练。运动量从小到大，每日 1~2 次。训练时以主动功能训练为主，对不能进行主动活动的关节或关节本身已有挛缩发生时，被动关节活动训练非常重要。

1）上臂截肢：早期训练肩关节外展功能。

2）前臂截肢：加强肩、肘关节活动。

3）大腿截肢：容易发生髋关节屈曲外展畸形，短残肢畸形，早期强调髋关节的内收和后伸运动。

4）小腿截肢：进行膝关节屈伸运动，尤其是伸直运动训练，一旦发生膝关节屈曲畸形，将严重影响假肢的穿戴。

（2）肌力训练：具有良好的肌力，残肢才会有很好的制动和控制假肢的能力。肌力训练时间应从术后 3~4 日即可开始，每日训练 2~3 次，时间以病人能耐受为止。

1）上臂截肢：训练双肩关节周围的肌力，做抗阻力的外展、前屈、后伸抬高肩胛的活动。

2）前臂截肢：做抗阻力的肘关节屈伸活动来增强肘关节屈伸肌力，进行幻手（手已截除）用力握拳和伸直手指的活动。

3）大腿截肢：训练髋关节的外展、后伸、内收肌群肌力。髋部肌群（髂肌）可以做伸髋、髋内收、髋旋前、髋外展、屈髋抗阻训练等（图 8-3）。

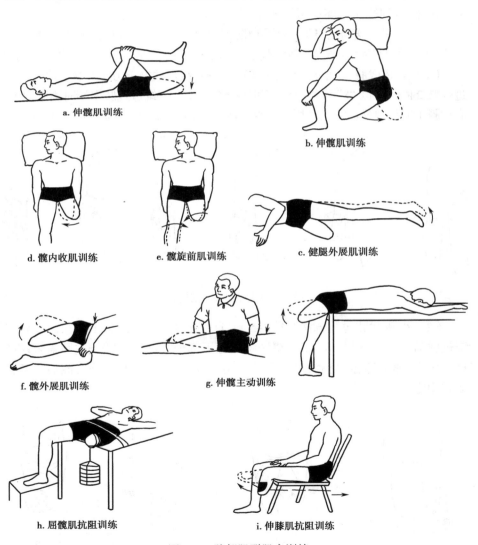

a. 伸髋肌训练

b. 伸髋肌训练

d. 髋内收肌训练

e. 髋旋前肌训练

c. 健腿外展肌训练

f. 髋外展肌训练

g. 伸髋主动训练

h. 屈髋肌抗阻训练

i. 伸膝肌抗阻训练

图 8-3 髋部肌群肌力训练

4）小腿截肢：训练股四头肌，做抗阻力的伸膝和屈膝活动,同时训练小腿残留的肌肉,进行幻足的屈伸活动训练,以避免残肢肌肉萎缩。

5）躯干肌训练：进行腹背部肌肉肌力训练,并辅以躯干回旋、侧向移动和骨盆提起等动作。

6）健侧下肢训练：下肢截肢后,其残肢侧的骨盆大多向下倾斜,致使脊柱侧弯,病人初装假肢时往往感觉假肢侧较长,因此应早进行站立训练、连续单腿跳及站立位的膝关节屈伸运动。

5. 假肢训练　具体参考第六章第十节。

6. 截肢残端塑形护理　为了预防残肢水肿,减轻伤口疼痛,使残肢端尽早定形,以便日后适合装置假肢,截肢后越早进行残端弹力绷带塑形效果越好。

（1）上肢截肢包扎方法（图8-4）：①垂直绕过残肢前方1~2次。②轻轻绕过残肢2圈。③以"8"字缠绕法绕过部分2~3圈。④绕过残肢末端时稍微用力,靠近腋下时稍放松。⑤上肢用力伸直,绷带于腋下绕2圈后于肩峰下方固定。

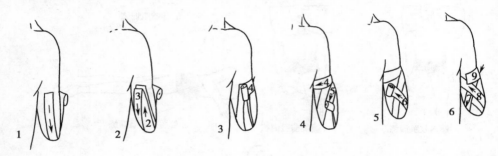

图 8-4　上肢截肢的包扎方法

（2）小腿截肢包扎方法（图8-5）：①垂直绕过残肢前方1~2次。②轻轻绕过膝盖2圈。③以"8"字缠绕法绕过膝下部分2~3圈。④绕过膝盖末端时稍微用力,靠近膝盖时稍放松。⑤膝盖用力伸直,绷带于膝上绕2圈后于膝盖下方固定。

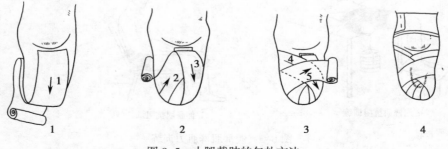

图 8-5　小腿截肢的包扎方法

（3）大腿截肢包扎方法（图8-6）：①绕过残肢前方1~2次。②斜向轻绕过大腿根部。③以"8"字缠绕法自远端绕过大腿直至缠绕完全。④绕过肢体末端时稍微用力，靠近大腿根部时稍放松。⑤大腿绷直，绷带于腰部绕一圈后再于大腿部分固定。

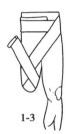 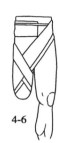 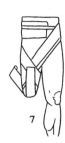 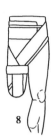 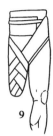

1-3　　4-6　　7　　8　　9

图8-6　大腿截肢的包扎方法

（4）弹力绷带使用注意事项：①坚持每日包扎，每4小时松开1次观察皮肤情况，包扎时可以残留一小窗口以便检查皮肤情况。②包扎时注意远紧近松，使残肢形成漂亮的圆柱形。③"8"字包扎时只能在斜向缠绕方向施压力，不可在环形方向施压力。④包扎时注意松紧适宜，避免皱褶，压力均衡。⑤包扎后不妨碍上位关节活动，不增加上位关节挛缩。⑥弹性绷带应每日清洗，并注意摊平晾干，千万不要扭。

7. 并发症护理

（1）出血与血肿：出血会造成病人失血，血肿会延迟残端伤口愈合，也容易继发感染。为防止出血及血肿，术后应及时在病人床旁备止血带，以备大出血时及时止血。在临床上对于反复出血或血肿的病人，则需手术探查止血。

（2）皮肤破溃、窦道、瘢痕、角化：常见原因有假肢接受腔的压迫、摩擦、尤其是残端皮肤瘢痕更容易破溃。治疗方法：①修整接受腔；②换药；③对久治不愈的窦道需进行手术扩创；④紫外线、超短波、磁疗等配合抗生素药物治疗，效果更好；⑤可使用硅橡胶制成的软袜套套在残肢上，减少和避免皮肤瘢痕受压或摩擦。

（3）皮肤病：多由于细菌感染引起毛囊炎或由各种霉菌引起皮癣。应以预防为主，做好残肢、残肢袜、接受腔清洁工作。如发现皮肤病需停用假肢，及时就诊。

（4）肿胀：手术创伤和肌肉收缩力不足，静脉回流障碍，都会引起残肢肿胀。这种肿胀是暂时性的，待残肢循环建立后可消肿，一般需3~6个月，但使用弹性绷带、正确体位和包扎残肢可以减轻水肿，促进截肢残端定型。

（5）畸形、挛缩：由截肢后肌力不平衡、术后残肢长期放置在不正确体位、护理不当和没有进行早期康复功能锻炼所造成。应尽早进行残端包扎。如发生膝关节屈曲挛缩畸形,应及时做膝关节的被动伸直训练,并可以用沙袋5~10kg 压在膝关节上面,每日 3 次,每次 30~60 分钟。如屈曲挛缩畸形发生在髋关节,应使用被动牵引,方法是病人仰卧,患肢悬于床尾外,用 5~10kg 的沙袋压在残肢大腿中部,每日 3 次,每次 30 分钟。也可用沙袋压迫法,病人仰卧位用沙袋压在臀部。如治疗无效者可考虑手术软组织松解或截骨术。

(6)残肢痛、残端痛:因炎症、瘢痕粘连、神经瘤、神经粘连、骨端骨刺形成及局部缺血而引起,它不仅影响假肢的安装使用,还给病人带来很大痛苦,手术前后应积极进行预防。处理方法:一般较轻的残肢痛通过脱敏治疗,如病人自己经常拍打,按摩残肢,疼痛可逐渐消失。因炎症所致疼痛应给予抗感染治疗,因瘢痕粘连所致疼痛应用音频电疗以消炎镇痛、软化瘢痕、松解粘连,因神经粘连所致疼痛应给予音频电疗或神经松解术,残端缺血伴慢性炎症所致疼痛给予磁疗效果较为明显。

(7)幻肢痛:其发生率约 5%~10%,幻肢痛机制尚不十分清楚,但目前较明确的是截肢部位神经损害是由首先发生在神经切断部位外周的一系列变化引起的,然后导致中枢神经系统内部结构变化和化学变化,其中也包括心理因素。幻肢痛多在数周内自行消失,但幻肢痛持续存在或逐渐加重者必须处理。首先注意纠正病人心理状况,可适当给予镇静剂消除其紧张、焦虑心理;其次用各种物理疗法(如音频电疗、低频电疗、磁疗等)。残端的功能训练也是必要的治疗方法,此外,及时安装假肢也是防治幻肢痛的方法之一。

8. 心理康复 截肢对病人来说是一个巨大的心理打击,其心理变化一般经过震惊、回避、承认和适应 4 个阶段。在前 2 个阶段中,病人表现出悲观、沮丧、自我孤立于社会的态度,在家庭、婚姻、工作、生活等问题上忧心忡忡。康复护士应帮助病人迅速度过前两个阶段,认识自我价值,重新树立自尊、自信、自强、自立,对现实采取承认态度,积极投入康复训练中去。

四、康复教育

1. 控制体重 一般体重增加超过 3kg 就会引起接受腔过紧。体重越大,能耗越大,所以无论是从能量消耗,还是从接受腔适合度及功能上讲,控制体重是非常重要的。

2. 功能锻炼 为防止肌肉萎缩,指导病人加强患肢功能训练。

3. 创口护理 拆线后,指导病人每日用中性肥皂水清洗患肢,但不能浸泡残肢或在残肢处涂擦油剂,以免软化残肢皮肤,也不可擦乙醇,因为乙醇会使皮肤干裂。在残端进行环形按摩,每日拍打 3 次,每次坚持 15 分钟,防止残端肌肉萎缩,促进血管重建。残肢拆线后前 3 个月应坚持每日 24 小时使用弹力绷带,使残肢皱缩和定型,防止肢端肿胀,同期进行残肢关节活动度训练,为假肢安装打下基础。

4. 残端皮肤护理　每日观察残端皮肤,注意有无压痛、发红或其他皮肤受刺激症状。嘱病人不要在残端上贴胶布,避免刺激皮肤而造成糜烂。弹力绷带不可过紧,做斜形环绕,直至关节近侧,如果残端包扎压力过大,应在数小时后放松 1 次,重新包扎,包扎时还应注意不能在残肢近端加压,以免远端缺血引起疼痛、水肿等不适。

5. 复查　定期门诊复查,观察残肢情况,6 个月后安装假肢。

6. 假肢护理　只要脱掉假肢,就要以弹力绷带包扎,防止肿胀及脂肪沉积;保持皮肤和假肢接受腔清洁,每日用乙醇纱布擦拭假肢接受腔,每日清洗、更换残肢套以保持残肢皮肤健康。

第八节　断肢(指)再植康复护理

一、概述

断肢(指)再植是肢体因外伤完全或不完全断离后,通过手术将离断肢体的血管、神经、骨骼、肌肉、肌腱和皮肤重新进行吻合、整复,以恢复离断肢体的血液循环,使之成活并恢复一定功能。

二、康复护理评估

1. 评估病人再植肢体形态、是否存在肿胀或疼痛、再植部位创口愈合、感觉异常、血运障碍、植物神经紊乱、肌肉力量、关节活动度情况、完成 ADL、是否使用辅助器具,如手杖、矫形器具、压力用品等相关情况。

2. 采用陈中伟等制定的上肢功能评估量表(表 8-7)评估病人肢体情况。

表 8-7　上肢功能评估量表

等级	评级标准
I	应用再植肢体能恢复原工作,合计关节活动度(包括再植平面近侧的一个关节)超过健侧 60%;神经功能恢复良好,且能耐受寒冷,肌力恢复达 4~5 级
II	能恢复适当的工作,关节活动度超过健侧 40%;正中神经和尺神经恢复接近正常,并能耐受寒冷,肌力恢复达 3~4 级
III	能满足日常生活需要,关节活动度超过健侧 30%;感觉恢复不完全(如只有单一的正中神经或尺神经恢复,或正中神经与尺神经只恢复保护性感觉),肌力恢复达 3 级
IV	肌体存活,但无实用功能

三、康复护理措施

1. **早期康复措施**　手术后 3 周内为软组织愈合期,此阶段主要是预防和控制感染。

（1）控制肿胀:①抬高患肢:病人卧床,用枕头抬高患肢是一种安全舒适的方法。注意抬高患肢时不要过度屈曲肘关节,以免妨碍静脉回流。行走时可采用三角巾悬挂患肢。②患肢制动:用夹板、石膏固定患肢,远端应露出指端,使掌指关节和指间关节能活动。

（2）控制伤口感染:①超短波治疗;②紫外线照射治疗;③红外线照射治疗。

（3）功能锻炼:术后患肢通常固定于功能位,能起床时可起床锻炼,不能起床时做床上保健体操。再植肢体由于创伤严重,同时血管运动未恢复,静脉和淋巴回流不畅,常有持续而明显肿胀,影响组织愈合,加重瘢痕粘连和关节痉挛。因此,除抬高患肢外,还应小心进行近端及远端未被固定关节的轻微被动伸屈运动,以防关节废用性萎缩。

2. **中期康复措施**　从术后 4~6 周开始,软组织基本愈合,骨折固定良好时,主要是解除患肢制动,康复目的是防止关节僵直和肌腱的进一步粘连。此期骨折端愈合尚不牢固,按骨折后第一期康复的原则进行未被固定的关节运动。近端以主动运动为主,远端做被动运动。要特别注意掌指关节屈、指间关节伸及拇掌侧外展的活动度,近端肌肉做主动及抗阻运动,离断处以下做肌肉电刺激及传递冲动练习。为了牵拉肌腱向远端滑移,可做腕、掌指及指间各关节同时背伸及同时屈曲被动运动,为了牵拉肌肉、肌腱使其向近端滑移,只能依靠相应肌肉的主动用力收缩和电刺激,训练患肢的伸、屈和握拳动作。但动作宜轻柔,以免拉伤正在修复的组织,并对截断部位妥善保护。

3. **后期康复措施**　即恢复期康复。从术后 6~8 周开始,此期骨折已基本愈合,肌肉、神经和血管的愈合也已牢固,外固定支架去除。康复目的主要是促进神经功能恢复,软化瘢痕,减少粘连,加强运动和感觉训练。此期通常存在关节活动度受限、肌腱粘连及肌肉瘫痪与萎缩、皮肤感觉丧失等问题。关节活动度障碍以远侧邻近离断处的关节为重。训练动作由简单到复杂,逐渐增加活动负荷和精确度。如揉球、挑皮筋网、手部关节按压(图 8-7)、对掌、压掌、分指、对指及屈伸指关节、腕关节等主动练习,或借助矫形支具帮助病人被动自我牵伸以改善关节活动范围。做系统的关节活动度练习后,相对容易取得进步,肌腱粘连使肌腱活动度受限较难消除,往往需要施行肌腱松解术,然后按肌腱松解术后的特点进行康复护理。

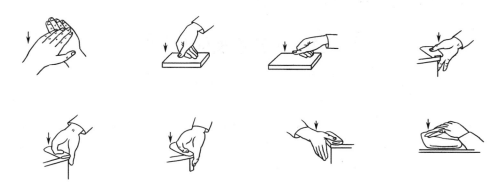

图 8-7　手部关节按压

4. 感觉训练　具体参考第八章第六节。

5. 手功能训练　嘱病人利用患手拍球、投球、打乒乓球、投掷飞镖、写毛笔字、画画、编织、剪纸、叠纸、雕刻、做纸花、插花、下棋、打桥牌等，以此锻炼患手的灵活性和提高患肢肌力。

6. 职业训练　断肢（指）再植术后的后期，应鼓励病人不断地使用患手以维持正常功能。可根据病人职业特点，采取一些特殊的功能锻炼方法，如电脑打字、模拟开车、做精工作业等，使其早日恢复工作能力，尽早返回工作岗位。

四、康复教育

1. 心理指导　由于断肢病人多为青壮年，功能障碍对病人情绪影响大，医护人员必须及时耐心的全程做好心理疏导工作，帮助其解决一些实际问题，正确认识自己伤情，交代康复训练计划，让病人树立起战胜伤残的信心，积极配合康复计划的实施，同时也要做好病人家属思想工作，以便更好的帮助病人恢复功能，早日回归社会。

2. 积极进行早期的功能训练　早期功能训练是防止瘢痕增生、肌腱粘连、肌肉萎缩及关节僵直等的重要措施，除在治疗室中锻炼外，还应在家中一日数次进行自我练习，一般为双手同时进行作业练习，如弹拨乐器、做手工和家务等，帮助手功能恢复。

3. 提高安全和防护知识水平　学会完全操作，注意手部禁用粗暴的手法和突然的牵伸，密切观察局部情况，定期门诊随访。

4. 断指再植　术后 2 周内戒烟，防止微血管痉挛致再植端缺血坏死。

第九节　关节置换康复护理

一、概述

1. 定义　关节置换（joint replacement）是用人工材料制成的假体,取代被疾病或肿瘤破坏的关节,解决疼痛、畸形和功能障碍,以重建一个接近正常功能的关节,并恢复和改善关节的运动功能。

2. 主要功能障碍

（1）运动功能下降:疼痛或关节结构异常,受累关节活动范围会有不同程度下降,而关节活动范围下降会导致活动减少、肌力下降,肌力下降反过来又会造成关节活动范围下降。

（2）生活自理和社会参与能力下降:手术后卧床休息导致生活自理能力下降,如穿衣、洗漱、如厕、行走、吃饭、上下楼梯、大小便控制等;而疼痛导致社会参与能力下降。

（3）心理障碍:术前关节功能障碍、疼痛及术后关节运动时疼痛等都会给病人带来焦虑、抑郁等不良情绪,造成心理障碍。

二、康复护理评估

1. 评估病人关节活动度、肌力、伤口情况、关节活动状况、活动及转移能力、分析步态,评估功能性活动能力。

2. 评估患肢有无栓塞、伤口感染、髋部疼痛、关节不稳、脱位、假体松动、磨损、断裂等;患肢有无屈曲、内旋、活动受限、皮温升高、感觉异常、肿胀、肢体短缩等;是否借助辅助器具步行等情况。

三、康复护理措施

1. 全髋关节置换术（total hip replacement, THR）后功能训练

（1）体位护理:术后平卧或半卧,患肢外展30°并保持中立位,两脚间放置厚枕或外展架,脚穿防滑鞋,患髋屈曲<45°。

（2）功能锻炼

1）术后第一阶段（第1~4日,急性治疗期）,见表8-8。

2）术后第二阶段（第2~8周,早期柔韧性及肌力强化训练）（表8-9）:术后第二阶段的重点包括密切观察伤口情况,监测疼痛水平,恢复正常步态,增强柔韧性及肌力,结合功能性活动。继续坚持急性后期训练计划及注意事项。

表 8-8　术后第一阶段功能锻炼

项目	功能锻炼
目的	①独立的转移训练及安全地上下床 / 座椅 / 马桶 ②使用手杖或腋杖在平地及台阶上独立走动 ③了解有关知识并遵守全髋关节置换术的注意事项 ④独立进行基本的日常生活活动
注意事项	①避免髋关节屈曲超过 90°，内收超过中线，内旋超过中立位（后外侧入路） ②避免手术侧卧位 ③避免将垫枕置于膝下以防止髋关节屈曲性挛缩 ④仰卧位时应使用外展垫枕 ⑤如果同时行截骨术，应减轻负重至 20%~30% ⑥术后患肢过度肿胀或腓肠肌压痛，警惕深静脉血栓形成 ⑦在离床时，指导从手术侧离床，同时行双侧全髋关节置换术者，从任意侧离床，但应避免双腿交叉或沿床转动时内旋下肢
康复措施	①指导病人进行肌力训练，包括：股四头肌及臀肌的等长收缩，踝泵运动，仰卧位髋关节屈曲至 45°，坐位伸膝及屈髋（>90°）练习，站立位髋关节后伸、外展及膝关节屈曲练习 ②在辅助装置协助下渐进性走动：从助行器到手杖或腋杖 ③利用辅助装置强化下肢对称性负重及交替步态 ④非交替性台阶练习 ⑤复习并指导髋部注意事项 ⑥日常生活活动指导，评估辅助装置的需要情况 ⑦冷冻疗法应与口服药物配合使用来控制疼痛及肿胀
晋级标准	当病人能够实现对称性负重及非防痛步态，则可从助行器过渡到手杖或腋杖

表 8-9　术后第二阶段功能锻炼

项目	功能锻炼
目的	①最大限度降低疼痛 ②无辅助装置下使步态正常化 ③髋关节后伸 0°~15° ④控制水肿 ⑤独立进行日常生活活动
注意事项	①避免髋关节屈曲超过 90°，内收超过中线，内旋超过中立位（后外侧入路） ②避免高温 ③避免一次性长时间坐位（超过 1 小时） ④避免疼痛下进行治疗性训练及功能性活动 ⑤避免双腿交替性爬楼梯，直至上下台阶练习均已顺利完成

项目	功能锻炼
注意事项	⑥注意检查伤口周围及肢体远端有无肿胀加重或凹陷性水肿情况 ⑦病人至少需到术后8周才能恢复体力要求较高的工作,如建筑、农业等 ⑧自感双下肢不等长多因术前肌肉短缩和关节高度丧失,以及正常的术后肿胀等因素影响病人术后对患肢的感受异常引起。这些因素会持续至术后第12周逐渐消退,因此在此之前不急于下定论
康复措施	①冰敷 ②柔韧性训练:增加对腘绳肌、肌四头肌、跖屈肌的柔韧性训练。包括仰卧位碟式牵张练习及改良的Thomas试验牵张练习,有助于拉长内旋肌和髋部屈肌;俯卧位,膝关节屈曲,可增加髋部屈肌及股四头肌长度;站立于楔形物上或将足跟降低一个台阶的高度均可使短缩的腓肠肌得到拉伸 ③等速肌力评估与测试系统:在髋部参数内改善其活动度 ④步态训练:初期重点应放在实现跟-趾步态型,同时加强伸髋练习 ⑤低速反向活动平板训练:加强髋部伸展及股四头肌和腘绳肌肌力,同时使步长正常化及增强协调性。变量应循序渐进增加,因当步速及步长均增加时,髋关节关节面间的接触力可达体重的7倍 ⑥髋部近端肌力强化训练:侧卧位时进行哈壳式运动可分别加强臀中肌及伸髋肌肌力;病人一旦获得了正常步态,站立训练(如髋外展练习、伸髋练习)即可过渡到健侧肢体以加强肌力及平衡性。提踵练习有助于加强腓肠肌肌力,应贯穿整个步态训练始终,便于足趾离地;仰卧位可耐受无痛足跟滑动练习,即可开始屈髋肌强化训练,这一训练应晚于坐位屈髋练习。这一时期,并不强调仰卧位直腿抬高练习 ⑦闭链动力性训练:腿部下压练习/离心腿部下压练习。重点应放在离心运动控制及向心运动控制,逐渐从双侧过渡到单侧,并适当地调整阻力 ⑧前向上台阶练习(从10cm、15cm到20cm) ⑨本体感觉/平衡训练:双侧动态活动练习及单侧静态站立练习。人的本体感觉及平衡能力随年龄增长而逐渐减退。这些因素不仅使病人跌倒风险性大大增加,同时还可使病人步态发生改变 ⑩日常生活活动能力训练 ⑪水疗法:当伤口愈合良好,即可开始,注意在浮力作用下避免全髋关节置换术后注意事项 ⑫基线测定:功能范围测试,定时起立行走测试,单腿站立时间
晋级标准	①经过术后8周训练,医师认为可解除髋部注意事项 ②水肿及疼痛均已得到控制 ③髋关节后伸0°~15° ④无辅助装置下正常步态型 ⑤可登上10cm高的台阶 ⑥独立进行日常生活活动

　　3）术后第三阶段（第 8~14 周，后期强化训练及功能恢复）（表 8-10）：术后第 8 周，经医师评估后可解除全髋关节置换术后注意事项。这一阶段，坐位及仰卧位髋关节屈曲活动度可开始大于 90°，可开始进行仰卧位以毛巾辅助将单膝贴近胸壁的练习，同时也可开始双侧标准的 Thomas 式牵拉。第二阶段中所有垫上训练均应继续进行，并适当加大强度。这一阶段可在无痛范围内开始仰卧位直腿抬高练习。当之前的哈壳式运动已具备一定的对线性及控制力，可加入弹力带进一步加强髋外展肌及外旋肌肌力。侧卧位直腿抬高练习可专门针对臀中肌进行肌力加强。

表 8-10　术后第三阶段功能锻炼

项目	功能锻炼
目的	①交替性上下台阶 ②能够独立地完成下身穿戴，包括穿脱鞋袜 ③功能范围、定时起立行走时间、单腿站立时间，所有这些测试结果均应在相应年龄组正常值范围内 ④恢复特殊的功能性活动
注意事项	①避免在疼痛下进行日常生活活动能力及治疗性训练 ②监控病人活动量，适度地开展训练 ③在该阶段结束时（第 12~14 周），有的病人可能仍然存在着可测量到的双下肢不等长。当双下肢相差超过 10cm，则需用足跟垫加以矫正
康复措施	①静态脚踏车练习或等速肌力评估与测试系统：增加髋屈曲度 ②活动平板练习 ③下肢牵拉练习 ④闭链动力性训练：如腿部下压练习，可将运动弧增加至 90°，并逐渐过渡到蹲位。最初，可背靠墙壁，将理疗球置于身后，从站立位开始下蹲，随后当病人具备了一定的形态控制力，则可进展到独立站立状态下的蹲位练习。若病人可维持对线稳定，则可适当增加手部负重 ⑤继续前向上台阶练习：可逐步增加到 20cm 高 ⑥开始前向下台阶练习：当下肢肌力足以越过台阶，并可保证一定的控制力及对线性，则可从 10cm 的高度开始下台阶练习 ⑦下肢渐进性抗阻训练 ⑧对侧髋部练习 ⑨进一步的本体感觉及平衡训练：仍是这一阶段的重点 ⑩近髋部渐进性抗阻训练：渐进性抗阻训练机，如多功能髋关节训练机，可分别针对髋部伸肌、外展肌及屈肌进行抗阻练习 ⑪水疗法 ⑫重新评估功能范围，定时起立行走时间及单腿站立时间 ⑬特需活动训练

续表

项目	功能锻炼
出院标准	①双腿交替性爬楼梯 ②独立地穿脱鞋袜 ③功能范围、定时起立行走时间及单腿站立时间均达到相应年龄组正常值范围内 ④病人恢复体育活动或更高级的功能性活动，如双打网球、棒球、跳舞

2. 全膝关节置换术（total knee replacement，TKR）后功能训练

（1）体位：患肢处于外展中立位，并抬高患肢，避免压迫患肢，消除水肿。

（2）功能锻炼：阶段不同，功能锻炼重点不同。

1）术后第一阶段（第1~5日，急性期治疗，表8-11）：术后第一阶段康复重点集中在尽量减轻水肿、尽可能屈伸膝关节、恢复功能独立和通过系统性家庭训练方案获得生活独立。冷敷是术后康复计划的重要内容，从术后当日开始贯穿整个治疗阶段以减轻水肿和疼痛。

表8-11　术后第一阶段

项目	功能锻炼
目的	①无辅助转移 ②无辅助利用适当器械在平地行走或上下台阶 ③能够独立进行家庭训练方案（home exercise program，HEP） ④A/AAROM：主动屈曲≥80°（坐位）；伸直≤10°（仰卧位）
注意事项	①避免长时间坐、站立、行走 ②行走和ROM练习时严重疼痛
康复措施	①连续被动运动屈膝开始达到60°并逐渐增加 ②转移训练 ③利用适当工具辅助在能够忍受疼痛的范围内负重进行步态训练 ④ADL训练 ⑤冷敷 ⑥抬高患肢防止水肿 ⑦HEP：包括力量练习与ROM练习。力量练习：股四头肌、臀肌和腘绳肌等长收缩练习，直腿抬高，AROM伸膝，坐位屈髋；ROM练习：坐位进行A/AAROM屈膝，踝下垫毛巾卷被动伸膝，上楼梯（膝关节的被动、主动辅助和主动ROM的进展主要取决于疼痛程度、软组织肿胀和患肢力量）
晋级标准	①当住院病人在术后5日内完成第一期所有目标时可出院回家 ②当病人能够协调迈步、双腿负重时，可以将带滚轮的助行器换成手杖行走 ③当AROM连续2日超过90°可停止CPM

注：A/AAROM（active/active assistive range of motion）：主动/主动-辅助关节活动度。AROM（active range of motion）：主动关节活动度；HEP（home exercise program）：家庭训练方案

2）术后第二阶段（第 2~8 周，表 8-12）：重点仍然是集中在减轻水肿、尽量恢复膝关节 ROM、改善下肢力量、尽量减轻步态和平衡障碍、增强独立从事各种功能活动能力和继续独立进行家庭训练方案。由于此期膝关节软组织结构处于愈合期，所以在理疗计划不断深入时必须密切注意疼痛程度和水肿。由于在 2~8 周愈合在进展，所以必须相应的重视减轻水肿。水肿减轻可以尽最大可能进行膝关节主动、主动 – 辅助和被动 ROM 练习。

表 8-12　术后第二阶段功能锻炼

项目	功能锻炼
目的	① ROM：主动辅助屈膝≥105° ②主动辅助伸膝 =0° ③尽量减轻术后水肿 ④迈上 10cm 高的台阶 ⑤独立进行家庭训练方案 ⑥有 / 无辅助工具下恢复正常步态 ⑦独立进行 ADL
注意事项	①如果存在步态倾斜则避免无辅助行走 ②避免长时间坐和行走 ③避免在治疗性练习和功能活动时疼痛 ④在患肢恢复足够肌力或良好控制时方可，爬楼梯时两腿交替
康复措施	①利用毛巾卷或俯卧悬腿进行被动伸膝 ②主动屈伸膝 ③ AAROM 屈膝 ④脚踏车练习 ROM ⑤采用冷敷 / 抬高患肢 / 其他方式消肿 ⑥髌骨移动（只要拆除门形钉、缝线后以及切口稳定） ⑦电刺激或生物电反馈用于股四头肌训练 ⑧ SLE：用 RPE 评估运动强度以病人感觉轻松为主 ⑨ CKC：蹬腿 ①引入向前上台阶练习，台阶高度逐渐增加（5cm 增至 10cm） ②近侧拮抗练习：多功能髋部训练机 ③ CKC 终末伸膝练习 ④平衡 / 本体感觉训练：单腿静态站立，双腿动态活动 ⑤确定功能测验的基线值：TUG 以及条件许可时可达到的功能 ⑥利用辅助工具进行步态训练：侧重主动屈伸膝，足跟蹬地，两腿交替行走和对称负重 ⑦洗手间内外进行 ADL 训练，上下车

续表

项目	功能锻炼
晋级标准	①屈曲 >105° ②无股四头肌松弛 ③有 / 无辅助工具下步态正常 ④可迈上 10cm 台阶

注：AAROM（active assistive range of motion）：主动关节活动度；SLE（straight leg elevation）：直腿抬高练习；RPE（rating of perceived exertion）：主观劳累程度分级；CKC（closed kinetic chain）：闭链运动；TUG（time up and go test）：及时站起 – 步行测试。

3）术后第三阶段（第 9~16 周，表 8-13）：重点仍然是最大限度地恢复 ROM，以便病人能够完成更高级的功能活动，如上下楼梯和像平日一样进行 ADL。

表 8-13　术后第三阶段功能锻炼

项目	功能锻炼
目的	①ROM：主动辅助屈膝≥115° ②起立时双腿负重对称和相等 ③独立进行 ADL，包括系鞋带和穿袜子 ④上下楼梯练习：上行楼梯台阶高 15~20cm，下行楼梯台阶高 10~15cm ⑤股四头肌 / 腘绳肌力量、控制力和柔韧性达到最大足以满足较高水平 ADL 活动需要 ⑥功能测试评分：TUG<15 秒，功能距离 2.5cm
注意事项	①如果存在步态倾斜或疼痛则避免上下楼梯练习 ②经评估后方可进行跑跳和多轴运动
康复措施	①髌骨移动 / 滑动 ②股四头肌牵拉练习 ③腘绳肌牵拉练习 ④蹬腿 / 离心蹬腿 / 单侧蹬腿练习 ⑤向前上楼梯 15~20cm ⑥向前下楼梯 10~15cm ⑦马步 / 贴墙壁蹲起 ⑧身体前倾逆行踏车 ⑨功能性马步 ⑩平衡 / 本体感觉训练：双腿和单腿动态活动
出院标准	①病人达到全部目标和功能结果 ②功能测验结果在该年龄段的正常范围 ③向前可逐渐迈上 15~20cm 高台阶 / 向前可逐渐走下 10~15cm 高台阶

3. 心理护理　给病人介绍相关知识,讲解情绪对疾病的影响,使病人保持愉快心情。树立对生活及康复自信心,与病人协调关系建立护患沟通,消除思想顾虑,让病人有良好心情,使其正确地面对疾病,促进病人早期康复,减少并发症发生,成为疾病转归的保证,主动积极配合治疗达到疾病治愈目的。

四、康复教育

1. 合理饮食指导　病人进食高蛋白、高热量、高维生素、适量纤维素平衡膳食,避免体重过度增加而加重髋关节和膝关节负荷。

2. 提供关节置换知识信息,教育病人术后早期和长期康复训练,可有效恢复关节功能。

3. 指导病人日常生活中正确穿裤,穿裤时先穿患侧再穿健侧;穿袜时伸髋屈膝,鞋子尽量选择无需系带的鞋。

4. 髋关节置换术后重点宣教内容　①合理使用拐杖:拐杖使用至无疼痛及跛行时方可弃拐,最好终生使用单手杖,减少术侧髋关节磨损,尤其是外出旅行或长距离行走时;②预防及控制感染:对拔牙、扁桃体摘除、插导尿管等有可能造成感染的任何手术或治疗措施都应及时预防,防止血运传播造成关节内感染;③节制性生活:术后2个月内避免性生活,性生活时要防止术侧下肢极度外展,并避免受压;④避免髋关节剧烈活动:避免重体力活动及需要髋关节大范围剧烈活动的运动项目,如跑、跳等,以减少术后关节脱位、骨折、假体松动等问题;⑤避免将髋关节放置在易脱位的姿势:任何体位时避免患肢向健肢交叉腿(盘腿、二郎腿等),尽量少做髋关节内收、内旋、半屈位动作,这些动作最易导致假体撞击脱位;⑥避免跌倒:避免在不平整或光滑路面行走,以防跌倒;⑦保持患肢经常处于外展位或中立位:术后2个月内屈髋不要超过90°;⑧及时与医生联系:出现术侧髋关节任何异常情况,均应及时与医师联系;⑨定期复查:术后1年进行3次复查,即术后3个月、6个月、1年,以后每年复查1次。复查内容包括髋关节正侧位X线、人工髋关节功能评分等。

5. 膝关节置换术后重点宣教内容　宣教内容同髋关节置换术后病人。

第十节　发育性髋关节脱位康复护理

一、概述

1. 定义　发育性髋关节脱位(developmental dislocation of the hip, DDH)也称先天性髋关节脱位(congenital dislocation of the hip, CDH),是指婴儿出生后或出生后不久股骨头从髋臼脱出的一种较常见的小儿先天性畸形。病变累及髋臼、股骨头、关节囊、髋关节周围的肌肉和韧带,造成髋关节脱位或松弛。

2. 分类　发育性髋关节脱位可分为可复位和不可复位的脱位、易脱位及半脱位,以及新生儿和婴儿的髋发育不良。

二、康复护理评估

1. 评估髋部畸形状况　①望诊:有无会阴部增宽,肢体缩短,关节活动受限,大腿内侧及臀纹加深上移。已能站立行走的幼儿,是否呈跛行步态,或呈"鸭步"。站立时是否臀部后耸,腹部前坠。②动诊:病人仰卧,助手固定骨盆,在外展髋关节的同时,将大转子向前和内侧推压,是否听到弹响声。③量诊:<9 个月的病儿,双足外展角度能否达到 70°~80°。病人仰卧位,当屈髋、屈膝90°时,或双侧髋、膝关节屈曲并拢,双足跟平齐置于床面上时,双膝平面是否同高。

2. 评估患儿神经系统、循环系统、呼吸系统、消化系统等功能是否异常,以了解对手术的耐受性。

3. 了解病人学会走路的时间,与同龄儿童相比是否过迟。仔细询问病人家庭中是否有过类似疾病的病人。

4. X 线检查示双侧髋关节摄片,评价髋的发育情况,排除髋部病理改变。

三、康复护理措施

1. 牵引护理　进行牵引常规护理,若牵引部位出现疼痛不适等应及时处理,必要时重新更换牵引针位置。

2. 术前康复功能锻炼指导　患儿取仰卧位,患肢行骨牵引时,床尾抬高20~30cm,两腿之间放置三角软垫,维持体位为患肢髋关节外展 15°,膝关节屈曲 15°~30°,穿中立鞋,踝关节保持 90°,保持正常牵引功能。指导患儿先学会健侧肢体静力性收缩练习,再练习患侧,以便为复位后奠定基础。具体方法是做足趾关节活动,反复做跷足趾、蹬足跟练习。每日 6 组,每组 20~30 次,一般以不出现疲劳为宜。同时辅助肌肉,从远端到近端,以促进患肢血液循环,保持肌肉和关节的正常活动度。

3. 术后康复功能锻炼

(1)第一阶段(术后 0~3 周):术后第 1 日指导患儿两腿同时绷紧大腿持续 5 秒再放松一下,每日 3 组,每组 10 次。术后 5~7 日逐渐过渡到每日6 组,每组 30 次。同时患儿还可以取俯卧位,做健侧膝关节屈曲活动。并检查石膏有无污染、软化变形、折裂、石膏边缘或骨突出部位有无压力性损伤。

（2）第二阶段（4~6周）：拆除石膏，除第一阶段的练习外，指导患儿半坐位，身体努力向前倾，使髋关节屈曲45°，每日3组，每组15次。同时被动屈伸膝关节，用手托住患肢大腿下段轻轻向上抬，再缓缓放下，使僵硬的膝关节获得最大的活动度，使其逐渐过渡到主动屈伸膝关节，主动屈髋达45°~90°，屈膝达90°~110°的范围。

（3）第三阶段（7周）：经X线拍片证实髋关节复位与愈合无异常，可继续加强髋膝关节的主、被动屈伸练习。每日5组，每组20次，使主动屈髋达90°，屈膝达130°~150°。并指导患儿做外展活动，每日3组，每组20次，范围为0°~45°。

（4）第四阶段（11周）：将功能锻炼方法作为出院指导的重要内容。术后2~3个月在床上或床旁活动，进行主动或被动屈伸、内收外展或旋转活动，每日3~4组，每次30~50次。第4个月起可行空中蹬自行车活动，每日2~3小时，半年后复查X线片示髋关节正常后逐渐负重行走。此期锻炼要注意循序渐进，防止摔倒。

4. 心理护理　由于发育性髋关节脱位治疗周期长，效果不理想，家属顾虑多，病儿容易出现恐惧心理，护士应根据患儿心理特征、智力发育状况，选择有效的方式与患儿进行情感沟通。语言应亲切，多拥抱和抚摸，增加亲切感，使患儿尽快熟悉住院环境，在最佳心理状态下接受治疗。

四、康复教育

1. 饮食与休息　继续补充高钙、高蛋白饮食；多晒太阳；石膏拆除早期避免过度负重，防止髋关节发生再脱位。

2. 石膏护理　向病人及家属交代石膏固定的注意事项，并教会家属观察患肢末梢血液循环，以便及时发现异常，及时就诊。

3. 功能锻炼　鼓励病人进行固定范围以外的肌肉收缩和关节的主动活动，功能锻炼可以同玩游戏结合起来。

4. 复诊　术后3个月复诊，若发现石膏内皮肤局限性疼痛、末梢血液循环障碍或石膏折断等情况，随时复诊。

5. 预防宣教　对孕妇做好产前检查，尽可能纠正和减少臀位；废除传统的双下肢伸直内收位的襁褓固定方法；禁止胎儿娩出母体后倒立位悬吊婴儿下肢拍背排羊水防窒息的方法；普及新生儿髋关节检查，以便早发现、早治疗，全面促进儿童健康。

第十一节 双侧臀肌挛缩术后康复护理

一、概述

1. 定义 臀肌挛缩综合征（gluteal muscle contracture syndrome）是由多种原因引起臀肌及其筋膜纤维变性、挛缩，进而引起髋关节功能受限所表现的特有步态、体征的临床症候群，常发生于儿童。

2. 病因 有学者认为与遗传、体质及儿童的易感性有关，又有学者认为与婴儿期臀部反复注射药物有关。

3. 主要功能障碍 病人髋关节内旋内收活动受限，站立时下肢外旋位，不能完全靠拢，行走常有外八、摇摆步态，快步呈跳跃状态。坐下时双腿不能并拢，双髋分开蛙式位，一侧大腿难以搁在另一侧大腿上。下蹲活动时轻者蹲时双膝先分开，然后下蹲后再并拢。重者只能在外展、外旋位下蹲，蹲下时双髋关节呈外展、外旋姿势，双膝不能靠拢，足跟不着地，呈蛙式样。

二、康复护理评估

1. 评估病人臀部状况 ①望诊：病人走路时，是否有步态异常，即所谓外"8"字步态；跑步时是否步幅变小，呈"跳步征"；②触诊：臀部皮肤是否凹陷或能扪及条索状硬块；③动诊：双腿并拢被动屈髋、屈膝和伸髋、伸膝时，在其髋部能否听到弹响声。

2. X线检查以排除髋部骨性病变。

三、康复护理措施

1. 体位

（1）术后用绷带或其他约束带绷拢双膝，使双下肢呈内收位，并用软枕垫高双下肢，使髋关节、膝关节呈屈曲位，这样既可最大限度地加宽切断挛缩束带断端之间的距离，防止两断端再发生连接愈合，又可给臀部少许残留的纤维束带持续的牵引作用，使之延长，以减少髋关节活动时的阻力，减轻疼痛。

（2）术后仰卧4小时后更换体位，侧卧、仰卧及俯卧交替，双侧臀肌松解则仰卧与俯卧交替，以预防骶尾部压力性损伤发生。

2. 康复功能锻炼 术后1周内是康复训练的黄金时间，所以必须尽早开始科学、合理、规范的功能锻炼。

（1）步态训练：术后第1日下床练习行走，双下肢向前平伸，扶病人双手踩直线双足交叉行走（内"8"字步态），每日 3~5 次，每次沿着直线来回行走，每次约 30 分钟。

（2）并膝下蹲训练：术后 2~3 日，病人扶栏杆主动并膝下蹲，栏杆高度以平病人腰部为宜，练习时双足双膝并拢，足跟不能离地，腰部挺直，屈膝下蹲，下蹲速度要缓慢。下蹲训练容易引起伤口张力增大而疼痛，训练前可适当予以止痛处理，每次练习反复进行，强调循序渐进。每日应保持在 30~50 次，可分组进行。

（3）跷二郎腿：术后 3~4 日，初期缓慢，适应后逐渐加大范围和次数。方法：病人端坐于有靠背的椅子上，臀部紧靠椅背，上身与大腿成直角，将一条腿踝关节搭于另一腿膝关节上，坚持 3~5 分钟再换另一条腿，反复进行，每日应坚持 30~50 次。

（4）双髋部功能锻炼：①术后双膝交叉练习。手术后护士即将病人一侧腿交叉搭在另一侧腿膝关节上，左右交替锻炼。此方法可以避免臀部肌肉继发粘连，进一步提高疗效。②术后卧床行主动直腿抬高，膝关节屈曲。第 2 日练习并膝屈膝屈髋卧位，即双膝并拢固定，膝下垫软枕，髋关节中立位屈曲约 50°，膝关节屈曲约 30°。年龄小的病人由家长协助完成训练动作；所有训练持续到病人无痛苦、能自然完成为止，时间 8~12 周。

3. 心理护理　因疼痛、陌生的环境、恐惧治疗护理等，患儿常哭闹不安，护士应耐心解释，精心护理。

四、康复教育

1. 功能锻炼　出院后继续主动功能锻炼，拆线后练习搭"二郎腿"，坚持 2 个月以上。根据病人情况制订可行的、个性化的训练方案、复诊时间，在出院前使病人充分掌握各项训练方法及动作要点，明确训练达到的预期结果。

2. 复诊　指导患儿定期复诊，一般 2 个月复诊，如锻炼期间出现伤口疼痛、出血或其他异常情况时随时就诊。

3. 保护臀肌　儿童尽量避免臀肌注射，尤其避免用苯甲醇作溶媒的青霉素类药物注射，以保护臀肌。

第十二节　外固定支架术后康复护理

一、概述

1. 定义　外固定支架固定术是将骨圆钉穿过远离骨折处的骨骼，利用夹头在钢管上的移动和旋转达到牵引复位，维持固定，折端加压，矫正移位的目的。其优点是固定可靠,易于处理伤口,不限制关节活动,可行早期功能锻炼。

2. 适应证　适用于开放性、伤口感染的骨折;伤情严重、复杂的骨折;还适用于断肢再植术伴有血管神经损伤需修复或重建的骨折,以及需要交腿皮瓣、肌皮瓣、游离带血管蒂移植等修复性手术,长骨畸形愈合,骨不连、骨缺损、感染性骨不连或骨缺损,外伤性肢体短缩等。

3. 临床表现　患肢疼痛、肿胀、出血伴肢体活动受限。

二、康复护理评估

评估外固定针眼处皮肤有无发红、渗出物、异味、疼痛等;评估外固定支架有无松动。

三、康复护理措施

1. 体位护理　术后病人患肢抬高于心脏水平,以利于静脉回流,减轻肿胀,注意观察患肢末梢颜色、甲床充盈情况,皮温感觉变化,发现异常及时处理。

2. 预防针眼处感染　针眼周围用敷料遮挡,钉孔处每日用 75% 乙醇滴 2 次,同时注意观察针眼处有无红、肿、热、痛及分泌物等炎症反应,如发现上述情况,应加强局部换药;针眼处严重感染病人,应加强局部护理及全身抗感染治疗。

3. 定时观察螺钉松紧度　及时巡视检查外固定架各个螺钉松紧度,发现松动及时调整,防止骨折移位。指导病人不要随意拆卸或松动外固定器。

4. 功能锻炼指导　术后当日即可做肌肉的静力收缩或舒张锻炼,每日 2~3 组,每组 15~30 次。以后逐步加大运动量,主动或被动活动邻近关节、用沙袋绑于患肢进行渐进抗阻练习等,以防止关节僵硬,肌肉萎缩。关节锻炼术后 2~3 日开始做,上肢骨折以肩关节和肘关节为重点。肩关节以外展、上举、旋转为主,肘关节以屈、伸、外旋为主。下肢骨折主要锻炼膝关节屈曲 80°,踝关节锻炼伸屈至 90°。下肢骨折病人早期不宜负重行走,当骨折处有骨痂生长,局部固定可靠时,可逐渐负重行走;当所有关节内骨折线愈合牢固方可完全负重行走。

5. 心理护理　加强医患沟通,消除病人不良情绪,帮助病人逐步面对现实,让他们树立战胜疾病的信心,并积极配合康复治疗,争取早日康复。

四、康复护理教育

1. 嘱病人保持钉孔周围皮肤干燥,每日用 75% 乙醇滴 2 次,隔日更换敷料1次。

2. 当针孔处干燥结痂无分泌物时,应避免碰触,防止感染。

3. 如针孔处出现红、肿、热、痛现象时,不要擅自处理,应及时就医。

4. 指导病人不要随意拆卸或松动外固定器,定期复查支架,如松动应及时来院调整支架,并定期来院复查拍片,观察骨痂生长情况。

5. 下肢骨折病人出院后继续坚持股四头肌和踝泵的功能锻炼,注意劳逸结合。

6. 指导病人进食高热量、高蛋白、高维生素、富含钙质等易消化食物。

（谭晓菊　戴　宇　王卫星）

第九章 常见心肺疾病病人康复护理

第一节 慢性阻塞性肺疾病的康复护理

一、概述

1. 定义 慢性阻塞性肺疾病（chronic obstructive pulmonary disease，COPD）简称慢阻肺，是一组以气流受限为特征的肺部疾病，气流受限不完全可逆，呈进行性进展，是一种可以预防和治疗的疾病。

2. 病因 确切的病因还不十分清楚，常与吸烟、吸入职业粉尘或化学物质、油烟等有关。

3. 临床表现 典型症状包括咳嗽、咳痰、活动后喘息、气短或呼吸困难等。体征有胸廓形态异常、语颤减弱、呼吸音减低、呼气延长等。

二、康复护理评估

1. COPD 严重程度评估（表 9-1） 根据其第 1 秒用力呼气容积占用力肺活量的百分比（FEV_1/FVC），第 1 秒用力呼气容积占预计值的百分比（FEV_1%预计值）作为严重程度的分级。

表 9-1 COPD 严重程度的评估

分级	标准
Ⅰ级：轻度	$FEV_1/FVC<70\%$
	$FEV_1 \geqslant 80\%$ 预计值
Ⅱ级：中度	$FEV_1/FVC<70\%$
	$50\% \leqslant FEV_1<80\%$ 预计值
Ⅲ级：重度	$FEV_1/FVC<70\%$
	$30\% \leqslant FEV_1<50\%$ 预计值
Ⅳ级：极重度	$FEV_1/FVC<70\%$
	$FEV_1<30\%$ 预计值
	或 $FEV_1<50\%$ 预计值，伴慢性呼吸衰竭

2. 运动能力评估

（1）平板或功率车运动试验：通过活动平板或功率车进行运动试验获得最大吸氧量、最大心率、最大代谢当量值、运动时间等相关量化指标来评估病人运动能力。

（2）定量行走评估：对于不能进行活动平板试验的病人可行 6 分钟或 12 分钟行走距离测定，以判断病人运动能力以及运动中发生低氧血症的可能性。

3. 日常生活能力评估（表 9-2）

表 9-2　日常生活能力评估

分级	标准
0 级	虽存在不同程度的肺气肿，但活动如常人，对日常生活无影响，活动时无气短
1 级	一般劳动时出现气短
2 级	平地步行无气短，速度较快或登楼、上坡时，同行的同龄健康人不觉气短而自己有气短
3 级	慢走不及百步即有气短
4 级	讲话或穿衣等轻微活动时即有气短
5 级	安静时出现气短、无法平卧

4. 辅助检查

（1）肺功能测试：以第 1 秒用力呼气容积（FEV_1）占预计值百分比以及第 1 秒用力呼气容积占用力肺活量之比（FEV_1/FVC）这两个指标最为实用。

（2）影像学检查：肺部 X 线早期无异常，随病情反复发作，引起支气管管壁增厚，细支气管或肺泡间质炎症。心脏常呈垂直位，心影狭长。

（3）血气分析：明显二氧化碳潴留和缺氧，表现为动脉血氧分压（PaO_2）下降、二氧化碳分压（$PaCO_2$）升高、pH 值降低等，可出现代偿性呼吸性酸中毒。

三、康复护理措施

1. 保持呼吸道通畅，改善通气

（1）正确摆放体位：病人采取坐位或半卧位以利于肺扩张。

（2）指导病人有效咳嗽：方法是先深吸气，然后关闭声门增加气道内压力，再收缩腹肌同时收缩肋间肌以提高胸腔内压，在胸腔内压明显增高时突然将声门打开，即可将痰液随喷出气流排出。

（3）胸部叩拍：将手指并拢，掌心空虚成杯状，运用腕关节摆动力量在引流部位胸壁上双手轮流叩拍,频率为 80~100 次 / 分钟,时间为 2~5 分钟,鼓励病人主动咳嗽。

(4)振动:是体位引流中常用的手法技巧,借助叩击的机械力量,促使黏稠的浓痰脱离支气管壁,有助于纤毛系统清除分泌物。叩击拍打后护士用双手按在病变部位并压紧,指导病人深吸气,在吸气末、呼气初做快速、细小的胸壁振动,连续 5 ~ 7 次。

(5)体位引流:依靠重力作用促使各肺叶或肺段气道分泌物引流排出。适用于神志清楚、体力较好、分泌物较多的病人。

(6)雾化吸入:适用于痰液黏稠难以咳出者。使用超声雾化器将祛痰剂、支气管扩张剂、抗生素、激素及水分等雾化,吸入气道,起到消炎、解痉、湿润及稀释痰液作用。雾化时应注意以下几点:①防止窒息;②支气管痉挛;③控制雾化温度在 35~37℃;④防止交叉感染;⑤用药注意事项:有严重肝脏疾病和凝血功能异常者禁用糜蛋白酶;防止药物过量。

2. 呼吸训练

(1)放松练习:病人可采取卧、坐、站位,通过限制呼吸肌过度收缩达到放松的目的。

(2)腹式呼吸:又称膈呼吸,是慢阻肺康复的重要措施。腹式呼吸关键在于协调膈肌和腹肌在呼吸运动中的活动。呼气时,腹肌收缩帮助膈肌松弛,膈肌随腹腔内压增加而上抬,增加呼气量;吸气时,膈肌收缩下降,腹肌松弛,保证最大吸气量。

(3)缩唇呼吸:也称吹笛样呼气法。病人闭嘴经鼻吸气,呼气时将口唇收拢为吹口哨状,使气体缓慢地通过缩窄的口形徐徐吹出。吸呼比率为 1:2,呼吸频率 <20 次 / 分。缩唇呼吸可防止支气管及小气管过早塌陷,以增加肺泡内气体的排出量。

(4)缓慢呼吸:慢阻肺病人呼吸频率往往比较快,呼吸幅度浅,潮气量小,在通气量一定的情况下,肺泡通气量反而变小,而缓慢呼吸则与之相反,有助于减少解剖死腔的影响,提高肺泡通气量,改善肺的通气效率。

(5)呼吸肌训练:具体参考第六章第二节。

(6)胸背畸形的姿势练习

1)松动一侧胸腔:方法如下:①病人坐位,在吸气时朝胸腔紧绷的相反侧侧屈以牵拉绷紧的组织,并且扩张该侧的胸腔。②病人朝紧绷侧侧屈并呼气时,用握紧的手推紧绷侧胸壁。③病人胸腔紧绷侧的上肢上举过肩,并朝另一侧弯曲,使紧绷组织做额外的牵张。

2)松动上胸部及牵张胸肌:①病人坐位,两手在头后方交叉握住,深吸气时做手臂水平外展的动作。②病人呼气时将手、肘靠在一起,并且身体往前倾。

3）松动上胸部及肩关节：病人坐位，吸气时双上肢伸直，掌心朝前高举过头。然后，呼气时身体前弯，手着地。

4）纠正头前倾和驼背姿势：站于墙角，面向墙，两臂外展90°，手扶两侧墙（牵张锁骨部）或两臂外上举扶于墙（可牵张胸大、小肌），同时再向前倾，做扩胸练习。也可做挺胸练习，双手持体操棒置于后颈部以牵伸胸大肌。以上练习每次2~3分钟以上，1日多次。

3. 提高活动能力

（1）氧疗：每日1~2L/min持续低流量鼻导管吸氧16小时以上，可改善活动协运动能力、运动耐力和睡眠。

（2）有氧运动：了解病人活动能力，然后采用亚极量运动和登梯练习，改善耐力。开始活动5分钟，休息适应后逐渐增加活动时间。当病人能耐受20分/次的运动后，即可以增加运动。每次运动后心率至少增加20%~30%，并在停止运动后5~10分钟恢复至安静值。

（3）提高上肢活动能力：用体操棒作高度超过肩部的各个方向的练习或高过头的上肢套圈练习，还可手持重量为0.5~3kg的重物作高于肩部的活动，每活动1~2分钟，休息2~3分钟。每日2次。

四、康复教育

1. 低流量氧疗 指导病人坚持长期低流量氧疗，同时告知病人氧气的正确使用方法及用氧安全，在氧气使用过程中应注意"四防"，即防火、防热、防油、防震。

2. 预防感冒 注意保暖，适时增减衣物，还可采用按摩、冷水洗脸、食醋熏蒸、增强体质等方法来预防感冒。

3. 戒烟 各种年龄及各期的慢阻肺病人均应戒烟，以减少感染的发生率，减轻支气管壁炎症，使支气管扩张剂发挥更有效作用。

4. 功能锻炼 指导病人长期坚持功能锻炼，如散步、打太极拳等以延缓肺功能恶化，使病人健康状况好转。

第二节 冠心病的康复护理

一、概述

1. 定义 冠心病，即冠状动脉粥样硬化性心脏病（coronary atherosclerotic heart disease，CHD）的简称，是一种常见心脏病，指因冠状动脉血管发生粥样硬化病变而引起血管狭窄或阻塞，造成心肌缺血、缺氧或坏死而导致的心脏病,故又称缺血性心脏病(ischemic heart disease, IHD)。

2. 临床表现　胸骨体上段或中段之后及心前区发生一种压榨性疼痛,并可迁延至颈、颌、手臂、后背及胃部,常伴有眩晕、气促、出汗、寒战、恶心及昏厥,严重病人可能因为心力衰竭而死亡。

3. 主要功能障碍

(1)循环功能障碍:病人往往减少体力活动,从而降低了心血管系统的适应性,导致循环功能降低。

(2)呼吸功能障碍:病人长期的心血管功能障碍可导致肺循环功能障碍,影响肺血管和肺泡气体的交换,致使其吸氧能力下降,诱发或加重缺氧症状。

(3)全身运动耐力减退:疾病和缺乏运动可导致机体吸氧能力减退、肌肉萎缩和氧代谢能力下降,从而限制了全身运动耐力。

(4)代谢功能障碍:缺乏运动可导致血糖及血脂代谢的障碍。临床检查可出现血胆固醇和甘油三酯增高,高密度脂蛋白胆固醇降低。

(5)行为障碍:行为障碍是影响病人日常生活和治疗的重要因素,往往伴有不良生活习惯和心理、情绪等方面的障碍。

二、康复护理评估

1. 通过心电运动试验来评估病人心肺功能。

2. 通过超声心动图运动试验来评估病人心肌活动情况及心脏内血流变化情况。

3. 通过冠状动脉造影来评估心脏供血情况。

三、康复护理措施

1. Ⅰ、Ⅱ期康复护理　主要是通过适当活动,减少或消除绝对卧床休息所带来的不利影响,并逐步恢复至一般日常生活活动能力。运动能力达到Ⅰ期康复为2~3METs、Ⅱ期康复为4~6METs。

(1)活动:一般从床上的肢体活动开始,先活动远端肢体的小关节。做抗阻活动可以采用捏气球、皮球或拉皮筋等,一般不需要专用器械。吃饭、洗脸、刷牙、穿衣等日常生活活动也可以早期进行。训练时要注意保持一定的活动量,但日常生活和工作时应采用能量节约策略,比如制订合理的工作或日常活动程序,减少不必要的动作和体力消耗等,以尽可能提高工作和体能效率。避免举重、攀高、挖掘等剧烈活动;避免各种竞技性活动。

(2)呼吸训练:呼吸训练主要指腹式呼吸。

(3)坐位训练:坐位是重要的康复起始点,应该从第1日就开始。开始时可将床头摇高,把枕头或被子放在背后,这样有依托情况下的坐位能量消耗与卧位相同,但心脏负荷实际上低于卧位,因上身直立体位使回心血量减少,同时射血阻力降低。然后让病人逐步过渡到无依托独立坐位。

（4）步行训练:①床边步行训练:步行训练应从床边站立开始,先克服体位性低血压。在站立无问题之后,开始床边步行(1.5~2.0METs),以便在疲劳或不适时能够及时上床休息。此阶段病人的活动范围明显增大,因此监护需要加强。避免高强度运动,上肢超过心脏平面的活动均为高强度运动,此类活动的心脏负荷增加很大,常常是诱发意外的原因,应该避免或减少此类运动,例如病人自己手举输液瓶上厕所。②上下楼训练:可以缓慢上下楼,下楼的运动负荷不大,而上楼的运动负荷主要取决于上楼的速度;必须保持非常缓慢的上楼速度,一般每上一级台阶可以稍事休息,以保证没有任何症状。

（5）日常生活能力训练注意事项:①大便:病人务必保持大便通畅,如果出现便秘,应该使用通便剂;病人有腹泻时也需要注意密切观察,因为过多的肠道活动可以诱发迷走神经反射,导致心律失常或心电不稳。提倡坐位大便,禁忌蹲位大便或在大便时过分用力。②洗澡:注意洗澡水的温度,避免在过热过冷的环境洗澡。③家务劳动:可以做一些力所能及的家务劳动,但是要循序渐进,逐步提高。活动强度为40%~50%HRmax,以确保安全性,应在进行较大强度活动时采用远程心电图监护系统监测,或在有经验的康复治疗人员的指导下进行。

（6）娱乐:可以进行轻微体力活动的娱乐,但是要避免气喘和疲劳,如室内外散步、医疗体操(如降压舒心操,太极拳等)、气功(以静功为主)、园艺活动等。

（7）康复方案调整和监护:如果病人在训练过程中没有不良反应,运动或活动时心率增加<10次/分钟,次日训练可以进入下一阶段。运动中心率增加在20次/分左右,则需要继续同一级别的运动。心率增加超过20次/分钟,或出现任何不良反应,则应该返回到前一阶段的运动级别,或暂时停止运动训练。为了保证活动的安全性,所有的新活动要在医生或心电监护下开始。在无任何异常的情况下,重复性的活动可以不连续监护。

（8）出院指导:一般病人主张3~5日出院,但要确保病人可持续步行200m无症状及心电图无异常。出院后每周需要门诊随访1次。任何不适均应暂停运动,及时就诊。

2. Ⅲ期康复护理　巩固Ⅰ、Ⅱ期康复成果,控制危险因素,改善或提高体力活动能力和心血管功能,恢复发病前的生活和工作。针对性的制订康复方案,遵循学习适应和训练适应机制,达到量变到质变的过程,提高病人参与并坚持康复的主动性。

（1）运动种类：有氧运动，如步行、登山、游泳、骑车、中国传统形式的拳操等。

（2）运动方式：分为间断性和连续性运动。间断性运动指基本训练期有若干次高峰靶强度，高峰强度之间强度降低。其优点是可以获得较强的运动刺激，但是时间较短，不至于引起不可逆的病理性改变。其主要缺点是需要不断调节运动强度，操作比较麻烦。连续性运动指训练的靶强度持续不变，这是传统的操作方式，主要优点是简便，病人相对比较容易适应。

（3）运动量：运动量是康复护理的核心，要达到一定阈值才能产生训练效应。合适运动量的主要标志是运动时稍出汗，轻度呼吸加快但不影响对话，早晨起床时感觉舒适，无持续的疲劳感和其他不适感。

（4）训练实施：①准备活动：即让肌肉、关节韧带和心血管系统逐步适应训练期的运动应激。一般采用医疗体操、太极拳等，也可附加小强度步行。②训练活动：指达到目标训练强度的活动，中低强度训练的主要机制是外周适应作用，高强度训练的机制是中心训练效应。③结束活动：即让高度兴奋的心血管应激逐步较低，适应运动停止后血流动力学改变。运动方式可以与训练方式相同，但强度逐步减小。充分的准备与结束活动是防止训练意外的重要环节，75%的心血管意外都发生在这两个时期，对预防运动损伤也有积极的作用。

3. 性功能康复　Ⅲ期康复应该将恢复性生活作为目标，除非病人没有需要。判断病人是否可以进行性生活的简易试验：①上二层楼试验，同时作心电监测，通常性生活心脏射血量约比安静时高50%，这和快速上二层楼的心血管反应相似。②观察病人能否完成 5~6METs 时的活动，因为采用放松体位的性生活最高能消耗 4~5METs。日常生活中看精彩球赛时的心率可能会超过性生活。在恢复性生活前应该经过充分的康复训练，并得到经治医师的认可，应该教育病人采用放松姿势和方式，避免大量进食后进行。必要时在开始恢复性生活时进行心电监测，准备好应急药品。

四、康复教育

1. 冠心病防治教育　冠心病属于发病率高的不可逆性疾病，病人的二级预防为恢复期的防治重点。可从饮食、锻炼、用药、危险因素控制等进行综合性的防治，尤其对已发生冠心病的病人而言，预防的目的就是改善症状，防止进展、复发。

2. 改变生活方式

（1）合理膳食：宜摄入低热量、低脂、低胆固醇、低盐饮食，多食蔬菜、水果和粗纤维食物，如芹菜、糙米等，避免暴饮暴食，注意少量多餐。

（2）控制体重：在饮食治疗基础上，结合运动和行为治疗等综合治疗。

（3）适当运动：运动方式应以有氧运动为主，运动时间和强度因病情和个体差异而不同，必要时需要在监测下进行。

（4）戒烟，少饮酒。

（5）减轻精神压力：改变急躁易怒的性格，保持平和心态，可采取放松技术或与他人交流的方式缓解压力。养成良好的生活习惯，起居要有规律，保证充足睡眠，科学安排时间，注意劳逸结合，不要过于劳累，以免加重病情。

（6）保持大便通畅，大便时切忌过度用力。

3. 避免诱发因素　过劳、情绪激动、饱餐、寒冷刺激等都是心绞痛发作的诱因，应注意尽量避免。病人需要了解个人能力的限度，应定期检查和修正运动处方，避免过度训练。

4. 注意事项指导　包括寒冷和炎热气候要相对降低运动量和运动强度，避免在阳光下的炎热气温时剧烈运动，理想环境：温度 4~28℃，风速 <7m/s；穿宽松、舒适、透气的衣服和鞋子；上坡时要减慢速度；饭后不做剧烈运动；感冒或发热症状消失 2 日以上再恢复运动。训练必须要持之以恒，如间隔 4~7 日以上，开始运动时宜降低运动强度。

5. 用药注意事项指导　病人出院后遵医嘱服药，不擅自增减药量，自我监测药物不良反应；告知硝酸甘油使用注意事项，如随身携带，避光保存；药瓶开封后每 6 个月更换 1 次，以确保疗效；如发生心绞痛立即舌下含服硝酸甘油，最多可连服 3 次；服用后应取坐位或卧位；若服用 3 次仍无效则高度怀疑心肌梗死，应立即送到医院就诊；硝酸甘油不要酒、咖啡、浓茶同时服用。

6. 复查　告知病人到医院定期复查心电图、血糖、血脂等。

7. 性生活指导　提供给病人有关性生活方面的指导。

（王文丽　杨思思）

第十章 其他疾病病人康复护理

第一节 糖尿病的康复护理

一、概述

1. 定义 糖尿病（diabetes mellitus, DM）是在遗传和环境因素相互作用下，因体内胰岛素分泌相对或绝对不足，以及靶组织细胞对胰岛素敏感性降低，导致血糖过高，出现糖尿，进而引起蛋白质和脂肪代谢紊乱的一组临床综合征，是多种病因引起的以慢性高血糖为特征的代谢紊乱。

2. 分类 根据 1997 年 WHO 对糖尿病分型和诊断的建议，按病因把糖尿病分为 4 种类型，即 1 型糖尿病（有两个亚型）、2 型糖尿病、其他特殊类型糖尿病（有 8 个亚型）和妊娠期糖尿病，其中以 1 型和 2 型糖尿病为主，后者占糖尿病的 85% 左右。

二、康复护理评估

1. 评估糖尿病慢性病变的情况 主要包括眼部并发症、糖尿病肾病、糖尿病多发性神经病变、糖尿病足等。

（1）糖尿病眼部并发症：以糖尿病视网膜病变最为常见，是主要的致盲眼病，糖尿病病人致盲率是普通人群的 25 倍。

（2）糖尿病肾病：尿微量蛋白排泄率是诊断早期糖尿病肾病的重要指标，也是判断其预后的重要指标。

（3）糖尿病多发性神经病变：糖尿病对中枢和周围神经均可造成损害，最常见的是糖尿病多发性神经病变。

（4）糖尿病足：①神经病变评估：应用 Semmes-Weinstein5.07（10g）的尼龙纤维丝进行检查，将尼龙丝垂直置于皮肤表面，沿着足的周边接触，整个按压尼龙丝，问病人是否有感觉，同一点重复 2 次，但至少有 1 次是假接触，如果病人能在每一处都准确地感受到尼龙丝，能正确地回答 3 个问题中的 2 个，那么病人的保护性感觉正常，否则表示异常。②血管评估：皮肤血液灌注压的测定，如踝的血流灌注可以采用标杆试验（pole-test）来评估，该方法是腿部抬高后记录超声波信号点；踝肱压力指数测定（ABI）= 踝动脉收缩压 / 肱动脉收缩压,正常值为 1.0~1.4,0.7~0.9 提示轻度缺血,0.5~0.7 为中度缺血,<0.5 为重度缺血,此时易发生下肢(趾)坏疽。③糖尿病足溃疡严重程度分级:根据美国 Texase 大学糖尿病足分级标准可为 0~3 级。0 级:有足溃疡病史,无感染、缺血;1 级:下肢表浅溃疡感染;2 级:下肢深及肌腱溃疡、缺血;3 级:坏疽影响下肢骨、关节,感染并缺血。

2. 评估病情　通过血糖、糖化血红蛋白、尿糖、胰岛素、C- 肽功能等的监测来评估糖尿病病人的病情。

(1)血糖:血糖升高是目前诊断糖尿病的主要依据,血糖测定是判断糖尿病病情和控制情况的主要指标。

(2)糖化血红蛋白(HbAlc):红细胞在血液循环中的寿命约为 120 日,所以,HbAlc 测定可反映取血前 8~12 周血糖的总水平,为糖尿病监测的重要指标之一,同时也是评价血糖控制方案的"金标准"。

(3)其他检查:包括尿糖测定、胰岛素测定、C- 肽测定。

3. 通过 X 线检查来评估肢端有无骨质疏松、骨髓炎、骨关节病变等。

三、康复护理措施

1. 胰岛素治疗病人的护理　①注射部位:一般选择上臂外观、臀部外侧、腹部及大腿前外侧等。②注射方法:采取皮下注射法,定期轮换注射部位,可使胰岛素吸收较好。③注意事项:遵医嘱严格执行给药时间、剂量,并观察用药后反应,防止低血糖休克;储存胰岛素时要避免日晒,未开封的胰岛素放在 2~8℃冷藏室储存,已开封的胰岛素在室温 25℃以下最多可保存 28 日;使用前检查药液是否浑浊;两种胰岛素混合使用时,应先抽吸短效胰岛素,后抽吸长效胰岛素,以保持短效胰岛素的速效特性;注射胰岛素后避免过多活动,尤其是病情不稳定时,对体力活动特别敏感,日常活动后就可能出现低血糖。

2. 药物不良反应护理

(1)低血糖:为防止药源性低血糖的发生,宜饭前服用降糖药,不能在睡前服。在食欲减退、进食量少、胃肠道疾病导致胃肠吸收减少时,相应地减少胰岛素剂量。一旦发生低血糖反应,立即口服或静脉注射葡萄糖,并观察有无复发症状。

(2)胃肠道反应:可将药物与饭同服,从小剂量开始,并加服抗酸剂,以减轻或防止胃肠道反应。恶心、呕吐者,可给予维生素 B₆、甲氧氯普胺等药物对症处理。

(3)过敏反应:注射部位发痒、红斑、皮下结节,通常是自限性的,继续应用胰岛素治疗可自行消失,必要时可用抗组胺药缓解。

（4）黎明现象：即使用胰岛素治疗的病人在夜间血糖控制尚可，无低血糖的情况，清晨 3 时 ~9 时黎明时分，由于各种激素间不平衡分泌所引起的一种高血糖状态。必要时增加胰岛素用量或睡前加长效胰岛素可改善。

3. 并发症的康复护理

（1）糖尿病足：一般采取综合康复护理措施。

1）加强足部卫生：所有糖尿病病人，尤其是足部溃疡的高危人群，应注意足部清洁和卫生。温水洗脚时应用 37~38℃ 的温水浸泡，之后用柔软吸水性强的毛巾将脚擦干，尤其是趾间，同时注意足部保暖。

2）减轻足部压力：使用治疗性鞋袜，糖尿病病人穿鞋要柔软舒适，鞋尖有足够的空间让足趾活动，鞋内避免有粗糙的接线和缝口。根据足部畸形情况和病人的活动水平设计开放型运动鞋或特制的矫正鞋。定期修理趾甲，趾甲长度应与趾间平行，太短易损伤甲沟造成继发感染。

3）每日足部检查：检查足部皮肤有无各种损伤、皲裂、水泡、脚癣、鸡眼等；观察足部皮肤温度、颜色及趾甲、足背动脉搏动和皮肤感觉有无异常。

4）戒烟、戒酒，禁用刺激性药物，如苯酚等。

5）运动治疗：病人可作患肢伸直抬高运动、踝关节伸屈运动、足趾运动，足部保护性感觉丧失的病人可推荐游泳、骑自行车、划船、坐式运动及手臂的锻炼，禁忌长时间行走、跑步和爬楼梯。

6）局部治疗：可用锐器清创、酶或化学制剂清创、敷料包扎、局部用药和皮肤移植等。足深部感染时，需住院治疗，包括应用广谱抗生素、切开排脓甚至实行截肢术等。

7）物理治疗：主要用于控制感染，增加血供和促进溃疡面肉芽组织生长。常使用的有运动疗法、超短波、红外线、气血循环仪、漩涡浴及高压氧治疗。

8）作业治疗：可以改善糖尿病足病人的步行功能。运动方式可根据病人兴趣爱好及运动能力来选择，可参加游泳、踢球、跳绳、舞蹈等娱乐性运动训练，以提高他们对运动的积极性。强度以 50%~60% 最高心率为宜，运动时间从 20 分钟开始，每周运动 3~4 次，随着运动能力的提高逐渐增加运动时间和运动次数，做到每次适度运动。

9）其他治疗：包括控制血糖、抗感染、营养支持及更换创面敷料等，晚期可以考虑血管重建、皮肤移植等，经上述治疗无效且严重缺血坏死的肢体可以考虑截肢。

（2）感染：糖尿病病人常见感染类型有泌尿系感染、肺炎、结核病、胆道感染、皮肤及软组织感染、外耳炎和口腔感染。

1）泌尿系感染：常见，有时可导致严重的并发症，如严重的肾盂肾炎、肾及肾周脓肿、肾乳头坏死和败血症。常见致病菌是大肠杆菌及克雷伯杆菌。

2）呼吸道感染：肺炎常见致病菌包括葡萄球菌、链球菌及革兰阴性菌。糖尿病是肺炎球菌感染致菌血症的高风险人群。毛霉菌病及曲霉病等呼吸道真菌感染亦多见于糖尿病病人。糖尿病病人发生院内菌血症的风险很高，病死率高达 50%。

3）结核：糖尿病病人结核的发生率显著高于非糖尿病病人，并且多见非典型的影像学表现。

4）其他感染：皮肤葡萄球菌感染是糖尿病病人的常见感染之一，多见于下肢。足部溃疡的常见致病菌包括葡萄球菌、链球菌、革兰阴性菌及厌氧菌。糖尿病病人中牙周炎的发生率增加，易导致牙齿松动。外耳炎常见，但常被忽略。

（3）酮症酸中毒的护理：①病情观察：在原有糖尿病基础上出现显著乏力、极度口渴、食欲减退、恶心、呕吐、头痛、烦躁、嗜睡、呼吸深快、呼出有烂苹果气味时提示酮症酸中毒；严密观察和记录病人神志、瞳孔、呼吸、血压、脉搏等变化，观察病人皮肤黏膜及眼球凹陷情况，准确记录尿量及出入量。监测并记录血糖、尿糖、血酮、尿酮水平及动脉血气分析和电解质变化，注意有无水、电解质紊乱及酸碱平衡失调。②急救护理：立即建立静脉通道，确保液体和胰岛素的输入。绝对卧床休息，注意保暖。③保持呼吸道通畅：持续低流量氧气吸入。呼吸道分泌物较多或呕吐者，头偏向一侧，及时排出分泌物或呕吐物，必要时吸引器吸出。

（4）糖尿病性视网膜病变：早期采用控制饮食、口服降糖药物、注射胰岛素及适当运动等措施控制糖尿病，是预防、延缓或减轻糖尿病性视网膜病变的重要的措施。同时应积极治疗高血压。确诊糖尿病后要全面定期检查眼底，特别是已有视网膜病变者。

（5）其他并发症的康复护理：①糖尿病肾病：在糖尿病肾病的早期阶段通过严格控制血糖和血压防止或延缓糖尿病肾病的发展。糖尿病肾病病人应合理控制体重；进优质蛋白的糖尿病饮食；戒烟；适当运动；控制血糖、血压；纠正血脂紊乱；控制蛋白尿；肾衰竭者需尽早透析或移植治疗。②糖尿病冠心病的康复护理：具体参考第九章第二节。③糖尿病周围神经病变护理：具体参考第七章第五节。

四、康复教育

1. 用药指导　根据病人病情选用一种或两种药物联合治疗，指导病人掌握口服降糖药的应用方法和不良反应的观察；向病人讲解胰岛素的名称、剂量、给药的方法和时间，指导病人掌握正确的注射方法、观察不良反应和处理低血糖。

2. 饮食指导　病人掌握饮食治疗的具体要求,限盐、忌酒、戒烟,并按照生理需要定出总热量和均衡的营养成分,定时,定量,定餐,以促进胰岛功能的恢复。

3. 运动锻炼　使病人了解运动的重要性,掌握运动治疗的具体方法和注意事项。指导病人选择中等或中等偏低强度的有氧运动(或称耐力运动)如步行、慢跑、游泳、登楼、自行车、原地跑或有氧体操等。运动时间以 20~30 分钟为宜,运动频率以每日 1 次或每周 3~4 次为宜。运动时随身携带病情卡片和甜食,以备急需。如果出现头晕、心悸等症状,应马上终止运动。

4. 自我监测指导病人一般每 2~3 月复查 HbA1c,每年全身检查 1 次,以便尽早防治慢性并发症。

5. 并发症预防　养成良好的卫生习惯,规律生活,熟悉酮症酸中毒及高渗性昏迷等并发症的诱因、主要临床表现及应急处理措施。指导病人掌握糖尿病足的预防和护理知识。

6. 心理指导　指导病人正确处理疾病所致的生活压力,解除病人和家属的思想负担,树立战胜糖尿病的信心。

第二节　阿尔茨海默病的康复护理

一、概述

1. 定义　阿尔茨海默病(Alzheimer's disease, AD),是一种起病隐匿,病因不明的大脑退行性病变,老年人常见。AD 是一种持续性、进行性的多个智能障碍临床综合征,包括记忆、语言、视空间能力、应用、辨认、执行功能及计算力等认知功能损害,而且在智能衰退过程中可伴发情感或行为学症状,这些功能障碍会导致病人日常生活、社会交往和工作能力明显减退,并出现人格和行为改变。

2. 主要功能障碍

(1)记忆损害:主要为学习新信息能力缺陷,不能准确回忆以前学会的东西,病人表现出遗忘、行为重复、容易错放物品等。

(2)执行功能障碍:首先是计算困难,此后逐渐发展为理解能力受损、判断力差、概括能力丧失、组织和制订策略困难。

(3)语言功能障碍:表现为经皮质感觉性失语,言语流畅但命名障碍或重复、听理解力受损等。病人虽然能够大声朗读,但对所阅读的东西理解有限,交流时病人往往很难找到合适词汇,有时词不达意。

（4）视空间障碍：病人出现视空间障碍最明显的就是在日常生活中分不清衣服的上下左右，如把衣服、裤子反着穿，甚至可以把衣服袖子当成裤腿，把裤腿当成袖子，以上这些症状如果成为常态，会给家属带来很多困惑。尤其令人头痛的是视空间障碍会让老人失去方向感，一出门就找不到回家的路怎么走，以致老人迷路丢失的情况时有发生。

二、康复护理评估

1. 利用简易精神状态检查（mini-mental state examination, MMSE）对病人进行痴呆筛查。

2. 利用韦氏记忆量表（Wechsler memory scale, WMS）对病人记忆进行测验。

3. 评估病人听觉注意、视觉注意和声辨认。

（1）视觉注意：包括视跟踪、形态辨认以及删字母测试。①视跟踪：要求病人目光跟随光源做左、右、上、下移动。每个方向记1分，正常为4分。②形态辨认：要求病人临摹画出垂线、圆形、正方形和A字各1图。每项记1分，正常为4分。③删字母测试：要求病人用铅笔以最快速度划去字母列中的C和E（试测字母大小应按规格）。100秒内划错多于1个为注意有缺陷。

（2）听觉注意：包括听认字母测试、背诵数字以及词辨认。①听认字母测试：在60秒内以每秒1个的速度念无规则排列的字母给病人听，其中有10个为指定的同一字母，要求病人听到此字母时举手，举手10次为正常。②背诵数字：以每秒1个的速度念一列数字给病人听，念完后要求病人立即背诵。从两位数开始至不能背诵为止，背诵少于5位数为不正常。③词辨认：向病人放送1段短文录音，其中有10个为指定的同一词，要求病人听到此词时举手，举手10次为正常。

（3）声辨认：包括声音辨认和在杂音中辨认词。

4. 评估病人有无失认症和失用症。

三、康复护理措施

1. 记忆功能训练活动　护士及病人家属要经常与阿尔茨海默病病人进行回忆交流。当病人由衷地回忆起往事时，他们的心情变得愉悦，语言也会变得较流畅，医护人员能够取得病人的信任，同时也能改善病人的记忆状况。临床上常用的记忆训练方法很多，重点介绍以下几种：

（1）视觉记忆：先将3~5张绘有日常生活中熟悉物品的图片卡放在病人面前，给病人5秒钟的时间记忆卡片上的内容，看后将卡片回收，请病人叙述卡片上物品的名称,反复数次,加深病人的记忆。根据病人痴呆程度,降低或者提高记忆训练难度,减少或增加图片数量。

（2）地图作业:在病人面前放 1 张大的、上有街道和建筑物而无文字标明的城市地图,告诉病人先由护士用手指从某处出发,沿其中街道走到某一点停住,让病人将手指放在护士手指停住处,从该处找回到出发点,反复 10 次,连续两日无错误,再增加难度,如设置更长的路程、绕弯更多等。

（3）彩色积木块排列:用 6 块 2.5cm×2.5cm×2.5cm 的不同颜色的积木块和 1 块秒表,以每 3 秒 1 块的速度向病人展示积木块,展示完毕,让病人按护士所展示的次序展示积木块,正确的记"+",不正确的记"-",反复 10 次,连续两日均 10 次完全正确时,加大难度进行,如增多木块数或缩短展示时间等。

（4）缅怀治疗:随着痴呆病人的近期记忆衰退,加上病人在判断能力、语言、思维、运算及理解能力方面的减退,病人会渐渐与现实脱节,以致与人沟通障碍。缅怀治疗是利用病人所拥有的记忆作媒介,去鼓励病人与人沟通及交往。由于远期记忆是一些实在材料,病人可以在没有压力的情况下抒发自己的情感。缅怀治疗可用不同形式进行,包括个别回想、与人面谈、小组分享、展览、话剧及老幼共聚等。

2. 注意力训练

（1）平衡功能测评训练仪:利用平衡功能训练仪加强认知注意力训练,通过监视屏向病人提供身体重心变化,利用视觉和听觉反馈信息来实现对身体重心的控制,训练项目中蕴涵了注意、记忆、知觉等方面内容,病人通过前后左右方向上的重心摆动及主动调整注意力进行训练。在认知注意力训练中包含了五大注意基本特征的训练:注意广度、注意维持和警觉、注意选择、注意转移、注意分配。

（2）时间感训练:给病人一块秒表,让病人按护士口令启动并于 10 秒内由病人自动停止它。然后将时间由 10 秒逐步延长至 1 分钟,当误差小于 1~2 秒时改为不让病人看表,启动后让病人心算到 10 秒时停止,然后将时间延长,到 2 分钟时停止。每 10 秒误差应不超过 1.5 秒,即 30 秒时允许范围为 30 秒±（3×1.5）秒。当误差不超过允许范围时再改为一边与病人交谈一边让病人进行同上训练,让病人尽量控制自己注意力不被交谈分散。

3. 解决问题能力训练　解决问题的能力涉及推理、分析、综合、比较、抽象、概括等多种认知过程的能力。简易的训练方法,如物品分类:给病人一张列有 30 项物品名称的清单,要求病人按照物品的共性进行分类,如家具、食物、衣服等类别。如果病人有困难,可给予适当帮助。训练成功后,可增加分类的难度,如将食物细分为植物、动物、奶类、豆制品等。

4. 定向能力训练　老年人一般都有脱离环境接触的倾向,而且由于病理原因致使部分大脑停止活动。因此,应该经常予以刺激,反复进行环境的定向练习。将病人置于人群集体之中,通过加强接触而减少其孤独的感觉,最终可能使失用的神经通路再次促通。

5. 失认症训练

（1）触觉失认训练:包括刺激增强 - 衰减法和暗箱法。

1）刺激增强 - 衰减法:先让病人看着物体,用健手触摸,再用双手触摸,最后用患手触摸。反复多次后,闭目进行。

2）暗箱法:可将多种物体放入一个暗箱中,让病人按指令找出正确的物体,或让病人看图片在暗箱中找出相应的物体。

（2）听觉失认训练:根据检查出的类型,针对性训练,可在放录音的同时展示相应内容字卡或图片,例如听狗叫时看狗的图片或字卡等。

（3）视觉失认训练:包括颜色失认、物品失认、形状失认、面容失认和视空间失认训练。

1）颜色失认:提供各种色板让病人配对,或提供各种物体的轮廓图,让病人填上正确的颜色。

2）物品失认:可将多种物品放在一起,其中有相同的物品,护士先拿出一个,让病人拿出相应的另一个,同时告诉病人该物品的名称、作用等。

3）形状失认:可用各种图形的拼版拼出图案,让病人模仿复制,或要求病人按图纸拼出图案。

4）面容失认:护士及其家属可拿知名人物或熟悉人物（如家人、挚友等）的照片让病人辨认,或将照片和写好的名字让其配对。

5）视空间失认:包括二维法和三维法。①二维法:让病人在地图上找出本省、本市位置,从本市的地图中查找曾经去过或熟悉的地方的位置或路线。或让病人在地图上用手指指出从某处出发到某处终止,再令其手指停放于终止处,原路找回出发点;②三维法:让病人从重叠图中找出是何种物品重叠在一起。或让其从白纸上拿出白毛巾;穿衣服时找出袖子、衣领、扣子、扣眼等;在一堆衣服中辨别出哪件是长袖的,哪件是短袖的等。

（4）一侧空间失认训练（单侧忽略）:如果病人存在患侧忽略现象,护士及家属在日常生活中应给予及时的提醒。具体方法如下:①对忽略侧经常提供触摸、拍打、挤压、擦刷或冰刺激等感觉刺激。②将病人急需的物品故意放在其忽略侧,让病人用另一只手越过中线取它,反复进行训练。③在忽略侧内用移动的颜色鲜艳的物体或手电筒光提醒病人对该侧的注意。④阅读时为避免读漏,可在忽略侧的极端放置颜色鲜艳的规尺,或让病人用手摸着书的边缘,从边缘处开始阅读。⑤各项训练及活动尽可能地在其患侧进行,使病人更多地向患侧转头或转动眼睛,增强对患侧的注意力。

（5）身体失认训练:包括以下几种训练方法:①刺激病人身体的某一部位,让他说出其名称;②说出病人身体名称时让他指出其部位;③让病人先指出护士身体的某一部位,然后指出他自身相应的部位;④描绘身体各部位的位置、画人的轮廓、组装小型的人体模型、拼配人体和面部的拼版玩具等。

6. 失用症训练

（1）意念性失用:这类病人在训练时,护士应该遵循从易到难、从简单到复杂的原则。护士可选择一些在日常生活中常见的,由一系列分解动作组成的完整动作来进行训练,如泡茶后喝茶、洗菜后切菜等。由于次序混乱,护士除将分解动作分开训练以外,还要对一个步骤后的下一个步骤给予提醒。

（2）意念运动性失用:训练这类病人时,护士的口令应尽可能简短明确,清晰缓慢。护士可边说边结合动作让病人模仿,如病人不能模仿,把实物放在他面前或手中。可先从面部动作开始,如轻咳、用鼻子吸气、闭眼、皱眉、吹蜡烛、鼓腮、伸舌、微笑等,肢体动作可包括招手再见、握手、敬礼、点头、摇头、刷牙等。

（3）运动性失用:这类病人进行训练时,护士要给予大量暗示、提醒或手把手地教病人做。症状改善后可减少暗示和提醒并加入复杂的动作。

（4）结构性失用:护士可先给病人示范画图或拼搭积木,让病人复制,遵循从易到难、从平面到立体的原则,起初给予较多的提醒和暗示,待有进步后再逐步减少提醒和暗示的数量,并增加作业难度。

（5）穿衣失用:护士最好在上衣、裤子上作明显的记号并标出左右,在领口、袖口处贴上颜色鲜艳的标签以便病人易于找到。病人穿衣时,护士可在旁暗示、提醒,甚至一步步地用言语指示同时用手教病人进行,症状有改善后再逐渐减少帮助,直到能自己独立穿衣为止。

（6）步行失用:护士可给病人预备一根"L"形的拐杖。当病人不能迈步时,将拐杖的水平部横在足前,形成障碍诱发迈步。开始行走后,可用喊口令配合行走,鼓励病人摆动手臂以帮助行走。

四、康复教育

1. 专家指导,定期随诊　需要有康复医师指导,建立家庭病房,由医师定期上门服务,送医送药,进行定期检查随访。

2. 注意饮食均衡　摄取食物纤维、蛋白质、维生素和矿物质。常吃富含胆碱的食物,如豆类及其制品、蛋类、花生、核桃、鱼、瘦肉等;富含维生素 B 的食物,如贝类、海带等。饮食需注意低盐、低动物性脂肪、低糖,注意降低血脂,减少动脉硬化,降低血管性痴呆的发生率。

3. 加强心理护理　督促病人自己料理好生活、积极参加社会活动。开展社会心理治疗,与病人和家属建立良好合作关系,对病人的诊断、痴呆严重程度、精神症状、躯体健康状况及药物治疗情况进行详细评价。通过社会心理治疗尽可能维持病人认知和社会生活功能,同时保证病人安全和舒适。

4. 劳逸结合　鼓励病人做一些轻柔的活动,勤动脑,劳逸结合,循序渐进地进行锻炼。经常让病人听广播,看报纸,每日可安排一定时间看电视。退休后应鼓励老人培养适宜的兴趣爱好,如通过上老年大学,学习画画、器乐等其感兴趣的技能,让头脑得到锻炼的机会,保持大脑灵活性,增强与人交往的能力,树立战胜疾病的信心,提高生活质量。

5. 家庭积极参与　医护人员要与病人家庭保持密切联系,教会家庭照顾者照顾时注意以下原则:①回答病人问题时,语言要简明扼要,以免病人迷惑。②病人生气和发怒时不必与其争执。③如果病人吵闹,应冷静坚定地予以劝阻。④不要经常变换对待病人的方式。⑤功能明显减退或出现症状时应及时找医生诊治。⑥尽可能提供有利于病人定向和记忆的提示或线索,如日历、使用物品标注名称,厕所、卧室给予适当的图示。此外,还可向家属或照料者讲解一些处理行为问题的心理学方法和技巧。

第三节　骨质疏松症的预防与护理

一、概述

1. 定义　骨质疏松症(osteoporosis,OP)是一种以骨量减少和骨强度降低为特征,导致骨骼脆性增加和使病人骨折危险性增高的全身性骨代谢疾病。多见于绝经后妇女和老年男性。临床表现为疼痛不适、脊柱变形、骨折、压痛、步态异常及呼吸系统障碍。

2. 主要功能障碍

(1)负重能力下降:多数骨质疏松症病人表现为负重能力下降,甚至不能负担自己的体重。

(2)躯干活动受限:表现为不能翻身、侧转及仰卧位从床上坐起。

(3)站立及行走受限:表现为久行久站后腰背部和下肢负重关节疼痛而导致站立与行走异常。

(4)日常生活活动或职业活动能力受限:由于骨质疏松症病人常有全

身乏力、体力下降、精力不足等表现,从而导致其持续进行日常生活活动、社交活动或职业活动的能力下降,其骨质疏松症的程度不同对活动能力的影响不同。

（5）呼吸系统障碍:严重骨质疏松症导致长期卧床,胸腰椎压缩性骨折导致脊椎后弯、胸廓畸形,使肺活量和最大换气量减少,小叶型肺气肿发病率增加。

（6）心理障碍:由于长期的骨痛和反复的就医治疗可能导致心理的改变。

二、康复护理评估

1. 评估病人骨痛分级。

2. 评估病人腰背肌和腹肌肌力。

3. 评估病人背肌耐力、腹肌耐力、小腿三头肌耐力、股四头肌耐力等。

4. 多采用 Berg 平衡量表（Berg balance scale, BBS）来评估坐位和站立位的基本功能活动。通过平衡功能评估对跌倒的风险进行预测应是骨质疏松症病人必查的项目。

5. 评估病人步态及 ADL。

6. 评估病人骨强度和骨密度情况,骨密度测定检测方法主要有以下几种:①骨密度:仅能反映大约 70% 的骨强度。②定量超声测量:该方法经济、方便、适用于筛查,尤其适用于妇女和儿童,对诊断骨质疏松症及预测骨折风险有参考价值。③X 线摄片法:对骨质疏松症所致骨折进行定性和定位诊断的一种比较好的方法。

7. 通过实验室检查了解病人骨质疏松情况及有无骨转移形成指标:①血、尿常规,肝、肾功能,血糖、钙、碱性磷酸酶、性激素和甲状旁腺激素等。②骨形成指标如血清碱性磷酸酶、骨钙素、骨源性碱性磷酸酶等。

三、康复护理措施

1. 饮食调理　饮食需均衡,适量进食蛋白质及含钙丰富的食物、蔬菜和水果,如牛奶、鱼、豆制品。水果以橙、西柚为佳,因其含有丰富维生素 C,有助于骨骼健康。

2. 正确姿势　有意识持续地保持良好的姿势,如正确卧位和坐位。

3. 安全措施　跌倒是病人骨折及软组织创伤的主要因素,注意室内和户外安全。

4. 运动指导　指导病人进行肌力锻炼、有氧运动等。

（1）增加肌力和耐力的方法:握力锻炼或上肢外展等长收缩,用于防治肱、桡骨的骨质疏松;下肢后伸等长运动则用于防治股骨近端的骨质疏松;每次 10 分钟（握力锻炼每次 30 分钟），每日 1~2 次。

（2）有氧运动：以慢跑和步行为主要方法，每日慢跑或步行 2000~5000m，防治下肢及脊柱的骨质疏松。

5. 用药护理　钙剂的服用对骨质疏松症的治疗非常重要，但是否需补钙应根据身体状况来定，最好先做一些检查，包括血液中钙、磷、镁的水平，骨密度、肾功能等。口服钙剂容易形成尿结石，应告之病人多饮水。过度补钙还可引起高血钙、心动过速、血压增高、肾功能下降等，应定期监测血钙浓度。补钙的同时还应有维生素 D 的参与，以促进钙的吸收。

6. 理疗　物理治疗对骨质疏松引起的疼痛、麻木和骨折有一定疗效。

（1）消炎止痛功效的物理因子治疗：如低频及中频电疗法、电磁波及磁疗法、按摩疗法、无热剂量的超短波、脉冲超短波及脉冲短波疗法、无热剂量微波、分微波疗法等。

（2）促进骨折愈合类的物理因子治疗：采用温热疗法、光疗法、超声波疗法、离子导入疗法及磁疗法。

四、康复教育

1. 减少或消除危险因素

（1）了解包括种族、年龄、女性绝经、母系家族史等不可控制的因素。

（2）积极减少或消除可以控制的因素，避免嗜烟和酗酒；少喝咖啡和碳酸饮料；增加体力活动；适当补充钙和维生素 D；多晒太阳以促进维生素 D 的合成；防治影响骨代谢的疾病；限制影响骨代谢药物的应用等。

2. 健康的生活方式

（1）注意合理营养：应多食蛋白质及含钙丰富的食物，如牛奶、豆制品、蔬菜和水果。钙是提高骨峰值和防治骨质疏松症的重要营养素，WHO 指出钙剂是骨质疏松症的膳食补充剂，补钙是基本措施。

（2）坚持体育锻炼。

3. 预防骨折

（1）对骨质疏松已发生过脆性骨折者，应接受抗骨质疏松症的药物治疗。

（2）采取防止跌倒的各种措施，加强自身和环境的保护意识，注意室内环境的安全性，减少滑倒的机会。

（3）运动不要过量，防止骨折。

第四节　肿瘤的康复护理

一、概述

1. 定义　肿瘤（tumor）是人体正常细胞在不同的始动与促进因素长期作用下,产生过度增殖或异常分化所形成的新生物。它不受生理调节,破坏正常组织与器官。

2. 主要功能障碍　肿瘤引起的功能障碍可以归纳为原发性和继发性两类。

（1）肿瘤所涉及脏器本身的原发性功能障碍:如肺癌引起呼吸功能障碍,骨癌和软组织癌引起骨关节功能障碍。

（2）肿瘤本身造成的继发性功能障碍:如严重疼痛、恐惧和脏器功能障碍导致躯体活动减少,引起骨关节功能障碍、肌肉萎缩和心肺功能减退。多数癌症还会造成食欲减退、营养障碍及皮肤损害等。

（3）肿瘤治疗引起的继发性功能障碍:手术治疗可以造成脏器或肢体残损,放射治疗可以造成局部组织损害和全身放射性损害,化疗可以造成血液系统障碍和食欲下降及全身抵抗力下降、营养不良等。

（4）心理障碍所造成的继发性功能障碍:恶性肿瘤病人从疑诊时就可能开始出现震惊、恐惧、否认、淡漠、抑郁等心理问题。病情恶化、放疗后出现严重不良反应或发生截肢、无喉、颌面缺损毁容等严重残疾时,病人心理状况可能随之出现明显波动和恶化,从而造成各种日常生活活动能力和工作能力的降低或丧失。

二、康复护理评估

1. 疼痛评估

（1）常用方法为视觉模拟法（VAS 划线法）及数字分级法（NRS）。

（2）根据病人应用镇痛药的情况将癌症分为 5 级（表 10-1）。

2. 评估病人躯体功能状况　肿瘤所引起的功能障碍是根据其侵犯的部位不同而影响其不同部位的功能,如肉瘤导致骨关节破坏和疼痛、脊髓肿瘤导致下肢瘫痪;癌症所导致的继发性功能障碍,如癌症对体质的消耗所引起营养不良、贫血;癌症治疗所致的功能障碍,如手术、放疗及化疗损伤等。

3. 评估病人对疾病的反应,采取的态度和认识程度,以及家庭和社会支持系统情况。

4. 评估肿瘤病人日常生活活动能力、皮肤、营养、社区环境、生活质量等评估。

表 10-1　癌症评估标准

级别	应用镇痛药情况
0级	不痛
1级	需非麻醉性镇痛药
2级	需口服麻醉剂
3级	需口服与(或)肌内注射麻醉剂
4级	需静脉注射麻醉剂

三、康复护理措施

1. 饮食护理　常见的肿瘤膳食疗法原则为少渣、易消化、富含维生素及蛋白质,如肉类、鱼类、蛋、乳、豆制品及水果蔬菜等,忌食生冷、油腻、辛辣等刺激性食物。对吞咽和咀嚼功能障碍及造瘘的病人,应采用流质混合奶、匀浆饮食;对有进食困难者可酌情给予静脉高营养治疗。放射治疗后,一般应给予少油、清淡、高蛋白、高热量、高维生素、多铁无刺激食物,禁烟酒。对放疗后饮食无味或有口腔黏膜反应者,应鼓励其进食,少食多餐;口腔反应严重者给予半流质饮食,鼓励其多饮水。

2. 药物护理　注意药物质量检查和用药的途径、方法、剂量、时间、配伍禁忌、瓶签保护、有效期等。了解药物的药理及毒副作用,并在用药前对病人做出解释,通过解释使病人认识到恶性肿瘤的治疗是长期的、综合性的,即使手术也需要配合药物治疗,才能使体内的肿瘤组织最大程度地消灭。

3. 疼痛护理　必要时使用止痛药物,止痛药使用过程中应注意药物的不良反应、耐药性及停药反应等。进行耐力锻炼,可增加体内啡肽的含量,改善情绪,从而起到缓解疼痛的作用。

4. 防止肢体水肿　①最常用的方法为抬高患肢高于心脏平面的位置,以利于静脉回流,减轻水肿。②向心性按摩对减轻水肿有积极作用,但手法要轻柔。③水肿长期治疗的重要措施是加压服、加压袖、加压袜的使用。④避免在水肿部位进行静脉注射,采用低钠饮食。

5. 皮肤护理　放、化疗后皮肤反应主要表现为皮肤出现红疹、皮肤干燥或湿性脱屑及溃疡坏死皮炎。①化疗后的皮肤除保持局部清洁,还应涂甘油、炉甘石洗剂、鱼肝油、尿素脂等对皮肤瘙痒有预防作用。②放疗后的皮肤应保持清洁,避免刺激,干性皮肤可涂 0.2% 薄荷淀粉或羊毛脂止痒。③湿性皮肤采用暴露方法,涂氢地油,避免合并感染。

6. 骨髓抑制护理　①严格无菌技术操作:观察病人体温变化,预防继发性感染,每周复查血常规,当白细胞低于 $3.0 \times 10^9/L$、血小板低于 $80 \times 10^9/L$ 时需暂停用化疗药,给予升血药物并加强营养。②血小板减少病人的护理:重点观察病人出血倾向,有无牙龈出血、鼻出血、瘀斑以及血尿、血便等内出血。保持室内适宜温湿度,防止鼻黏膜、口唇部干裂。避免刺激性食物,防止消化道出血。

7. 免疫功能低下护理　多数抗肿瘤药物对机体免疫系统都有不同程度的抑制作用,使病人易并发感染、出血或出现皮疹等,要注意观察病情,特别观察会阴部、阴道及其他易发生感染的部位。临床上常用 1∶5000 高锰酸钾溶液坐浴治疗和预防会阴部或阴道感染。

8. 对肝、肾、心肺的护理　应用对肝、肾、心有损害的化疗药物时,护理上应注意密切观察病情变化。具体如下:①对肝有损害的药物:要注意观察肝功能指标,有无发热、黄疸等。协助进行保肝治疗,给予高蛋白、高糖、高维生素、低盐、低脂饮食。②对肾脏有损害的药物:护理上应注意严格记录 24 小时出入量,观察有无肢体水肿的症状和体征出现。③对心肺有损害的药物:护理上要注意可能出现心律失常、心肺功能不全等,有充血性心力衰竭者应取坐位或半卧位,限制液体摄入量,给予低盐饮食。

9. 恶性肿瘤康复护理　肿瘤本身以及肿瘤都可能造成对局部组织甚至全身的损伤,导致功能障碍与残疾,需要进行康复护理。

(1)乳腺癌术后上肢水肿的康复护理:①保持功能位:手术后置手术一侧肩于功能位,并在肘部垫 1 软枕,使其高过肩部可减轻肿胀感。术后加压包扎的病人,应注意观察患侧肢体远端的血液循环情况,及时调整绷带松紧度。②被动运动:术后 1~2 日即可行小幅度的肩关节被动运动,刚开始外展和前屈不得超过 40°,术后第 4 日起肩前屈每日增加 10° ~15°,但不能超过病人的耐受度;肩外展在切口引流条未撤除前应限制在 45°以内,撤除引流条后可逐步增加活动度。③主动运动:术后第 1 日即可进行术侧上肢的等长收缩和手指、腕的主动活动,逐步增加前臂和肘的主动运动。切口引流条撤除后逐步练习术侧上肢的日常生活活动。术后 2 周切口拆线后可逐渐增加活动范围,做上肢钟摆样运动、耸肩、旋肩运动、深呼吸运动、双臂上举运动、手指爬墙运动、护枕展翅运动,也可适当增加抗阻运动和器械运动。每日 3 次,需坚持 0.5~1 年。④保护患肢:避免在患肢测量血压、注射及采血,避免割伤、抓伤、灼伤以及蚊虫叮咬,避免使用刺激性强的清洁剂,以避免引起患肢循环受损及感染;尽量避免使用患侧肢体劳动,更不能长时间提取重物,或下甩患肢。

(2)喉癌根治术后康复及护理:喉癌根治术需全喉切除做气管造口,由气管造口呼吸。术后上呼吸道的通气途径改变,可引起病人术后失声,失去言语交流能力；根治性颈部清扫术中可能切断胸锁乳突肌和副神经（支配斜方肌），术后出现肩下垂，肩活动功能障碍。

1）气管造口康复护理：保持环境清洁、空气清新湿润、无烟尘；使用气管插管时定时清除插管内的分泌物，保持气管内清洁畅通；拔除插管后，造口前方覆盖双层清洁湿纱布，保护造口。避免刺激性食物，忌烟酒。

2）语言功能康复护理：①非言语交流：术后初期可以用文字、图画、肢体语言等非言语方式进行交流。②食管言语：喉切除病人最常用的语言康复训练是食管语言。食管语言的产生是个体将空气带入口和鼻并进入食管后，在大约环咽水平被俘获时发出的声音。气流产生压力导致食管壁的振动而产生基音，再通过腭、颊、舌、齿、唇等构音器官加工成言语。一般经 4~6 个月专门训练即可掌握。食管音的清晰度较好，但基音低，音量较小，有时因大量气体进入食管和胃，容易引起胃胀痛、呃逆。③电子喉：食管语言训练失败者可使用电子喉，使膈部气体通过发声装置而发声，再经构音器官加工成言语。④喉再造术：近年有研究以病人自身的软骨、肌肉等进行喉再造术，重建发声、呼吸、吞咽功能。

3）肩活动功能训练：局部低中频电疗、按摩、主动运动、抗阻运动。必要时用吊带牵拉或进行矫形手术。

4）形体康复：术后病人不宜穿无领或高领衣服，可穿低领衣服适当掩盖颈前造口。肩下垂者可穿垫肩衣服。

（3）肺癌术后肺功能的康复及护理：咳嗽训练和呼吸训练是肺癌术后康复护理的重要任务，其训练的目的是有利于肺扩张，改善通气功能，并有助于胸腔引流，因此被认为是术后康复的"基本功"。①术后体位：肺叶切除术后，病人取术侧侧卧位，以免限制健侧肺呼吸；全肺切除术后 2 周内只可平卧位，以免纵隔过度移位引起休克。头与躯干抬高 30°~45°，以免腹腔脏器上顶妨碍横膈活动、压迫肺下部。每小时翻身 1 次，并采取有利于呼吸道分泌物排出的体位；适时进行胸背叩拍振动，促进分泌物排出。②咳嗽技巧训练：病人术后一苏醒就应该鼓励其咳嗽。有效的咳嗽是通过正常的呼吸调节达到的，而不是靠力气或排除气体进行调节。③呼吸训练：嘱病人麻醉清醒后，每隔 2 个小时左右深呼吸 15 次，直到 48~72 小时胸腔引流管拔除为止。④下肢与全身运动：术后卧床期间经常伸屈下肢，做腿部运动，防止下肢静脉血栓形成。尽早下地活动，做呼吸操与全身体操。并进行步行、登梯等活动，以加大肺通气量。

10. 心理康复　肿瘤病人在治疗过程中，心理反应复杂而强烈，既渴望手术，又惧怕手术，顾虑重重，情绪多变。且肿瘤手术范围较大时，易影响某些部位的正常功能，会导致生活不便、功能障碍甚至形体残障等。护士应有的放矢地进行心理护理,了解病人心理和感情的变化,深入浅出地解释,耐心细致地介绍各种治疗方式的重要性、必要性、注意事项等。

四、康复教育

1. 保持心情舒畅　鼓励肿瘤病人保持乐观开朗的心境,避免不必要的情绪刺激,勇敢面对现实。

2. 加强营养指导　术后、放疗、化疗及康复期病人均衡饮食,摄入高热量、高蛋白、富含膳食纤维的各类营养素。

3. 功能锻炼　适当的运动有利于增强机体抵抗力,减少并发症的发生,指导康复期病人坚持规律功能锻炼。

4. 生活习惯　指导病人合理安排日常生活,注意休息,避免过度劳累,不吸烟,少饮酒,养成良好的生活习惯。

5. 坚持治疗　鼓励病人积极配合治疗,克服放、化疗带来的身体不适,坚持完成治疗。并根据病人和家属的理解能力,有针对性地提供化疗、放疗等方面知识的宣教。

6. 定期复查　肿瘤病人应终身随访,在手术治疗后最初 3 年内至少每 3 个月随访 1 次,继之每半年复查 1 次,5 年后每年复查 1 次。随访可早期发现复发或转移情况。

7. 动员社会支持　社会支持可满足病人的爱及归宿感的需要及自尊的需要。鼓励病人家属对病人更多的关心和照顾可提高其生活质量。

8. 不同恶性肿瘤注意事项宣教

(1)乳腺癌:指导病人定期体格检查,发现乳房肿块及时治疗;建立高维生素、高纤维素、低脂肪的饮食结构;术后尽早进行患侧上肢康复锻炼,预防上肢水肿的发生;保护患侧上肢免受损伤。

(2)喉癌:指导病人避免多说话产生疲劳,可采用其他的交流方式使喉得到休息;劳逸结合,避免刺激性食物,禁烟酒,禁止游泳,防止窒息;预防感冒等呼吸道疾病的发生;合理饮食,进食稠糊状食品,防止误咽,多吃新鲜水果蔬菜,预防便秘。

(3)肺癌:严禁吸烟,因尼古丁可导致末梢支气管痉挛,使呼吸道分泌物增加,咳嗽加重。缓慢均匀的腹式呼吸可减轻伤口疼痛,加深呼吸运动,应每日坚持锻炼。

第五节 烧伤的康复护理

一、概述

1. 定义 烧伤（burn）是指由热力导致的皮肤和其他组织的损伤。烧伤不仅有皮肤全层的损伤，也可深及肌肉、骨骼和内脏，严重者可引起一系列的全身反应，如休克、感染等，如果处理不当，会导致病人死亡。早期的康复治疗及护理介入对预防病人感染、并发症的发生、创面的恢复、减轻致残率起着至关重要的作用。

2. 主要功能障碍

（1）感觉及运动功能下降：烧伤后瘢痕形成、局部肿胀、疼痛、肌力下降、残肢畸形、肌肉挛缩等导致相应的关节活动度下降。

（2）生活自理和社会参与能力下降：烧伤后瘢痕形成导致生活自理能力的下降，以及烧伤导致自身形象紊乱不能参加正常的社交活动。

（3）心理障碍：烧伤必然带来不同程度的躯体残疾或缺陷，影响形象；同时烧伤后的疼痛给病人带来焦虑和恐惧心理。

二、康复护理评估

1. 评估病人 ADL、关节活动度、肌力、平衡、运动、感觉、肢体缺失情况。

2. 评估病人烧伤面积、深度、残余创面、瘢痕类型、瘢痕增生程度；是否借助辅助器具活动和使用压力用品及瘢痕治疗的药。

三、康复护理措施

1. 病室环境管理 床面整洁、干燥、平整，被服类每日更换；病室定时通风，通风时注意病人保暖，保持空气清新；每日对病室进行紫外线消毒 2 次，每次不少于 30 分钟；室温保持在 20~22℃、相对湿度 50%~60% 之间。

2. 饮食护理 指导病人宜选择高纤维、低脂、高维生素、高蛋白、易消化富含营养的饮食，忌食辛、辣、调味品，如酱油、姜、大蒜、八角、胡椒等，少食腌制品、快餐速食类面、粉等食物。餐间可适当给予牛奶、鸡蛋、汤类、豆浆、水果等，尽可能做到少食多餐。如遇消化道损伤或小口畸形造成进食困难的病人，可根据病情选择不同饮食种类，如流质、半流质、软食或管饲饮食等。

3. 体位护理 为了对抗瘢痕增生，防止瘢痕挛缩，减轻水肿，减少疼痛，烧伤病人应早期进行体位护理。一般采用枕头、海绵垫、支具等将肢体维持在伸展和抗重力位置。

（1）颈部烧伤：①颈前部烧伤：去枕并在肩后垫一小薄枕，使头部充分后仰，防止颈部屈曲性痉挛；②颈后部或两侧烧伤时：头保持中立位，防止挛缩畸形。

（2）腋部、胸部、背部、上臂烧伤：上肢充分置于伸展位，上臂可外展45°~90°，预防上臂、腋部及侧胸部创伤的粘连。

（3）肘部、上肢掌侧烧伤：肘关节应置于伸展位，上肢背侧烧伤时，肘关节应屈曲70°~90°，前臂保持中立位。

（4）手部烧伤：①手背烧伤：腕关节应置于掌屈位；②手掌烧伤：腕关节应背伸40°，指关节伸直，拇指呈伸展位，各指间放置纱布卷，以免粘连。

（5）臀部及会阴部烧伤：髋部应保持伸直位，双下肢充分外展，预防腹股沟及会阴处瘢痕挛缩、分腿运动障碍。

（6）下肢烧伤：下肢的前部烧伤，应用三脚架将膝关节屈曲置于15°~30°位，若下肢后部烧伤，膝关节保持伸直位，必要时夹板伸直位固定。

（7）踝部烧伤：踝关节应保持在中立位，踝背伸位90°，防止跟腱缩短而形成足下垂。

4. 创面护理　烧伤后期创面逐渐愈合，但由于运动、牵拉等导致摩擦易形成水泡，使愈合组织裂开、出血、糜烂、溃疡等形成新的创面，针对创面损伤的程度应积极采取措施，预防感染，防止创面进一步扩大。此外有条件者可嘱病人行温泉浴清理死皮后再对创面进行处理。

（1）感染创面：应每日进行换药处理，如包扎的敷料被浸湿应随时更换，避免腐败组织残留加重感染。

（2）瘢痕皮肤出现较大的水泡时：应常规消毒后用无菌注射器抽吸并用无菌敷料包扎以减轻水泡张力、减少细菌生长。

（3）创面较大时：应先将外层敷料去除，内层敷料用生理盐水浸透，然后轻揭去。根据创面情况，采用药物包扎或半暴露疗法，也可采用湿润烧伤膏、表皮生长因子、莫匹罗星等药物调制后涂抹在已消毒好的创面，然后覆盖无菌凡士林油纱及纱布块包扎，1~2日换药1次。注意事项：①换药时要严格遵循无菌操作原则；②包扎部位应松紧适宜，以免影响患处血运；③嘱病人注意保持创面周围皮肤清洁，以免造成感染；④在病人进行水疗、沐浴后一定要重新换药，保护创面。

5. 瘢痕皮肤护理

（1）清洁护理：为促进残余创面修复，预防感染，同时使病人清洁、舒适，利于压力用品的使用。

1）实施前准备：①病人沐浴或使用温水全身浸泡时，水温应保持在38~42℃，浸浴前应将浴盆进行消毒处理，最好使用质地柔软的浴巾和中性沐浴露,并活动全身各关节部位,防止虚脱。另外要注意浸浴的时间勿过长,一般为 30 分钟,如有条件采用温泉水浸浴效果更好。②备物:无菌治疗碗、剪刀、眼科镊、棉签、开塞露或者橄榄油等润肤品。

2)清洁方法:①浸浴后瘢痕皮屑变软,用眼科镊轻轻夹起死皮后再用无菌剪刀剪除。②未突出体表的死皮可利用盐水棉签来回搓动,特别是凹凸处需反复多次揉搓直至皮屑清理干净。③在每次清理完皮屑后,将橄榄油、维生素 E 或开塞露挤在无菌棉签上涂抹于瘢痕区域,避开创面,轻轻按摩或拍打 1~2 分钟,让皮肤充分吸收,保持瘢痕皮肤的湿润,防止瘢痕皮肤因干燥开裂引起新的创面。④皮肤护理完后进行创面换药,再帮助病人穿戴压力用品,嘱病人穿宽松、舒适的棉质内衣。

(2)瘙痒护理:创面愈合后瘢痕组织可出现瘙痒,这是由于胶原代谢异常、肌成纤维的增生、细胞外基质成分比例失调、毛细血管过度增生而造成的。应注意不要抓、挠或磨蹭患处,否则会致皮下淤血、水泡产生或形成新的创面,可嘱咐病人采用降低室温、温水冲浴或冰敷、轻轻拍打患处等方法缓解症状。尽量避免一切不利因素的刺激,如尘埃、吸烟、晒太阳、出汗、激烈活动等。注意皮肤清洁和保养。此外可穿戴压力用品进行局部加压,使瘢痕充血减少,减轻瘙痒。也可采用超声波、音频电疗等软化瘢痕达到止痒的目的。还可采用局部按摩、外用止痒或止痛药物涂擦等改善症状。

(3)皮肤美容护理:根据烧伤程度及皮肤情况采取对应措施。

1)浅Ⅱ度烧伤后皮肤色素沉着:方法:①洁面;②用普通的按摩膏按摩,时间 15 分钟左右;③离子喷雾;④涂祛斑中药面膜(能改善伤后皮肤色素沉着)待 30 分钟或干后洗净;⑤涂收缩水,护肤霜。以上程序隔日 1 次。

2)深Ⅱ度烧伤后预防瘢痕增生:方法:①洁面;②按摩 15 分钟左右,可用预防瘢痕的药物代替按摩膏进行按摩;③涂祛斑中药面膜 30 分钟后或干后洗净,涂护肤霜或防瘢痕的奶液;④隔日或根据情况每日 1 次。

3)植皮手术后皮片恢复和促进烧伤瘢痕软化:方法:①洁面;②按摩 15~20 分钟,可用按摩膏加植物油或瘢痕膏加植物油;③涂祛斑的中药面膜 30 分钟或干后洗净,涂护肤霜;④隔日或根据情况每日 1 次。烧伤后皮肤美容护理,一般 10 次为 1 个疗程。早期护理,1~2 个疗程皮肤有明显的改善;病程长或病情较重者,护理时间延长。

6. 压力疗法护理　目前公认的防治肥厚瘢痕最有效的方法。持续施与毛细血管压力相等或更大的压力,可使胶原纤维束重新排列、瘢痕相对缺血,阻碍胶原纤维合成。加压治疗的不足之处:使用时间长,给病人生活带来不便,难以坚持使用;特殊部位如关节、面部、腹部等难以维持有效压力;有一定并发症,如手部长期加压可破坏手掌弓形结构,影响手的功能,儿童长期使用可影响其局部生长发育。方法主要有弹性包裹、管型加压绷带、压力衣等。

（1）压力套：①使用时间：标准为 23~24h/d。②方法：对于高低不平的部位如鼻周、唇周、腋窝、乳房、剑突、指蹼等，需使用轻薄而可塑的弹性物，塑成体表形态，如硬性透明面具用于鼻和口颊周围，弹性面具用于额、颞、下颌。脸部面具 1 日至少戴 20 个小时，除了吃饭、洗脸外不能取下，直到瘢痕成熟。

（2）穿压力衣：①使用时机：原则上是创面愈合后越早开始越好。在瘢痕形成足够的张力以前过早穿压力衣，皮肤与压力衣之间的摩擦会使皮肤浸渍；穿压力衣过晚，又达不到控制瘢痕增生的效果。②使用时间：从皮肤愈合或植皮后开始 6~12 个月，甚至长达 2 年不等，且必须 24 小时穿戴。如果每日卸下时间在 3 小时左右，其效果则减半，穿戴期就得加倍延长。弹性衣的弹性因每日使用而弹性减退，通常 2~3 个月就须评估其弹性，修改或更新 1 次。此外，瘢痕挛缩严重者可考虑手术治疗。

7. 功能训练　一般在烧伤后 10 日左右，局部水肿或疼痛减轻时即可开始，植皮部位在拆线后第 2 日即可开始。功能锻炼以主动为主、被动为辅进行各关节全方位的锻炼。

（1）手、腕部烧伤：术后 2 周开始。嘱病人做对掌、对指、分指、握拳、大拇指内收、外展、手腕的屈伸、旋转等运动。恢复期还可以让病人进行捏软球、握笔写字、拾物、剪纸、绘画、编织等锻炼手的灵活性和协调性的练习。腕部绑沙包做屈伸、抬举动作可锻炼手腕部力量。此外，还可利用健手被动活动患手或尽可能地利用患手完成日常生活动作等。

（2）肩、肘部烧伤：术后 10 日开始。首先要注意体位摆放，肘部烧伤病人夜间可用支具将上肢固定于伸直位，肩部烧伤病人为预防瘢痕挛缩、粘连应将肩关节维持在上肢外展 90°位。嘱病人做前臂旋前旋后，上肢外展、内收、伸展、屈曲及环转运动。恢复期嘱病人患肢绑沙袋或提水桶、爬墙动作、手拉门把等以对抗因瘢痕牵拉引起的肢体屈曲。

（3）下肢烧伤：创面基本愈合后，立即佩戴弹力套，进行负重行走训练。具体方法是先坐在床边，双下肢下垂，1 日数次，至不能耐受为止。1 周后可以下地练习扶持站立，继而独立进行站立、迈步、行走、弯腰、转体、下蹲等活动。对于下肢瘢痕，可根据位置不同行不同的康复练习：

1）髋部前侧瘢痕：取俯卧位行牵拉活动，仰卧位做下肢外展或下肢屈曲抱膝，站立位做下肢后伸运动等。

2）臀部瘢痕：仰卧位做下肢抬高、站立位做下蹲或抬高下肢并用手压腿以牵拉瘢痕。

3）腘窝及周围瘢痕：伸直位使腘窝伸展从而牵拉瘢痕,膝盖及周围瘢痕做屈膝活动。

4）踝足部瘢痕：仰卧位或坐位做踝关节的背伸、跖屈内外翻活动,也可嘱病人行踮脚、单脚站立、走一字步、交叉步、靠墙下蹲等练习,或绑沙包于患腿练习负重和行走。

（4）口周烧伤：创面基本愈合后,嘱病人做张口,闭口或发"a、o、e"字母练习,鼓励病人朗读课文、大声说话,尽量张口咀嚼,进食时选择比自己口周稍大的饭勺或被动牵拉口角等。

（5）眼部烧伤：早期进行睁眼、闭眼练习每日 10 次,每次 20~30 下。每次练习时尽可能睁大和闭合眼睛,也可用拇指和示指轻轻提起上下眼睑或用指腹按摩眼睑,每日数次至病人能耐受为止。每日用生理盐水冲洗眼睛后用无菌棉签拭去眼部分泌物,滴眼药水或涂眼膏保持眼睛的湿润。

8. 职业能力训练　烧伤后,由于肢体功能障碍或部分丧失,重返工作岗位存在困难,所以职业训练是重返工作岗位前的重要环节,例如手部烧伤病人可选择进行电脑及手工艺制作等能力训练。

9. 心理护理　在烧伤不同阶段,病人有不同心理状态和表现,应区别对待。

（1）烧伤早期：由于突然的创伤,病人有恐惧、悔恨、埋怨等心理,表现为烦躁不安、精神恍惚、对疼痛不能忍受等。医护人员及家属应关心病人,耐心对其进行心理疏导,帮助其树立战胜疾病的信心,主动配合治疗。

（2）创面愈合阶段：出现了瘢痕痉挛、关节畸形,特别是头面部的烧伤造成毁容的病人,思想负担重,甚至有轻生念头,医护人员要态度和蔼,避免刺激性语言,开导病人正确对待疾病。同时做好病人家属的思想工作,指导其给予病人无微不至的关怀,使病人感到温暖,解除后顾之忧。

（3）烧伤后期：医护人员应正确引导病人面对伤残事实,逐步提高和巩固病人回归社会的信心。

四、康复教育

1. 安全指导　烧伤病人在职业康复训练时注意安全,养成安全作业习惯。

2. 瘢痕处理　指导病人和家属正确使用弹力绷带及压力用品,并嘱咐病人坚持穿戴。指导病人进行瘢痕瘙痒自我护理的正确方法,防止感染和并发症的发生。

3. 心理调节　尤其对毁容病人要特别注意心理指导,做好家属和单位领导、同事的思想工作。使病人感受到周围人群的温暖,建立起新的人格、意识、目标、和理想,早日回归家庭和社会。

4. 功能训练　指导病人加强关节活动和力量的训练,注意要循序渐进,持之以恒,使关节活动度恢复或接近正常范围,提高 ADL 功能。

5. 疼痛指导　指导病人学会减轻疼痛的方法以及工作中松弛的技巧。

（李免花　何　慧）

附　　录

附录1

排 尿 日 记

小便管理记录单

床号：_____　　姓名：_____　　入院时间：_____　　诊断：_____

日期	时间	饮水（ml）		时间	尿量（ml）			颜色（打√）		备注
		性质	量		漏尿	自解	导尿	清亮	浑浊	

说明：水量包括水、汤、果汁、粥、麦片、牛奶等所有饮品及静脉输液量，每日总量不超过2000ml，睡前3小时不饮水。

备注栏记录包括尿中带血、尿有臭味、插管或拔管困难、发热等内容。

附录 2

饮　水　计　划

　　由于病人的饮水量或进食量会直接影响其排尿次数及容量,甚至影响肾功能等,所以正确的饮水计划至关重要。

　　(1)膀胱训练期间饮水量应限制在 1500~2000ml,于 6:00 ~20:00 平均分配饮水量,每次不超过 400ml,入睡前 3 小时尽量避免饮水。可将饮水计划表放置于床边,以便病人及家属参考。

　　(2)在限水的同时应特别注意病人有无脱水或意识不清等情况,脱水会使尿液浓缩,加重对膀胱黏膜的刺激,导致尿频或尿急等症状。

　　(3)交代病人尽量避免饮用茶、咖啡、酒、白米粥等利尿性饮食,尽量避免摄入酸辣等刺激性食物等。

　　(4)病人口服抑制膀胱痉挛的药物时会有口干的不良反应,交代病人不要因此而大量进水,只需间断少量饮水,湿润口腔即可。

　　(5)进食或进饮后,及时准确地记录水分量。每日的进出量须保持平衡,如未能达到目标,需根据情况做出适当的调整。

　　(6)参考饮水计划

　　早餐:200~250ml 水分、流质。

　　早餐后午餐前:200~250ml 水分、流质。

　　午餐:200~250ml 水分、流质。

　　午餐后晚餐前:200~250ml 水分、流质。

　　晚餐:200~250ml 水分、流质(如进食水果或汤类,则减少饮水量)。

参考文献

1. 燕铁斌. 康复护理学. 3 版. 北京：人民卫生出版社，2012.

2. 唐丹，刘小芳. 康复护理. 广州：广东科技出版社，2009.

3. 石凤英. 康复护理学. 2 版. 北京：人民卫生出版社，2006.

4. 陈锦秀. 康复护理学. 北京：人民卫生出版社，2015.

5. 王诗忠，张泓. 康复评定法. 北京：人民卫生出版社，2015.

6. 王玉龙. 康复功能评定学. 2 版. 北京：人民卫生出版社，2014.

7. 南登崑. 康复医学. 4 版. 北京：人民卫生出版社，2011.

8. 纪树荣. 康复医学. 北京：高等教育出版社，2004.

9. 纪树荣. 运动疗法技术学. 2 版. 北京：华夏出版社，2011.

10. 窦祖林. 吞咽障碍评估与治疗. 北京：人民卫生出版社，2009.

11. 杜春萍. 康复医学科护理手册. 2 版. 北京：科学出版社，2015.

12. 周文娟，刘义兰，胡德英. 新编骨科康复护理指南. 武汉：华中科技大学出版社，2013.

13. JeMe Cioppa-Mosca，Janet B. Cahill，John T. Cavanaugh，et al. 骨科术后康复指南［M］. 陆芸，周谋望，李世民，等译. 天津：天津科技翻译出版公司，2009.

14. 关骅. 张光铂. 中国骨科康复学. 北京：人民军医出版社，2011.

15. 张长杰. 肌肉骨骼康复学. 2 版. 北京：人民卫生出版社，2013.

16. 宁宁. 骨科康复护理学. 北京：人民军医出版社，2005.

17. 郑彩娥，李秀云. 实用康复护理学. 北京：人民卫生出版社，2012.

18. 郑彩娥，李秀云. 康复护理技术操作规程. 北京：人民军医出版社，2014.

19. 中国康复医学会儿童康复专业委员会，中国残疾人康复协会小儿脑性瘫痪康复专业委员会，中国脑性瘫痪康复指南编委会. 中国脑性瘫痪康复指南（2015）：第八部分. 中国康复医学杂志. 2016（02）：248-256.

20. 中华医学会糖尿病学分会. 中国 2 型糖尿病防治指南（2013 年版）. 中国医学前沿杂志电子版. 2015，7（3）：26-89.

21. 中国康复医学会康复护理专业委员会. 神经源性膀胱护理指南（2011 年版）（一）（二）. 中华护理杂志. 2011，2（46）：104-108，210-216.

22. 中国残疾人康复协会脊髓损伤康复专业委员会. 脊髓损伤病人泌尿

系管理与临床康复指南. 中国康复理论与实践. 2013（4）: 301-317.

23. 励建安. 康复医学. 北京: 人民卫生出版社, 2014.

24. 宋继兰, 王艳, 高裕慧. 实用康复护理. 北京: 军事医学科学出版社, 2010.

25. 倪朝民. 神经康复学. 北京: 人民卫生出版社, 2008.

26. 王如蜜. 成人吞咽障碍临床吞咽评估指导手册. 北京: 北京科学技术出版社, 2018.

27. 王如蜜, 陈建设, 郝建萍, 等. 国际吞咽障碍食物标准. 北京: 北京科学技术出版社, 2018.

28. 尤黎明, 吴瑛. 内科护理学. 6 版. 北京: 人民卫生出版社, 2017.

29. 张秀花. 康复功能评定学实训指导. 北京: 人民卫生出版社, 2013.

30. 王宁华. 康复医学概论. 2 版. 北京: 人民卫生出版社, 2013.

31. 杜春萍, 梁红锁. 康复护理技术. 北京: 人民卫生出版社, 2014.

32. 李小寒, 尚少梅. 基础护理学. 6 版. 北京: 人民卫生出版社, 2017.

表 5-1　各期压力性损伤的处理方法

分期	图片	处理方法（局部）
1 期	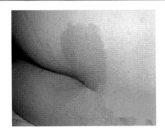	①局部减压：气垫床、翻身垫 ②有边/无边泡沫敷料、透明贴、溃疡贴
2 期	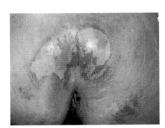	①创面处理：水胶体油纱＋溃疡贴/泡沫敷料 ②水泡处理：水泡较小时，应防止破裂，待自行吸收；水泡较大时，活力碘消毒，空针抽取水泡内渗液，外层透明贴保护，第二次消毒后空针直接穿过透明贴抽取渗液，反复多次直至基本无渗液或用无菌纱布覆盖加压。避免水泡表皮破损，创面暴露 ③物理治疗：紫外线、氧疗法等
3 期	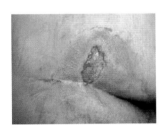	①创面处理：伤口分泌物培养 ②感染创面：控制感染，管理渗液，银敷料/高渗盐＋泡沫敷料 ③黄色创面：清除坏死组织，水凝胶/藻酸盐＋泡沫敷料 ④红色创面：保护新鲜肉芽，藻酸盐/壳聚糖＋泡沫敷料 ⑤物理治疗：紫外线
4 期	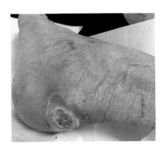	①创面处理：伤口分泌物培养 ②感染创面：控制感染，管理渗液，银敷料/高渗盐＋泡沫敷料 ③厌氧菌感染：双氧水冲洗创面，再用生理盐水将双氧水完全冲洗干净，避免细胞毒性 ④黄色创面：清除坏死组织，水凝胶/藻酸盐＋泡沫敷料 ⑤红色创面：保护新鲜肉芽，藻酸盐/壳聚糖＋泡沫敷料 ⑥窦道创面：有效引流，藻酸银/高渗盐填充＋泡沫敷料

续表

分期	图片	处理方法（局部）
不可 分期	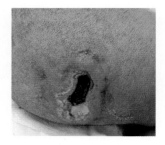	创面处理： ①软化黑痂：水凝胶＋泡沫敷料 ②清除坏死组织：联合清创：保守锐器清创＋ 　水凝胶＋泡沫敷料、水胶体敷料 ③彻底暴露创面，判断深度 ④同3、4期处理
深部 组织 损伤	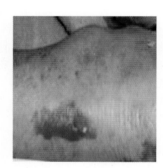	创面处理： ①局部完全减压，促进组织修复 ②清除失活组织：水凝胶＋泡沫敷料。根据创 　面情况酌情采取保守锐器清创 ③彻底暴露创面，判断深度 ④同3、4期处理

57检